L. Schilbach, M. Bartholomäus, J. Böhm, F. Buchholz, H. Parpart, L. Albantakis, H. Thaler

Kompetenzorientiertes Manual zur Behandlung von Störungen der sozialen Interaktion

„Alles was wir sind, sind wir in Kommunikation."

Karl Jaspers, 1883–1969

Leonhard Schilbach, Marie Bartholomäus, Juliane Böhm,
Felicitas Buchholz, Hella Parpart, Laura Albantakis, Hanna Thaler

Kompetenzorientiertes Manual zur Behandlung von Störungen der sozialen Interaktion

1. Auflage

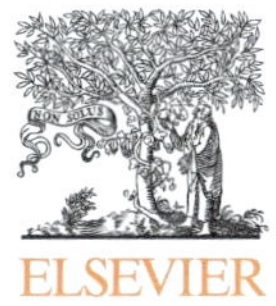

Elsevier GmbH, Bernhard-Wicki-Str. 5, 80636 München, Deutschland
Wir freuen uns über Ihr Feedback und Ihre Anregungen an kundendienst@elsevier.com

ISBN 978-3-437-22621-2
eISBN 978-3-437-06360-2

Wichtiger Hinweis für den Benutzer
Die medizinischen Wissenschaften unterliegen einem sehr schnellen Wissenszuwachs. Der stetige Wandel von Methoden, Wirkstoffen und Erkenntnissen ist allen an diesem Werk Beteiligten bewusst. Sowohl der Verlag als auch die Autorinnen und Autoren und alle, die an der Entstehung dieses Werkes beteiligt waren, haben große Sorgfalt darauf verwandt, dass die Angaben zu Methoden, Anweisungen, Produkten, Anwendungen oder Konzepten dem aktuellen Wissensstand zum Zeitpunkt der Fertigstellung des Werkes entsprechen.
Der Verlag kann jedoch keine Gewähr für Angaben zu Dosierung und Applikationsformen übernehmen. Es sollte stets eine unabhängige und sorgfältige Überprüfung von Diagnosen und Arzneimitteldosierungen sowie möglicher Kontraindikationen erfolgen. Jede Dosierung oder Applikation liegt in der Verantwortung der Anwenderin oder des Anwenders. Die Elsevier GmbH, die Autorinnen und Autoren und alle, die an der Entstehung des Werkes mitgewirkt haben, können keinerlei Haftung in Bezug auf jegliche Verletzung und/oder Schäden an Personen oder Eigentum, im Rahmen von Produkthaftung, Fahrlässigkeit oder anderweitig übernehmen.

Für die Vollständigkeit und Auswahl der aufgeführten Medikamente übernimmt der Verlag keine Gewähr.
Geschützte Warennamen (Warenzeichen) werden in der Regel besonders kenntlich gemacht (®). Aus dem Fehlen eines solchen Hinweises kann jedoch nicht automatisch geschlossen werden, dass es sich um einen freien Warennamen handelt.

Bibliografische Information der Deutschen Nationalbibliothek
Die Deutsche Nationalbibliothek verzeichnet diese Publikation in der Deutschen Nationalbibliografie; detaillierte bibliografische Daten sind im Internet über https://www.dnb.de abrufbar.

22 23 24 25 26 5 4 3 2 1

In ihren Veröffentlichungen verfolgt die Elsevier GmbH das Ziel, genderneutrale Formulierungen für Personengruppen zu verwenden. Um jedoch den Textfluss nicht zu stören sowie die gestalterische Freiheit nicht einzuschränken, wurden bisweilen Kompromisse eingegangen. Selbstverständlich sind **immer alle Geschlechter** gemeint.

Planung: Dr. Bernhard Gall
Projektmanagement: Cornelia von Saint Paul
Redaktion: Isabella de la Rosée, Höhenkirchen-Siegertsbrunn
Rechteklärung: Stefan Schneidhuber, München
Herstellung: Dietmar Radünz, Leipzig
Satz: Thomson Digital, Noida/Indien
Druck und Bindung: Drukarnia Dimograf Sp. z o. o., Bielsko-Biała/Polen;
Umschlaggestaltung: SpieszDesign, Neu-Ulm
Titelfotografie: ©colourbox.de

Aktuelle Informationen finden Sie im Internet unter **www.elsevier.de**

Geleitwort

Wenig zeichnet uns Menschen so eindeutig aus wie die Komplexität unserer sozialen Beziehungen. Es ist das Zusammenleben in Gruppen, Kommunen und Staaten, das uns arbeitsteilige, kulturelle Errungenschaften und die Besiedlung nahezu des gesamten Globus ermöglichten. Aber auch im Kleinen sind soziale Beziehungen überlebenswichtig. Wir hängen insbesondere zu Beginn und Ende unseres Lebens von der Unterstützung anderer Menschen ab und ein solides soziales Netz ist gesundheitsförderlich über die gesamte Lebensspanne.

Obwohl sie so wichtig sind, sind soziale Beziehung nicht immer ein Selbstläufer und manche Menschen haben besondere Probleme in der Interaktion mit anderen. Der Aufbau und die Gestaltung unserer sozialen Netze beruht auf besonderen sozio-emotionalen und -kognitiven Fähigkeiten. Wie sich diese trainieren lassen, um Menschen mit Schwierigkeiten in sozialen Situationen zu helfen, fragt das vorliegende Buch. Und es gibt eine innovative und überzeugende Antwort. Als mich Leo Schilbach fragte, ob ich mir vorstellen könne, ein Geleitwort für ein Manual zur Behandlung von Störungen der sozialen Interaktion zu schreiben, war ich neugierig, ahnte aber noch nicht, mit welchem Vergnügen ich letztendlich das Buch lesen würde. Dafür gibt es, in meinen Augen, drei Hauptgründe.

Die Interventionsansätze zur Verbesserung sozialer Fähigkeiten sind vielfältig. Sie beinhalten sowohl interaktionsfokussierte Elemente verschiedener Psychotherapierichtungen, wie der Dialektisch-Behavioralen Therapie oder des CBASP (Cognitive Behavioral Analysis System of Psychotherapy), als auch dedizierte soziale Kompetenztrainings, wie das Gruppentraining sozialer Kompetenzen. Das *Kompetenzorientierte Manual zur Behandlung von Störungen der sozialen Interaktion* schafft es, Inspiration aus sehr unterschiedlichen Ansätzen aufzugreifen, zu integrieren und weiterzuentwickeln. Insbesondere spielen dabei traditionell verhaltenstherapeutische Methoden des Trainings sozialer Fähigkeiten eine Rolle, sowie Ansätze aus der Schematherapie. Diese zusammenzubringen und ein praktisch, individualtherapeutisch nutzbares Modell – den Interaktionskompass – zu generieren ist eine bedeutsame Leistung des Buches und ein wichtiger Schritt in der Behandlung von sozialen Interaktionsproblemen.

Insgesamt merkt man dem Buch an, dass es keine Kopfgeburt ist, sondern stark von der praktischen Erfahrung im Umgang mit und in der Therapie von Störungen der sozialen Interaktion entspringt. Der Ansatz wurde entwickelt und weiterentwickelt in der „Ambulanz und Tagklinik für Störungen der sozialen Interaktion" am Münchner Max-Planck-Institut für Psychiatrie. Es ist im besten Sinne wirklich ein kompetenzorientiertes Manual, das Anwenderinnen und Anwendern die direkte, konkrete Umsetzung ermöglicht.

Die dritte, große Stärke des Buches ist der wirklich transdiagnostische Ansatz. Probleme in der sozialen Interaktion mit anderen sind Teil der diagnostischen Kriterien einiger psychischer Störungen, treten aber nahezu durchgängig auf und stellen auch eine besondere Belastung dar. Das Manual trägt dem Rechnung. Tatsächlich hat es selbst Karriere gemacht, vom störungsspezifisch konzipierten Behandlungsansatz für Menschen mit Autismus-Spektrum-Störung hin zur breiten Behandlung sozialer Interaktionsprobleme bei Menschen mit Angststörungen, Depression, Persönlichkeitsstörungen und weiteren. Damit lässt sich ein kritischer Funktionsbereich herausgreifen und spezifisch behandeln.

Aufgrund seiner Stärken ist dem Behandlungsansatz, der hier vorgestellt wird, zu wünschen, dass er noch breitere empirische Überprüfung und Bestätigung erfährt. Dem Buch wünsche ich viele interessierte Leserinnen und Leser, so wie ich selbst einer (der ersten) sein durfte.

Dresden, im Frühjahr 2022

Prof. Dr. rer. nat. Philipp Kanske
Professor für Klinische Psychologie und Behaviorale Neurowissenschaft
Institut für Klinische Psychologie und Psychotherapie, Technische Universität Dresden

Vorwort

Der soziale Kontakt und der Austausch mit anderen hat für den Menschen eine besondere Bedeutung und beeinflusst uns in unserem Innersten. Von der Geburt an sind wir in höchstem Maße und für das Überleben von wohlwollenden und fürsorglichen sozialen Interaktionen abhängig. Dementsprechend lernen Kinder schnell, mit den Fürsorgepersonen zu interagieren, da dies überlebenswichtig ist. Das Erlernen von sozialer Interaktion erfolgt also noch bevor andere lebenswichtige Dinge, wie z. B. eine selbstständige Nahrungsaufnahme, gelernt werden. Später im Leben erreichen Menschen ein nicht unbeträchtliches Maß an Selbstständigkeit, aber die soziale Bezogenheit und Ansprechbarkeit bleibt bei den meisten Personen erhalten. So zeigen wissenschaftliche Studien, dass soziale Interaktionen (und andere Umweltfaktoren) als Risiko-, aber auch als Resilienzfaktor im Hinblick auf die seelische Gesundheit wirksam werden (van den Bosch & Meyer-Lindenberg 2019; van Os et al. 2010; Selten & Cantor-Graae 2005) und dass sich soziale Beziehungen bzw. deren Abwesenheit oder Misslingen genauso stark oder stärker als bekannte Risikofaktoren – wie Rauchen und Alkoholkonsum – auf die Sterblichkeit auswirken (Holt-Lunstad et al. 2010). Letztgenannter Aspekt bedeutet konkret, dass soziale Kontakte kausal gesundheitsfördernd wirken, das Fehlen von sozialen Kontakten oder Schwierigkeiten in den sozialen Interaktionen aber psychische Erkrankungen und erhöhte Sterblichkeit begünstigen können.

Probleme in der sozialen Interaktion, sei es im Privatbereich bei der Pflege von Freundschaften und Partnerschaften oder im Berufsleben im Austausch mit Kollegen oder Vorgesetzten, sind auch oftmals der Grund dafür, dass sich Personen psychiatrisch und/oder psychotherapeutisch vorstellen. Nicht selten dominiert sogar die Schilderung der sozialen Schwierigkeiten im Vergleich zur Schilderung von anderen, störungstypischen Beschwerden (wie z. B. gedrückte Stimmungslage bei Depression). Tatsächlich treten soziale Interaktionsstörungen transdiagnostisch bei einer Vielzahl unterschiedlicher psychischer Erkrankungen auf: So führen z. B. Depressionen zu Veränderungen des Sozialverhaltens, die aufgrund des typischen Verlaufes und der Wechselwirkung mit Angehörigen als „negative Interaktionsspirale" bezeichnet werden (Möller et al. 2017): Bedingt durch Insuffizienzerleben, reduziertes Selbstwertgefühl, verminderte Freudfähigkeit und Interessenverlust ziehen sich Betroffene sozial zurück. Oftmals unternehmen Angehörige Ermunterungsversuche zur Kontaktaufnahme, worauf die Betroffenen depressionsbedingt jedoch nicht adäquat reagieren, und das soziale Umfeld sich erneut dazu veranlasst sieht, den Betroffenen zu Aktivitäten zu motivieren. Wenn diese Bemühungen dann nicht zu dem gewünschten Ergebnis führen, ziehen sich Angehörige oder Freunde womöglich zurück, was den depressiv Erkrankten wiederum in seiner negativen Kognition bestätigt. Sozialer Rückzug kann aber auch durch soziale Ängste bedingt sein, d. h. der Angst vor der kritischen Bewertung durch andere Personen, wie sie typischerweise bei der sozialen Phobie auftritt. Aber auch Personen mit Erkrankungen aus dem schizophrenen Formenkreis zeigen soziale Rückzugstendenzen, was von Bleuler (1911) als „Autismus" beschrieben worden ist. Spätere Beschreibungen der Schizophrenie nahmen ebenfalls Einschränkungen der Intersubjektivität in den Blick: So schrieb Rümke (1942, 1958), dass „der Schizophrene aus der Gemeinschaft der Menschen geraten" sei. Blankenburg (1971, 2012) wiederum führte aus, dass der „Verlust der natürlichen Selbstverständlichkeit" bei Schizophrenie dazu führt, dass die Welt nicht mehr als intersubjektiv gegeben erlebt wird. Seit den 1940er Jahren (Kanner 1943; Asperger 1944) setzte sich die Erkenntnis durch, dass es sich bei Autismus um eine eigenständige Entität bzw. ein Spektrumsphänomen handelt, was heute als Autismus-Spektrum-Störung bezeichnet wird. Diese ist durch bereits in der Kindheit bestehende, qualitative Beeinträchtigungen der sozialen Interaktion und Kommunikation sowie stereotype, repetitive Verhaltensweisen charakterisiert. Personen mit Autismus fällt es dementsprechend schwer, sich intuitiv in andere Personen hineinzuversetzen und deren Motive und Absichten zu verstehen, aber auch „zwischen den Zeilen" zu lesen, was regelhaft zu Missverständnissen und Konflikten führt. Aber auch die Entwicklung von Zwangsstörungen ist mit Störungen der sozialen Interaktion im Kindes- und Jugendalter und Bindungsstörungen in Verbindung gebracht worden (Nolan 2008) und kann im weiteren Verlauf eine Funktionalität im Rahmen von sozialer Interaktion entwickeln. Abschließend handelt es sich bei den sogenannten Persönlichkeitsstörungen um Beziehungsstörungen, die insbesondere (oder sogar ausschließlich) im Bereich der sozialen Interaktion wirkmächtig werden (Fiedler 1998, 2000). Hier gibt das interpersonelle Verhalten von Patienten Aufschluss über die Persönlichkeitsstruktur und kann im Hinblick auf verschiedene Motivlagen analysiert werden (Sachse 1999, 2018).

Bei nahezu allen der oben beschriebenen Störungen der sozialen Interaktion kommt der biografischen Interaktionsgeschichte, aber auch dem etwaigen Vorliegen von Traumatisierungen und anderen negativen Life-Events eine besondere Rolle zu, da diese Erwartungen an die Verlässlichkeit und Vorhersagbarkeit sowie an spezifische Antwortmuster des Gegenübers nachhaltig beeinflussen und kompensatorische Strategien auf den Plan rufen können, die gerade nicht dazu führen, dass sich die Problematik löst, sondern eher fixiert und verschlimmert (z. B. Zarbock 2013). Demzufolge lässt sich folgendes Dilemma feststellen: Personen mit psychischen Erkrankungen sind im besonderen Maße auf soziale Kontakte und Interaktionen angewiesen, jedoch bringen es die psychischen Erkrankungen mit sich, dass gerade in diesem Bereich störungsübergreifend Schwierigkeiten bestehen, die das verunmöglichen und im Sinne eines „interaktionellen Teufelskreises" wirksam werden. Dieser Zusammenhang und oben genannte Beispiele sowie die Bedeutung sozialer Einflussfaktoren sind in der Psychiatrie, Psychologie und Psychotherapie dementsprechend gut bekannt und finden Berücksichtigung bei der Behandlung und Unterstützung von Menschen mit psychischen Erkrankungen. Hierbei scheint uns jedoch aus verschiedenen Gründen ein stärkerer transdiagnostischer Fokus auf Störungen der sozialen Interaktion gerechtfertigt: Zum einen handelt es sich hierbei um einen beschreibenden und wenig stigmatisierenden Ansatz, der ein niederschwelliges Angebot für Personen darstellt, die sich somit in ihren Alltagsproblemen wahrgenommen fühlen. Zum anderen stellen soziale Interaktionen bei Menschen – wie oben erwähnt – einen der wichtigsten, wenn nicht den wichtigsten Faktor dar, der die seelische und körperliche Gesundheit beeinflusst. Dementsprechend überrascht es aus klinischer Sicht nicht, dass eine Verbesserung im Bereich von sozialen Interaktionen indirekt zu Verbesserungen des seelischen Empfindens und psychischer Grunderkrankungen führen kann.

Auf dieser theoretischen Grundlage wurde im Jahr 2015 die „Ambulanz für Störungen der sozialen Interaktion" am Max-Planck-Institut für Psychiatrie in München gegründet. Dieses Angebot wurde sehr schnell von sehr vielen Personen wahrgenommen, die bei sich selbst nicht immer eine psychische Erkrankung vermuteten, aber stets von Schwierigkeiten in den sozialen Interaktionen zu berichten wussten. Dementsprechend bestand zunächst ein Schwerpunkt im Bereich der psychiatrischen Diagnostik, insbesondere im Hinblick auf die Autismus-Spektrum-Störung. Allerdings fiel auf, dass nur bei ca. einem Viertel der Patienten eine solche Diagnose gestellt wurde. Deutlich häufiger waren die Diagnosen von affektiven Störungen, Angsterkrankungen und Persönlichkeitsstörungen. Sehr rasch wurde außerdem klar, dass ein psychotherapeutisches Angebot erforderlich war. Dieses wurde ab Frühjahr 2016 im Rahmen der „Münchner Autismus-Therapiegruppe für Erwachsene" (MATE-Gruppe) umgesetzt, die eine verhaltenstherapeutisch orientierte Gruppenpsychotherapie für Personen mit einer Autismus-Diagnose anbot und ein „Schematherapie-informiertes soziales Interaktionstraining" (STISI) beinhaltete, das als Weiterentwicklung von bekannten Gruppenansätzen im Bereich von spätdiagnostiziertem Autismus entwickelt wurde (Parpart et al. 2018). Ein Jahr später folgte dann die Eröffnung der „Tagklinik für Störungen der sozialen Interaktion", in der neben Personen mit Autismus auch Personen mit anderen Diagnosen (insbesondere chronisch verlaufenden Angststörungen und Depressionen, Aufmerksamkeitsdefizit/-Hyperaktivitätsstörung [ADHS] sowie Persönlichkeitsstörungen und Schizophrenie) aufgenommen wurden. Das Konzept der psychotherapeutischen Fokussierung auf Störungen der sozialen Interaktion wurde hierbei beibehalten und transdiagnostisch erweitert, damit alle Patientengruppen hiervon würden profitieren können.

Dementsprechend wurden die initial Autismus-spezifisch gehaltenen Psychotherapiemodule zur Behandlung von Störungen der sozialen Interaktion überarbeitet und zum vorliegenden „kompetenzorientierten Manual zur Behandlung von Störungen der sozialen Interaktion" (KOMSSI; *sprich:* kɔmˈsi) ausgebaut. Dies war zum Teil auch durch die Erkenntnis motiviert, dass zwar verhaltenstherapeutische Techniken und Ansätze insbesondere im Bereich der sozialen Kompetenzen vorhanden waren, diese aber, neben ihren Limitationen im Bereich der Transferleistung in den Alltag, bisher nicht mit einem Erklärungsmodell der sozialen Interaktion zusammengebracht worden waren. Dies zu ändern war der Ansatz und die Ambition des vorliegenden Buches, welches versucht, einen konzeptuellen Rahmen zu spannen, in dem ein Kommunikationsmodell vorgestellt wird, das durch Aspekte der Schematherapie im Hinblick auf prägende Interaktionshistorien ergänzt wurde und welches sowohl die Selbst- als auch die Fremdwahrnehmung und relevante Interaktionskompetenzen in den Blick nimmt. Mit anderen Worten ging es darum, ein Modell zu generieren, das störungsübergreifende Störungen der sozialen Interaktion erklären helfen kann, sich aber auch für eine individualspezifische Analyse und Therapiedurchführung eignet. Hierfür wurde der sogenannte Interaktionskompass entwickelt, der das sozial-interaktionelle Profil des Patienten als Teil des psychotherapeutischen Erklärungsmodells darstellt.

Bis zur Schließung der „Ambulanz und Tagklinik für Störungen der sozialen Interaktion" im Sommer 2019 wurden fast 200 Patienten im teilstationären Setting mit diesem Ansatz im Rahmen einer psychotherapeutischen Komplexbehandlung und durchschnittlich sehr gutem Erfolg behandelt. Auch wurde die Fokussierung auf Störungen der sozialen Interaktion – anstelle von Diagnosen und störungsspezifischen Maßgaben – erneut von den Patienten sehr gut angenommen. Insbesondere wurde immer wieder bemerkt, dass die gemeinsame Zielsetzung in der Gruppe und der Fokus auf der Teilnahme und dem Gelingen von sozialer Interaktion – im Gegensatz zu Erfahrungen mit störungsspezifischen Ansätzen – als besonders erleichternd und hilfreich erlebt wurden. Erste empirische Befunde zu den Ergebnissen der Behandlungen liegen vor und werden in Kapitel 2 dieses Buches detailliert besprochen. Trotzdem ist uns wichtig zu betonen, dass es sich bei diesem Buch um einen praktischen Leitfaden handelt, der sich einem transdiagnostischen Ansatz folgend mit den Möglichkeiten der Analyse und der Behandlung von Störungen der sozialen Interaktion beschäftigt, dass aber Validierungsstudien erforderlich sind und deren Fehlen aktuell noch als Limitation des vorliegenden Ansatzes ausgewiesen werden muss.

Wie ist dieses Buch aufgebaut?

In **Kapitel 1** wird der inhaltliche Zusammenhang von psychischen Erkrankungen und sozialer Interaktion bzw. Störungen derselben sowohl theoretisch beleuchtet als auch anhand von Fallbeispielen illustriert. Hierbei wird, neben der Diskussion von Grundlagen der Psychopathologie und ihrer intersubjektiven Dimension, auf die Frage eingegangen, ob es sich bei Störungen der sozialen Interaktion um störungsübergreifende oder störungsspezifische Aspekte von psychischen Erkrankungen handelt. Auch soll es um die Frage gehen, ob sich Störungen der sozialen Interaktion sinnvollerweise als Symptome, Konsequenzen oder Ursachen bzw. Einflussfaktoren beschreiben lassen. Zudem wird die Hypothese des „sozialen Interaktions-Mismatch" (fehlende Passung zwischen Personen mit und ohne psychische Erkrankung) detailliert vorgestellt.

In **Kapitel 2** wird die Entwicklung von KOMSSI beschrieben. Wegweisend war hierbei zunächst die Entwicklung eines „Schematherapie-informierten sozialen Interaktionstrainings" in der Autismus-Gruppe der Ambulanz für Störungen der sozialen Interaktion (STISI; Parpart et al. 2018). Bei STISI handelte es sich initial um einen Ansatz, der zur Verbesserung vorbestehender Gruppentherapieansätze für Menschen mit Autismus-Diagnose führen sollte. Im Rahmen des Einsatzes von STISI in der „Tagklinik für Störungen der sozialen Interaktion" ergab sich im Weiteren die klinische Notwendigkeit, das Konzept auch für andere Patientengruppen zu erweitern. Diese transdiagnostische Ausrichtung wurde dadurch erreicht, dass neben dem Fokus der Wahrnehmung des Interaktionspartners auch die Wahrnehmung eigener Bedürfnisse, Gefühle und Handlungstendenzen einbezogen wurde, um die Wechselseitigkeit der sozialen Interaktion vollumfänglich zu erfassen. Praktisch wurde der Fokus auf die verschiedenen Seiten der Interaktion anhand eines „Interaktionskompasses" systematisiert, der über einen kurzen Fragebogen dazu genutzt werden kann, um ein individuelles Interaktionsprofil des Patienten zu erstellen. Kapitel 2 schließt mit einem kurzen Vergleich von KOMSSI mit anderen interaktionsfokussierten Psychotherapieverfahren sowie einer Übersicht der bis dato erhobenen empirischen Befunde zur transdiagnostischen Nutzung des Manuals ab.

In **Kapitel 3** werden die Rahmenbedingungen für KOMSSI dargestellt, einschließlich genereller Erläuterungen zu Wirksamkeit und Wirkfaktoren von Gruppentherapie, Indikation, Setting und Struktur sowie möglichen Instrumenten zur Evaluation.

In **Kapitel 4** wird die Anwendung des Interaktionskompasses beschrieben. Anhand der daraus resultierenden Ergebnisse lassen sich dann der therapeutische Bedarf und die Therapieziele ableiten, die mithilfe verschiedener Therapiemodule im Gruppen- und/oder Einzelsetting bearbeitet werden können. Diese Module werden ebenfalls im Kapitel 4 detailliert geschildert.

In **Kapitel 5** geht es um günstiges Therapeutenverhalten bzw. den Umgang mit schwierigen Therapiesituationen, die eine Herausforderung darstellen, aber auch eine Chance bieten, um sozial-interaktionelle Prozesse und die wechselseitige Beeinflussung von Patient und Therapeut bzw. anderen Personen in der sozialen Interaktion zu thematisieren.

Kapitel 6 enthält ein ergänzendes Zusatzmodul zu den in Kapitel 4 beschriebenen Sitzungen, mit dem Fokus auf „Stress und Störungen der sozialen Interaktion".

München, im Frühjahr 2022
Prof. Dr. Leonhard Schilbach, Marie Bartholomäus, Juliane Böhm, Dr. Felicitas Buchholz, Dr. Hella Parpart, Dr. Dr. Laura Albantakis und Dr. Hanna Thaler

Adressen

Dr. Dr. Laura Albantakis
Max-Planck-Institut für Psychiatrie
Kraepelinstr. 2–10
80804 München
E-Mail: laura_albantakis@psych.mpg.de

Marie Bartholomäus
KIRINUS Tagesklinik Nymphenburg
Romanstr. 107
80639 München
E-Mail: marie.bartholomaeus@kirinus.de

Juliane Böhm
KIRINUS Tagesklinik Schwabing
Maria-Josepha-Str. 4
80802 München
E-Mail: juliane.boehm@kirinus.de

Dr. Felicitas Buchholz, geb. Richter
Max-Planck-Institut für Psychiatrie
Kraepelinstr. 2-10
80804 München
E-Mail: psychotherapie-buchholz@posteo.de

Dr. Hella Parpart
advitam Gesundheitszentrum
Graf-Adolf-Straße 89
40210 Düsseldorf
E-Mail: Parpart@advitam-duesseldorf.de

Prof. Dr. med. Leonhard Schilbach
LVR-Klinikum Düsseldorf
Klinik und Poliklinik für Psychiatrie und Psychotherapie
Bergische Landstr. 2
40629 Düsseldorf
E-Mail: leonhard.schilbach@lvr.de

Dr. Hanna Thaler
Klinik für Psychiatrie und Psychotherapie der Universität München
Nussbaumstr. 7
80336 München
E-Mail: Hanna.Thaler@med.uni-muenchen.de

Danksagung

Abschließend ist es uns wichtig, verschiedenen Einrichtungen und insbesondere Personen unseren Dank auszusprechen.

Zuallererst danken wir der Max-Planck-Gesellschaft für die finanzielle Förderung und dem Max-Planck-Institut für Psychiatrie in München für die Möglichkeit zur Einrichtung einer „Ambulanz und Tagklinik für Störungen der sozialen Interaktion", die den institutionellen Rahmen dargestellt haben für die Entwicklung und Erforschung des vorliegenden Ansatzes zur transdiagnostischen Behandlung von Störungen der sozialen Interaktion.

Besonderer Dank gilt allen Personen, die über die Jahre hinweg als studentische Hilfskräfte, ärztliches Personal, psychologische Fachkräfte, Fachkräfte der Sozialen Arbeit, Assistenz- und Pflegekräfte dort tätig waren, die Patientinnen und Patienten mit großem Engagement unterstützt und dafür gesorgt haben, dass die Ambulanz und Tagklinik Orte waren, in denen soziale Interaktionen von Wertschätzung geprägt waren und gelingen konnten: Isabelle Brachat, Marie-Luise Brandi, Barbara Cremer, Tore Erdmann, Benedikt Friemelt, Ariadna Garcia-Grajalva Lucas, Viola Golden, Judith Gollmitzer, Anja Groh, Eva Gussmann, Leila Haghnejad, Lara Henco, Lara Kates-Harbeck, Sara Kaubisch, Sabine Kiessewetter, Magdalena Krankenhagen, Kristin Kunhardt, Maria Gabriela Mele, Sarah Schacherbauer, Claudia Scheu, Magdalena Seethaler, Daniela Seidel, Jeanette Tamm, Silvia Tilley, Leonie Weindel, Erica Westenberg und Imme Zillekens.

Für die Mitarbeit und den Austausch zu schematherapeutischen Fragestellungen und anfängliche Unterstützung bei der Supervision der Gruppentherapie in der Ambulanz für Störungen der sozialen Interaktion danken wir Frau PD Dr. Elisabeth Frieß. Für die Unterstützung im Rahmen von regelmäßigen Supervisionssitzungen in der Tagklinik für Störungen der sozialen Interaktion danken wir Frau Dr. Sabine Zaudig. Ebenfalls danken wir dem Verein zur Förderung der klinischen Verhaltenstherapie (vfkv) München für die gute Zusammenarbeit und den Austausch zum Thema Psychotherapie bei Erwachsenen mit Autismus.

Zu guter Letzt möchten wir besonders den vielen Patientinnen und Patienten der „Ambulanz und Tagklinik für Störungen der sozialen Interaktion" am Max-Planck-Institut für Psychiatrie danken, die aufgrund ihrer Nachfragen nach einer Unterstützung im Alltag und einem interaktionsfokussierten Psychotherapieangebot die Entwicklung des vorliegenden Buches angestoßen und im weiteren Verlauf maßgeblich dazu beigetragen haben, dass wir den vorliegenden Ansatz entwickeln konnten. Wir waren stets angetan und oftmals berührt davon, wie der gemeinsame Referenzrahmen und Fokus auf Störungen der sozialen Interaktion dazu führen konnte, dass sich ganz verschiedene Personen trotz z. T. schwierigster Interaktionsvorgeschichten darauf einließen, neue Interaktionserfahrungen zu machen, die nicht selten zu einer Besserung des seelischen Befindens geführt und neue Perspektiven eröffnet haben. In diesem Sinne soll das nun vorliegende Psychotherapiemanual in einem genuin psychiatrischen Sinne verdeutlichen helfen, dass soziale Interaktion mehr ist als ein bloßer Kontext für Gesundheit und Erkrankung, sondern eine universale Bedingung von Menschsein.

München, im Frühjahr 2022
Prof. Dr. Leonhard Schilbach, Marie Bartholomäus, Juliane Böhm, Dr. Felicitas Buchholz, Dr. Hella Parpart, Dr. Dr. Laura Albantakis und Dr. Hanna Thaler

Abkürzungen

ADHS	Aufmerksamkeitsdefizit/-Hyperaktivitätsstörung
ASS	Autismus-Spektrum-Störung
ATP	Assertiveness-Training-Programm
BDI-II	Beck-Depressions-Inventar
BSI	Brief Symptom Inventory
CBASP	Cognitive Behavioral Analysis System of Psychotherapy
cf.	Vergleiche
DBT	Dialektisch Behaviorale Therapie
DSM-5	Diagnostic and Statistical Manual of Mental Disorders, 5. Auflage
EMS	Early Maladaptive Schemas
fMRT	Funktionelle Magnetresonanztomografie
GPIRS	Group Psychotherapy Intervention Rating Scale
GSK	Gruppentraining sozialer Kompetenzen
HFA	Hochfunktionaler Autismus
IE-SV-F	Differentieller Fragebogen zur Erfassung von Attribuierungsgewohnheiten in Erfolgs- und Misserfolgssituationen
IIP-D	Inventar zur Erfassung interpersonaler Probleme
IPT	Interpersonelle Therapie
KOMSSI	Kompetenzorientiertes Manual zur Behandlung von Störungen der sozialen Interaktion
LSAS	Liebowitz Soziale Angst-Skala
MATE	Münchner Autismus-Therapiegruppe für Erwachsene
NIMH	National Institute of Mental Health
NUGE-24	Fragebogen zu Nebenwirkungen in der Gruppentherapie und unerwünschten Gruppenerfahrungen
PHQ-D	Patient Health Questionnaire
PS	Persönlichkeitsstörungen
PTBS	Posttraumatische Belastungsstörung
RDoC	Research Domain Criteria Initiative
SCL-90-R	Symptom-Checklist-90-R
STEP	Stundenbogen für die Allgemeine und Differentielle Einzelpsychotherapie
STISI	Schematherapie-informiertes soziales Interaktionstraining
ToM	Theory of Mind
TSK	Training sozialer Kompetenzen
UE-G-Skala	Skala zur Erfassung von unerwünschten Ereignissen in der Gruppentherapie
U-Fragebogen	Unsicherheitsfragebogen
vfkv	Verein zur Förderung der klinischen Verhaltenstherapie

Abbildungsnachweis

Der Verweis auf die jeweilige Abbildungsquelle befindet sich bei allen Abbildungen im Werk am Ende des Legendentextes in eckigen Klammern.

F1066-001	Schilbach, L./et al.: Minds Made for Sharing: Initiating Joint Attention Recruits Reward-related Neurocircuitry. In: Journal of Cognitive Neuroscience. Volume 22, Issue 12, Pages 2702–2715. MIT Press, December 2010.
H185-002	Schilbach L./et al. Meta-analytically informed network analysis of resting state FMRI reveals hyperconnectivity in an introspective socio-affective network in depression. In: PLoS ONE. Volume 9, Issue 4, e94973. PLOS, April 2014.
J787	Colourbox.com
J787-122	Colourbox.com/ Aleksandr
J787-123	Colourbox.com/ Mihail
J787-124	Colourbox.com/ Helen Sko
J787-125	Colourbox.com/ Ivan Ryabokon
J787-126	Colourbox.com/ inimalGraphic
L231	Stefan Dangl, München
M1038	Marie Bartholomäus, München
O704	PD Dr. Elisabeth Frieß, XXX

Fehler gefunden?

An unsere Inhalte haben wir sehr hohe Ansprüche. Trotz aller Sorgfalt kann es jedoch passieren, dass sich ein Fehler einschleicht oder fachlich-inhaltliche Aktualisierungen notwendig geworden sind.
Sobald ein relevanter Fehler entdeckt wird, stellen wir eine Korrektur zur Verfügung. Mit diesem QR-Code gelingt der schnelle Zugriff.

https://else4.de/978-3-437-22621-2

Wir sind dankbar für jeden Hinweis, der uns hilft, dieses Werk zu verbessern. Bitte richten Sie Ihre Anregungen, Lob und Kritik an folgende E-Mail-Adresse: kundendienst@elsevier.com

Inhaltsverzeichnis

I Theorie

1 Einführung in die Störungen der sozialen Interaktion . . . 3
1.1 Soziale Interaktion & seelische Gesundheit . . . 3
1.1.1 Soziale Interaktion & menschliche Entwicklung . . . 3
1.1.2 Neurowissenschaft des Du . . . 4
1.1.3 Soziale Interaktion & seelische Gesundheit . . . 6
1.2 Günstige Voraussetzungen für eine gesunde bzw. der seelischen Gesundheit zuträgliche zwischenmenschliche Interaktion . . . 7
1.2.1 Erkennen von sozialen Reizen . . . 7
1.2.2 Theory of Mind (ToM) . . . 7
1.2.3 Empathie . . . 8
1.2.4 Emotionsregulation . . . 8
1.3 Psychische Erkrankungen als Störungen der sozialen Interaktion . . . 8
1.3.1 ADHS . . . 11
1.3.2 Autismus-Spektrum-Störung . . . 12
1.3.3 Depressive Störungen . . . 12
1.3.4 Persönlichkeitsstörungen . . . 14
1.3.5 Schizophrenie . . . 14
1.3.6 Soziale Phobie . . . 15
1.3.7 Zwangsstörungen . . . 16
1.4 Fallbeispiele . . . 16
1.4.1 Fallbeispiel Depression . . . 16
1.4.2 Fallbeispiel emotional instabile Persönlichkeitsstörung vom Typ Borderline . . . 18
1.4.3 Fallbeispiel Autismus-Spektrum-Störung . . . 20
1.4.4 Fallbeispiel Soziale Phobie . . . 22

2 Die Idee hinter KOMSSI . . . 25
2.1 Theoretischer Hintergrund und Entwicklung von KOMSSI anhand des schematherapeutischen Erklärungsmodells sozialer Interaktion . . . 25
2.1.1 Das Schematherapie-Konzept . . . 26
2.1.2 Das schematherapeutische Erklärungsmodell sozialer Interaktion . . . 26
2.1.3 Evaluation der Behandlung in der „Ambulanz und Tagklinik für Störungen der sozialen Interaktion" . . . 28
2.2 Der „Interaktionskompass" als praktisches Werkzeug in der Psychotherapie . . . 28
2.2.1 Anwendung des Interaktionskompasses . . . 30
2.2.2 Kombination des Interaktionskompasses mit dem schematherapie-informierten Modell sozialer Interaktion . . . 31
2.2.3 Der Interaktionskompass in der Einzeltherapie . . . 32
2.3 Vergleich mit anderen interaktionsfokussierten Therapieverfahren . . . 33
2.3.1 Gruppentraining sozialer Kompetenzen (GSK; Hinsch & Pfingsten, 1983/2007) . . . 33
2.3.2 Training sozialer Kompetenzen (TSK; Güroff, 2016) . . . 33
2.3.3 Interaktives Skillstraining für Borderline-Patienten – Modul zwischenmenschliche Fertigkeiten (Bohus & Wolf, 2009) . . . 34
2.3.4 Interpersonelle Therapie (Schramm, 1996) . . . 35
2.3.5 Cognitive Behavioral Analysis System of Psychotherapy (CBASP; McCullough, 2007) . . . 36
2.3.6 Kiesler-Kreis-Training (KKT; Guhn, Köhler & Brakemeier, 2019) . . . 36

3 Grundlagen und Rahmenbedingungen der Gruppentherapie . . . 39
3.1 Wirksamkeit von Gruppentherapie . . . 39
3.1.1 Vergleich der Effektivität von Einzel- und Gruppentherapie . . . 39
3.1.2 Wirkfaktoren . . . 39
3.1.3 Umgang mit unerwünschten Wirkungen . . . 40
3.2 Rahmenbedingungen des vorliegenden Behandlungskonzepts . . . 42
3.2.1 Gruppenleitung . . . 42
3.2.2 Indikation . . . 43
3.2.3 Setting und Struktur . . . 43
3.2.4 Evaluation . . . 44

II Praxis

4 Durchführung der Gruppentherapie – Die Module . . . 47
4.1 Modul 1: Einführung in die Störungen der sozialen Interaktion (Sitzungen 1–3) . . . 49
4.1.1 Sitzung 1: Einführungssitzung . . . 49
4.1.2 Sitzung 2: Vorstellung des schematherapeutischen Erklärungsmodells sozialer Interaktion . . . 51
4.1.3 Sitzung 3: Das schematherapeutische Erklärungsmodell sozialer Interaktion als Hilfe bei Konflikten . . . 55
4.2 Modul 2: Basismodul soziale Interaktionen (Sitzungen 4–6) . . . 57
4.2.1 Sitzung 4: Einführung des Interaktionskompasses . . . 58
4.2.2 Sitzung 5: Nonverbale Signale verstehen . . . 61
4.2.3 Sitzung 6: Basale Interaktionen führen . . . 65
4.3 Modul 3: Annäherung in sozialer Interaktion . . . 67
4.3.1 Sitzung 7: Emotionen und Bedürfnisse wahrnehmen . . . 67
4.3.2 Sitzung 8: Kontakte knüpfen . . . 71
4.3.3 Sitzung 9: Freundschaften und Partnerschaften führen . . . 75

4.4 Modul 4: Abgrenzung und Konflikte in sozialer Interaktion . . . 80
4.4.1 Sitzung 10: Abgrenzungsbedürfnisse wahrnehmen . 80
4.4.2 Sitzung 11: Erkennen von Bewältigungsmodi . . . 83
4.4.3 Sitzung 12: Abgrenzung und Umgang mit Konflikten . . . 86
4.4.4 Sitzung 13: Abschlusssitzung – Wohin führt mich mein Interaktionskompass? . . . 91

5 Schwierige Therapiesituationen . . . 93
5.1 Allgemeine Techniken zur Förderung von Therapie- und Änderungsmotivation . . . 94
5.2 Spezielle schwierige Therapiesituationen . . . 96
5.2.1 Weitschweifiges Erzählen in den Sitzungen . . . 97
5.2.2 Duzen im therapeutischen Setting . . . 98
5.2.3 Zurückhaltung einzelner Gruppenmitglieder in der Interaktion . . . 99
5.2.4 Gruppenmitglieder weigern sich, Rollenspiele durchzuführen . . . 100
5.2.5 Negatives Feedback durch Gruppenmitglieder in Rollenspielen . . . 101

6 Stress und Störungen der sozialen Interaktion . . . 103

7 Fazit & Ausblick . . . 107

Referenzen . . . 109

III Materialien . . . 113

Alle in den Materialien aufgeführten Arbeitsblätter sowie die im Text erwähnten Präsentationsfolien und Videosequenzen sind online abrufbar (⊞).

I Theorie

1 Einführung in die Störungen der sozialen Interaktion 3

2 Die Idee hinter KOMSSI 25

3 Grundlagen und Rahmenbedingungen der Gruppentherapie 39

KAPITEL

1 Einführung in die Störungen der sozialen Interaktion

1.1 **Soziale Interaktion & seelische Gesundheit** 3
1.1.1 Soziale Interaktion & menschliche Entwicklung 3
1.1.2 Neurowissenschaft des Du 4
1.1.3 Soziale Interaktion & seelische Gesundheit 6

1.2 **Günstige Voraussetzungen für eine gesunde bzw. der seelischen Gesundheit zuträgliche zwischenmenschliche Interaktion** 7
1.2.1 Erkennen von sozialen Reizen 7
1.2.2 Theory of Mind (ToM) 7
1.2.3 Empathie 8
1.2.4 Emotionsregulation 8

1.3 **Psychische Erkrankungen als Störungen der sozialen Interaktion** 8
1.3.1 ADHS 11
1.3.2 Autismus-Spektrum-Störung 12
1.3.3 Depressive Störungen 12
1.3.4 Persönlichkeitsstörungen 14
1.3.5 Schizophrenie 14
1.3.6 Soziale Phobie 15
1.3.7 Zwangsstörungen 16

1.4 **Fallbeispiele** 16
1.4.1 Fallbeispiel Depression 16
1.4.2 Fallbeispiel emotional instabile Persönlichkeitsstörung vom Typ Borderline 18
1.4.3 Fallbeispiel Autismus-Spektrum-Störung 20
1.4.4 Fallbeispiel Soziale Phobie 22

1.1 Soziale Interaktion & seelische Gesundheit

1.1.1 Soziale Interaktion & menschliche Entwicklung

Menschen sind in einer intensiven und intrinsisch motivierten Art und Weise soziale Wesen. Spätestens seit der Geburt ist die Bezogenheit von Menschen auf andere Menschen (und andere menschenähnliche Wesen) im Gegensatz zu Objekten der Umwelt klar erkennbar, was in entscheidendem Maße die individuelle Entwicklung und die seelische Gesundheit prägt. Dies ist besonders deutlich in der Kindheit und Jugend, findet aber letztlich über die gesamte Lebensspanne hinweg statt. Menschen entwickeln sich und finden in der sozialen Interaktion mit anderen zu sich selbst, mit allen Vor- und Nachteilen, die dieser Modus mit sich bringt.

Im Hinblick auf die soziale Interaktion und den sozialen Austausch können verschiedene Perspektiven gewählt werden, um zu beschreiben, ob ein Individuum „gut" sozial eingebunden ist. In Zeiten der Digitalisierung und der sogenannten sozialen Medien geht es dabei häufig um die Quantifizierung der Anzahl von sozialen Kontakten und der Verbindungslinien in einem sozialen Netzwerk, die neben ihrer wissenschaftlichen Aussagekraft auch selbst zum Anlass von Bewertungen und sozialen Vergleichen werden können (cf. Mau, 2017; Kross et al., 2013). Dies wirft die Frage nach den individualpsychologischen Grundlagen der Teilnahme an sozialen Netzwerken und sozialer Interaktion auf. In dieser Hinsicht erscheint die Fähigkeit zur **sozialen Wahrnehmung** besonders relevant: Wenn unter *Wahrnehmung* ganz allgemein der Vorgang der Empfindung einer subjektiven Gesamtheit von Sinneseindrücken aus Reizen der Umwelt und inneren Zuständen eines Lebewesens verstanden werden kann (Mach, 1886), so kann *soziale* Wahrnehmung zum einen verstanden werden als Wahrnehmung des sozialen Bereiches, d. h. die Fähigkeit, aus dem Strom der Umweltreize sozial relevante Perzepte zu konstruieren und ihnen Bedeutung zu geben, um zu einem Verständnis der anderen Individuen oder seiner selbst zu gelangen (Asch, 1952; Argyle, 1975). Zum anderen kann soziale Wahrnehmung aber auch als die Mitbedingtheit der Wahrnehmung durch soziale Faktoren und Prozesse verstanden werden. Ein paradigmatischer Fall des Letztgenannten stellt das Phänomen der „gemeinsamen Aufmerksamkeit" dar: Diese wird häufig definiert als die gemeinsame Betrachtung von Aspekten der Umwelt und dem Bewusstsein, dass wir dies „gemeinsam" tun (Tomasello et al., 2005). Hierbei ist zu betonen, dass es sich bei dem Phänomen der gemeinsamen Aufmerksamkeit aus entwicklungspsychologischer Perspektive betrachtet um ein interaktiv konstituiertes Phänomen handelt, da es erst die Wechselseitigkeit einer tatsächlichen Interaktion zwischen zwei Personen möglich macht, die Gemeinsamkeit der Bezugnahme empirisch zu überprüfen (Schilbach et al., 2010). In jedem Fall erlaubt das Herstellen von „gemeinsamer Aufmerksamkeit" im Rahmen von sozialer Interaktion eine Form der gemeinsamen Bezugnahme und wird deshalb als die Grundlage für die Möglichkeit eines interpersonellen Abgleiches von Wahrnehmungsinhalten und somit für das Herstellen einer sinnlich geteilten Weltsicht angesehen (Glatzel, 1976; Davidson, 2004).

MERKE

Soziale Wahrnehmung umfasst einerseits die Fähigkeit, Reize als „sozial" zu erkennen und ihnen Bedeutung zu verleihen, und andererseits die Prägung der Wahrnehmung durch soziale Faktoren. Ein Beispiel für Letzteres ist das Phänomen der „gemeinsamen Aufmerksamkeit", d. h. die Wahrnehmung desselben Bereiches der Umwelt und das damit einhergehende Bewusstsein, dies „gemeinsam" mit einer anderen Person zu tun.

Interessanterweise ist es außerdem so, dass Menschen bereits in der Kindheit über eine intrinsische Motivation für das Herstellen von „gemeinsamer Aufmerksamkeit" im Rahmen von wechselseitiger, sozialer Interaktion verfügen: So zeigen Kinder Zeichen von Freude und positivem Affekt, wenn es ihnen gelingt, die Aufmerksamkeit anderer auf Objekte ihrer Wahl zu lenken, was als wichtige Voraussetzung für den bedeutenden Einfluss von „gemeinsamer Aufmerksamkeit" auf verschiedenste Lernprozesse und sozio-kulturelle Entwicklungen diskutiert wird (Tomasello et al., 2007). Neben der Fähigkeit zur gemeinsamen Bezugnahme auf die Welt, welche sich entwicklungspsychologisch aus der Fähigkeit zur wechselseitigen Interaktion mit anderen heraus zu entwickeln scheint, stellen die Fähigkeit zur direkten sozialen Interaktion mit anderen, d. h. soziale Wahrnehmung und Kognition aus der „Teilnehmerperspektive", aber auch die Fähigkeit, das soziale Verhalten anderer aus der „Beobachterperspektive" zu verstehen, wichtige Kompetenzen dar, um sich die soziale Umwelt und darin bestehende Normen und Regeln zu erschließen (Schilbach et al., 2013).

1.1.2 Neurowissenschaft des Du

Seit den 1990er Jahren existieren verstärkte wissenschaftliche Bemühungen in den Neurowissenschaften, die versuchen, die neuronalen Korrelate und Mechanismen von sozialen Prozessen der sozialen Interaktion zu untersuchen (Frith & Frith, 1999). In diesem Bereich der sogenannten „sozialen" Neurowissenschaften wurden seitdem unter Verwendung von funktionell hirnbildgebenden Verfahren maßgebliche Beiträge geleistet, um die neuronalen Korrelate von sozialer Wahrnehmung und Kognition zu charakterisieren. Hierbei scheinen v. a. zwei Gehirnnetzwerke relevant zu sein: zum einen das sogenannte **„Spiegelneuronen-System"** und zum anderen das sogenannte **„Mentalisierungsnetzwerk".** Hierbei handelt es sich um Hirnnetzwerke, die z. B. dann differenziell aktiviert werden, wenn Menschen die Handlungen anderer beobachten (oder vergleichbare Handlungen nachahmen) bzw. wenn Menschen über die mentalen Zustände anderer nachdenken. Mit anderen Worten sind die neuronalen Korrelate von sozialer Wahrnehmung aus der „Beobachterperspektive" recht gut charakterisiert. Sehr viel weniger gut verstanden aber ist, welchen Einfluss die Teilnahme an sozialer Interaktion – also soziale Wahrnehmung aus der „Teilnehmerperspektive", die im Alltag vermutlich sehr viel größere Bedeutung hat – auf die Aktivität in den beiden Netzwerken hat (Schilbach, 2010; Schilbach et al., 2013; Redcay & Schilbach, 2019). Auch das Verhältnis von sozialer Wahrnehmung aus der „Beobachterperspektive" und der „Teilnehmerperspektive", welches aufgrund einer anzunehmenden entwicklungspsychologischen Vorgängigkeit von interaktions-basierten Prozessen als besonders interessant einzuschätzen wäre, ist bisher nicht gut untersucht (Schilbach, 2014).

MERKE

Spiegelneuronen-System und **Mentalisierungsnetzwerk** sind anhand von funktioneller Hirnbildgebung als neuronale Korrelate von sozialer Wahrnehmung und Kognition festgestellt worden. Die Hirnaktivität in diesen Netzwerken steigt z. B. an, wenn Menschen die Handlungen anderer wahrnehmen bzw. wenn sie die mentalen Zustände anderer (Absichten, Wünsche) erfassen.

Trotz der Bemühungen der bisherigen Arbeiten im Bereich der sozialen Neurowissenschaften kam es aufgrund von methodischen Limitationen allerdings auch zu Einschränkungen bei der Untersuchung sozialer Prozesse: So ist die Untersuchungssituation im Rahmen von Bildgebungsstudien mittels funktioneller Magnetresonanztomografie (fMRT) stark eingeschränkt und erlaubt in der Regel nur die Untersuchung einer Person, die möglichst bewegungslos in den beengten räumlichen Verhältnissen des Kernspintomografen liegen soll. Andererseits könnten aber auch konzeptuelle Limitationen hierzu beigetragen haben, da sich ein Großteil der sozialen Neurowissenschaft durch erst- oder drittpersonale Zugänge zum Problem des Fremdpsychischen hat leiten lassen (cf. Fuchs 2007). Eine „Zweite-Person-Neurowissenschaft" (Schilbach et al., 2013) wiederum tritt dieser Fragestellung mit dem Angebot einer interdisziplinär ausgerichteten Forschungskonzeption zur Untersuchung von Intersubjektivität mit neurowissenschaftlichem Schwerpunkt entgegen und zielt darauf ab, die Gehirnprozesse einer sich in Interaktion befindlichen Person (im Gegensatz zu einer Person, die andere Personen nur beobachtet) zu untersuchen. Neurowissenschaftlich ist dabei ein erklärtes Ziel dieses Ansatzes, zu untersuchen, wie Teilnahme an sozialer Interaktion Gehirnnetzwerkaktivitäten moduliert, welchen Einfluss die Historizität von sozialer Interaktion auf Netzwerkprozesse hat und diese über die Zeit hinweg verändert. Mit anderen Worten ist es das Ziel einer „Neurowissenschaft des Du" (Lenzen, 2014), die neurobiologische Verankerung von psychosozialen Erfahrungen im Rahmen von sozialer Interaktion zu untersuchen.

MERKE

Die **Zweite-Person-Neurowissenschaft** untersucht die neurobiologischen Grundlagen und Mechanismen von psychosozialen Erfahrungen im Rahmen von sozialer Interaktion.

Neben aktuell bestehenden Versuchen, zwei Personen in einem Scanner zu untersuchen, gibt es den Ansatz des sogenannten „Hyperscanning", welcher beinhaltet, dass zwei Personen in zwei Kernspintomografen liegen und über ein Computer-Interface in Interaktion treten (Montague et al., 2002). Allerdings wurden bis dato zumeist strukturierte Interaktionsaufgaben verwendet, für deren Abwicklung eine Interaktion in Echtzeit gar nicht zwingend erforderlich ist, sodass viele Forschungsgruppen dazu tendiert haben, die Interaktion sequenziell zu untersuchen. Neben der Möglichkeit, tatsächlich zwei Gehirne gleichzeitig zu untersuchen, besteht nämlich eine große Herausforderung für diese Forschungsunternehmungen darin, die dynamischen Prozesse und das interpersonelle Verhalten in dyadischer Interaktion objektiv zu erfassen und zu messen. Ein anderer Ansatz besteht deshalb darin, tatsächliche interaktive Echtzeitaufgaben zu erstellen, sodass sich die Wechselseitigkeit sozialer Interaktion zumindest hinsichtlich der Gehirnprozesse einer Person untersuchen lässt: Zu diesem Zweck können die Blickdaten eines Versuchsteilnehmers oder einer Versuchsteilnehmerin im Kernspintomografen in Echtzeit ausgewertet und verwendet werden, um das Blickverhalten eines computergenerierten Agenten, der der Versuchsteilnehmerin oder dem Versuchsteilnehmer auf einem Bildschirm gezeigt wird, responsiv zu machen (➤ Abb. 1.1a).

Dieser letztgenannte Versuchsaufbau kann dann z. B. genutzt werden, um die neuronalen Korrelate von „gemeinsamer Aufmerksamkeit" zu untersuchen. Das heißt, es lässt sich die Frage stellen, ob es auf der Ebene des Gehirns einen Unterschied macht, ob ich Objekte „alleine" oder „gemeinsam" mit einer anderen Person anschaue. Interessanterweise ließ sich zeigen, dass die gemeinsame Betrachtung von Objekten zu Aktivierungen von Gehirnregionen des „Mentalisierungsnetzwerkes" führt, obgleich ein bewusstes Nachdenken über die mentalen Zustände des anderen in der Aufgabe nicht notwendig war (Schilbach et al., 2010; ➤ Abb. 1.1b). Darüber hinaus zeigte sich, dass die Initiierung von gemeinsamer Aufmerksamkeit – also wenn es der Probandin oder dem Probanden gelang, den Blick des oder der anderen auf ein Objekt zu lenken – zu Aktivierungen des sogenannten „Belohnungssystems" des Gehirns führte (➤ Abb. 1.1c), welche wiederum mit dem subjektiven Erleben der Situation als besonders angenehm in einem positiven Zusammenhang standen. Vergleichbare Effekte fanden sich nicht, wenn der andere den Blick des Probanden führte. In einer Serie von Folgeexperimenten wurde dann untersucht, ob die Aktivierung von belohnungsrelevanten Hirnregionen während der sozialen Interaktion im Zusammenhang mit der Verfolgung eines gemeinsamen Ziels steht. Ergebnisse dieser Studien wiederum zeigen, dass Menschen auch in Abwesenheit von geteilten Absichten zur Teilnahme an sozialer Interaktion motiviert sind und dass es auch in diesen Situationen zu Aktivierungen von belohnungsrelevanten Hirnregionen kommt (Pfeiffer et al., 2014).

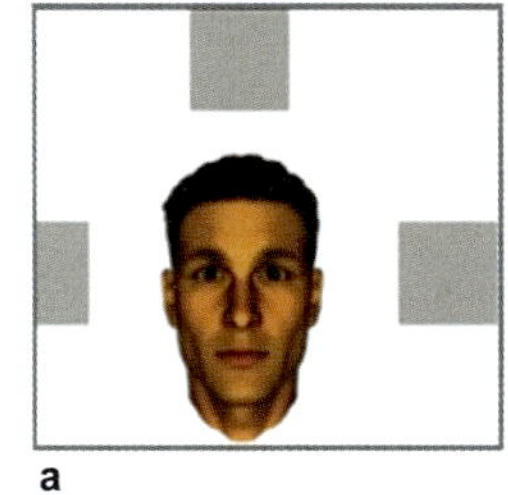
a

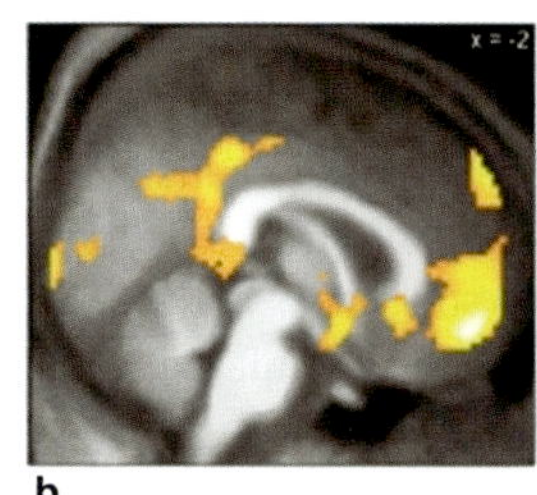

b

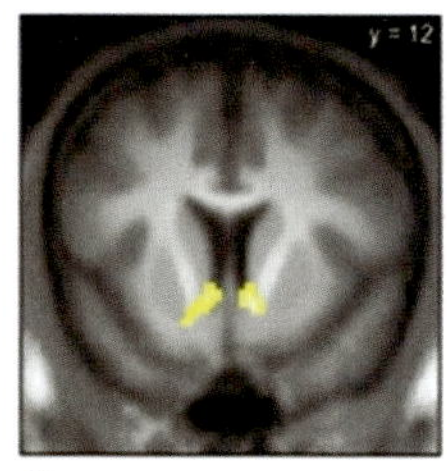

c

Abb. 1.1 a) Screenshot des Paradigmas zur Untersuchung von blickbasierter sozialer Interaktion. b) Aktivierung des „Mentalisierungsnetzwerkes" bei gemeinsamer Aufmerksamkeit. c) Aktivierung des „Belohnungssystems" des Gehirns (ventrales Striatum beidseits) bei selbstinitiierter gemeinsamer Aufmerksamkeit. [F1066-001].

Diese und andere Studien weisen also darauf hin, dass die Berücksichtigung der Wechselseitigkeit von sozialer Interaktion und die Untersuchung derselben unter ökologisch validen Echtzeitbedingungen völlig neue Erkenntnisse im Bereich der sozialen Neurowissenschaft möglich machen und zu einer Charakterisierung der Hirnnetzwerke und behavioralen sowie neuronalen Mechanismen beitragen, die für soziale Wahrnehmung und Kognition aus der „Teilnehmerperspektive" relevant sind (Redcay & Schilbach, 2019). Hierbei fällt auf, dass die direkte wechselseitige soziale Interaktion zu Aktivierungen im Bereich des Belohnungssystems des Gehirns führt, was mit der intrinsischen Motivation für soziales Verhalten, aber auch sozial verstärkten Lernprozessen zu tun haben könnte. Weiterhin zeigt eine größer werdende Anzahl an Studien, dass auch auf neuronaler Ebene Unterschiede bestehen in Abhängigkeit davon, ob sich Personen in wechselseitiger Beziehung befinden oder nicht, und wie Kopplungsphänomene über beide Gehirne hinweg bei sozialer Interaktion entstehen und Kommunikation möglich machen (Redcay & Schilbach, 2019). Ein hierbei besonders relevantes Hirnnetzwerk scheint wiederum das „Mentalisierungsnetzwerk" zu sein (➤ Abb. 1.1b), dessen neuroanatomische Grundlagen bei sozial isolierten Personen anders ausgeprägt zu sein scheinen als bei Personen, die keine soziale Isolation erleben (Spreng et al., 2020) und dessen Konnektivität sich bei psychischen Erkrankungen wie Depression verändert (Schilbach et al., 2014).

MERKE

Teilnahme an **sozialer Interaktion** – im Vergleich zu sozialer Beobachtung anderer – führt auf Hirnebene zu spezifischen Effekten und Aktivierungen im Bereich des sogenannten **Belohnungssystems**. Dies ist wichtig für die Motivation von Sozialverhalten, soziale Lern- und Anpassungsleistungen sowie die soziale Integration.

1.1.3 Soziale Interaktion & seelische Gesundheit

Wie oben ausgeführt, kommt dem „sozialen Gehirn" und seinen Subsystemen für die Wahrnehmung sozialen Geschehens sowie sozialer Lernprozesse als auch für die Deutung von mentalen Zuständen anderer Personen eine wichtige Bedeutung und vermittelnde Rolle im Austausch mit der sozialen Umwelt zu (Holz, Tost & Meyer-Lindenberg, 2020). Die Erforschung dieser Zusammenhänge ist für ein mechanistisches Verständnis von Hirn-Umwelt-Interaktionen und des gut belegten Zusammenhangs von sozialer Interaktion und psychischer Gesundheit von herausragender Bedeutung: So konnten Holt-Lunstad, Smith & Layton (2010) in einer umfangreichen Metaanalyse aufzeigen, dass die Qualität und Quantität sozialer Beziehungen nicht nur mit der seelischen Gesundheit korreliert, sondern auch mit der Sterblichkeit (Mortalität) von Personen. Über 148 Studien hinweg ließ sich zeigen, dass Personen mit stärkeren sozialen Beziehungen eine 50 % höhere Überlebenswahrscheinlichkeit aufwiesen. Dieser Befund war stabil, unabhängig von Alter, Geschlecht, initialem Gesundheitszustand und der Todesart. Die Effektstärke war vergleichbar bzw. sogar größer als der Einfluss von anderen gut belegten mortalitätsassoziierten Bedingungen wie z. B. Rauchen und Alkoholkonsum.

Weiterhin haben Studien belegen können, dass auch andere epidemiologisch belegte Risikofaktoren für die Entwicklung von psychischen Erkrankungen wie das Aufwachsen und Leben in Städten oder Migration eine wichtige soziale Komponente beinhalten (Selten & Cantor-Graae, 2005). In dieser Hinsicht konnte gezeigt werden, dass sich sozialer Stress in Abhängigkeit von diesen Risikofaktoren bis auf Hirnebene unterschiedlich auswirkt und erhöhte Vulnerabilitäten für psychische Erkrankungen im Sinne von Stressfolgeerkrankungen erklären helfen kann (Lederbogen et al., 2011; Wager & Gianaro, 2014). Andererseits verbessern alltägliche soziale Kontakte das affektive Wohlbefinden im Sinne eines **Social Affective Benefit** und stehen im Zusammenhang mit der strukturellen Integrität von Subregionen des sozialen Gehirns (Gan et al., 2021). Diese Erkenntnisse betonen die Bedeutung von sozialen Einflussfaktoren für die seelische Gesundheit sowie bei der Entwicklung von psychischen Erkrankungen und legen nahe, dass auch präventive Ansätze im Bereich von Public Health geeignet sein könnten, um die sich abzeichnende weitere Zunahme an psychischen Erkrankungen zu verlangsamen (z. B. Social Prescribing; Hassan et al., 2020). Weiterhin sollte aber auch der sozio-ökonomische Status Beachtung finden, da dieser in seiner direkten Auswirkung, aber auch im Zusammenspiel mit sozialen Kontakten für die seelische Gesundheit von besonders großer Bedeutung zu sein scheint (Vonneilich et al., 2012; Wang et al., 2014; Woodward et al., 2018).

MERKE

Soziale Beziehungen haben einen mortalitätssenkenden Einfluss. Die Teilnahme an realer **sozialer Interaktion** und das Wahrnehmen von sozialer Unterstützung verbessern das Wohlbefinden und sind mit der strukturellen Integrität des sogenannten „sozialen Gehirns" korreliert.

Weiterhin legen die genannten Zusammenhänge zwischen sozialen Kontakten und deren affektivem Benefit bzw. ihrem Beitrag zur Resilienz gegenüber psychischen Erkrankungen auch nahe, dass übergreifende bzw. transdiagnostisch ausgerichtete psychotherapeutische Behandlungsansätze, die sich auf die sozialen Interaktionskompetenzen Einzelner konzentrieren und diese zu stärken versuchen, möglicherweise besonders vielversprechend sind und sich bei Personen ohne psychische Erkrankung, aber auch bei Personen mit verschiedenen psychischen Erkrankungen als hilfreich erweisen könnten (Schilbach, 2016).

1.2 Günstige Voraussetzungen für eine gesunde bzw. der seelischen Gesundheit zuträgliche zwischenmenschliche Interaktion

Im alltäglichen Austausch mit unseren Mitmenschen greifen wir auf ein Repertoire vieler verschiedener sozialer Fähigkeiten zurück, die eine Interaktion mit unserer Umwelt und insbesondere mit anderen Personen ermöglichen und erleichtern. Zu diesen Fähigkeiten zählen zum Beispiel

- soziale Reize wahrzunehmen und diese situationsgerecht zu interpretieren,
- sich und anderen Menschen mentale Zustände zuzuschreiben, auch „Theory of Mind" genannt,
- Einfühlungsvermögen bzw. Empathie sich selbst und anderen entgegenzubringen,
- die eigenen Gefühle zu erkennen und zu regulieren.

Günstige Voraussetzungen für eine gesunde und der seelischen Gesundheit zuträgliche zwischenmenschliche Interaktion sind geschaffen, wenn Menschen diese Fähigkeiten regelmäßig (un-) bewusst anwenden und flexibel einsetzen. Im Folgenden werden einzelne psychologische Konstrukte näher beschrieben und ihre Relevanz für eine intakte soziale Interaktion kurz erläutert.

1.2.1 Erkennen von sozialen Reizen

Soziale Reize können als „Signale" in der Interaktion mit anderen verstanden werden, wobei typischerweise zwischen verbalen und nonverbalen sozialen Reizen unterschieden wird.

Verbale soziale Reize

Neben dem Inhalt des gesagten Wortes liefern die Stimmfarbe und -melodie zusätzliche Informationen darüber, wie es einem selbst oder dem Gegenüber in einer bestimmten Situation geht. Dabei kommt der sogenannten „Prosodie", also den lautlichen Strukturen von Sprache wie Betonung, Rhythmus und Intonation (Sprechmelodie) sowie Pausen, eine besondere Rolle für die soziale Interaktion zu (Ambady & Rosenthal 1992; Ponsot et al. 2018). Auch die Lautstärke, in der wir etwas mitteilen, kann weiteren Aufschluss über die Qualität der Nachricht bieten, die wir senden möchten: Ob eine Thematik beispielsweise vertraulich behandelt werden sollte (leiser Tonfall) oder ob eine Person sehr wütend über etwas ist und daher zum Beispiel schreit.

Nonverbale soziale Reize

Gestik und Mimik sowie Blickverhalten und Körperhaltung (inkl. Körperabstand zu anderen) beinhalten nonverbale Reize, die die Komplexität einer sozialen Interaktion erweitern. Je nach Situation und Kontext kommt ihnen dabei eine unterschiedliche Bedeutung zu. So können nonverbale Reize beispielsweise das Gesagte bekräftigen bzw. untermauern (Kopfnicken als Zeichen der Zustimmung), als Ersatz von Worten dienen (auf etwas zeigen), die Aufmerksamkeit auf etwas Bestimmtes richten (Blick auf eine Person oder Sache lenken) oder signalisieren, dass es einem gut geht (fröhliches Gesicht). Diese sozialen Reize zu erkennen und in Abhängigkeit der jeweiligen Situation „richtig" zu interpretieren, erleichtert den zwischenmenschlichen Austausch ungemein (Schilbach, 2015). Wissenschaftliche Studien zeigen, dass der größere Teil des Informationsaustausches zwischen Interaktionspartnern und -partnerinnen nonverbal vorgenommen wird (z. B. Mehrabian, 1972). Je nachdem, wie wir die „Signale" setzen, können wir uns neben dem gesagten Wort mitteilen, was uns im Idealfall dabei hilft, unsere Wünsche, Bedürfnisse und Anliegen klarer zu kommunizieren. Technisch formuliert wird die „Bandbreite" der Information, die in einer sozialen Interaktion vermittelt wird, erhöht und es können parallel Informationen ausgetauscht werden. Hierbei können verbale und nonverbale Signale übereinstimmen, um eine Information zu betonen, aber auch widersprüchlich sein, was dann zu Missverständnissen in der Kommunikation führen kann (Kuzomanovic et al., 2011, 2012). Weiterhin zeigen neuere Studien im Bereich der sozialen Neurowissenschaften, dass es zwischen in einer Interaktion befindlichen Personen auch zu Kopplungsphänomenen im Bereich der nonverbalen Signale kommen kann: So beschreibt das Phänomen der emotionalen Mimikry, wie das Lächeln einer Person „ansteckend" sein kann und im Gesicht eines Interaktionspartner widergespiegelt wird (z. B. Schilbach et al., 2008). Weiterhin scheint diese Form der Spiegelung des Verhaltens anderer Personen z. T. auch davon abzuhängen, ob vorher bestimmte Blicksignale (Blickkontakt) ausgetauscht wurden (Bayliss et al., 2013).

1.2.2 Theory of Mind (ToM)

Theory of Mind (ToM) beschreibt die Fähigkeit, sich und anderen Menschen mentale Zustände zuzuschreiben, wobei unter mentalen Zuständen z. B. Überzeugungen, Wünsche, Absichten, Vorstellungen und Gefühle zu verstehen sind (z. B. Premack & Woodruff, 1978; Baron-Cohen, 2001). Der Begriff der ToM wird im Deutschen oft synonym verwendet für „Perspektivwechsel" oder „Perspektivübernahme". Im englischsprachigen Kontext wird ToM auch als „Mentalizing" bezeichnet. Ein Perspektivwechsel hilft uns dabei, das Verhalten von anderen zu verstehen (Warum hat er so gehandelt?), aber auch, es besser einzuschätzen und vorherzusagen (Was wird er wohl als Nächstes tun?). Dabei kann zwischen implizitem (automatischem, unbewusstem) und explizitem (kontrolliertem, bewusstem) Mentalizing unterschieden werden (Frith & Frith, 2006; Lieberman, 2007; Overwalle et al., 2013). Diese Unterscheidung kann zum besseren Verständnis von bestimmten psychischen Erkrankungen wie beispielsweise der Autismus-Spektrum-Störung (➤ Kap. 1.3.2) hilfreich sein. So können Personen mit Autismus ohne Intelligenzminderung durchaus in der Lage sein, in einer strukturierten oder bereits bekannten Situation bewusst einen Perspektivwechsel zu vollziehen, in dem sie eine Art „systematische Analyse" der Situation durchführen. In spontanen oder unvertrauten zwischenmenschlichen Interaktionen hingegen greift der „Automatismus" des Perspektivwechsels oder der Mentalisierung aber nicht, und Betroffene mit Autismus zeigen dann autismustypische Schwierigkeiten (Schneider et al., 2013; Senju, 2013; Senju et al., 2009).

1.2.3 Empathie

Eine Vielzahl von Studien der letzten Jahre legt nahe, dass es zwei Arten von „Empathie" gibt: die kognitive und die emotionale bzw. affektive Empathie (Davis, 1983; Healey & Grossman, 2018; Zaki & Ochsner, 2012).

Die **„kognitive Empathie"** trägt dazu bei, sich in die andere Person „ein"zufühlen, d. h., einen Perspektivwechsel ähnlich wie bei der ToM zu vollziehen und die Gefühle des anderen entsprechend zu erahnen und zu verstehen (Baron-Cohen & Wheelwright, 2004).

Zum Beispiel:

„Ich kann mir gut vorstellen, wie du dich gerade fühlen musst."

Die „emotionale Empathie" hingegen erzeugt eine Gefühlsäußerung als Reaktion auf den Gefühlszustand einer anderen Person. In diesem Fall fühlen wir mit der anderen Person „mit" (Eisenberg & Miller, 1987; Mehrabian & Epstein, 1972).

Zum Beispiel:

„Wenn du das erzählst, werde ich auch ganz traurig."

Neuere Studien legen nahe, dass neben der Empathiefähigkeit für die soziale Interaktion auch die sogenannte Alexithymie eine wichtige Rolle spielt, nämlich die Unfähigkeit, bei sich selbst und anderen Emotionen zu erkennen bzw. zu lesen (Kafetsios & Hess, 2019; Gerber et al., 2019; Albantakis et al., 2020).

1.2.4 Emotionsregulation

Unter Emotionsregulation wird die Gesamtheit aller bewussten und unbewussten Strategien verstanden, mit denen wir die verschiedenen Komponenten einer emotionalen Reaktion auf ein von uns wahrgenommenes Gefühl beeinflussen (Gross, 1999). Zu den Komponenten einer emotionalen Reaktion zählen nach Gross Gefühle, Verhaltensweisen sowie physiologische Reaktionen, die mit dem wahrgenommenen Gefühl assoziiert werden. Dabei trägt Emotionsregulation dazu bei, auf die jeweiligen Anforderungen im Alltag souverän und situationsgerecht zu reagieren (Gross, 2001).

Eine gelungene bzw. erfolgreiche Emotionsregulation wurde in verschiedenen Studien mit beruflichem Erfolg, somatischer und psychischer Gesundheit sowie intakten sozialen Beziehungen in Verbindung gebracht (John & Gross, 2004; Aldao et al., 2010). Als erfolgreiche Emotionsregulation sind „adaptive Emotionsregulationsstrategien" zu verstehen wie beispielsweise Akzeptanz, Problemlösen und (kognitive) Neu- bzw. Umbewertung (Aldao et al., 2010). Maladaptive Emotionsstrategien wie Rumination, Vermeidung und Suppression begünstigen hingegen die Entwicklung von psychischen Erkrankungen wie Depression und Angststörungen (Aldao et al., 2010). Neben der eigentlichen Strategie kommt der Anpassungsleistung bzw. der Flexibilität in der Anwendung eine entscheidende Rolle zu. Personen, die ihre Emotionsregulationsstrategie der jeweiligen Anforderung entsprechend einsetzen können, scheinen ein geringeres Risiko für Angst- und Depressionserkrankungen zu haben als solche, die dahingehend „unflexibel" sind (Aldao et al., 2015; Bonanno & Burton, 2013; Kashdan & Rottenberg, 2010).

Die Emotionsregulation spielt auch für die Teilnahme an sozialen Interaktionen eine wichtige Rolle: So erlaubt die Fähigkeit zur Emotionsregulation, sich auch in herausfordernden Interaktionen adaptiv zu verhalten (van't Wout et al., 2010) und soziale Verbindungen einzugehen bzw. Konflikte zu bewältigen (z. B. Lopes et al., 2011).

Andererseits können auch soziale Interaktionen zur Regulation von Emotionen genutzt werden, wenn Interaktionspartner oder -partnerinnen hierfür zur Verfügung stehen und eine Art dyadisches Problemlösen möglich ist, hierbei aber auch das gesamte soziale Netzwerk eine Rolle spielen kann (Miano & Zimmermann, 2020). Weiterhin lässt sich zeigen, dass bis auf Hirnfunktionsebene Unterschiede bestehen, wenn Emotionsregulationsversuche sozial unterstützt werden; hierbei spielen Netzwerke des „sozialen Gehirns" eine wichtige Rolle, insbesondere das sogenannte **„Hirnruhezustandsnetzwerk"** (Default Mode Network; Xie et al., 2016). Mit anderen Worten zeichnet sich auch im Bereich der Praxis und Erforschung von Emotionsregulationsfähigkeiten ein Wandel ab, bei dem zunehmend interpersonale Aspekte in den Blick geraten.

MERKE

Das sogenannte „Hirnruhezustandsnetzwerk" stellt die physiologische Baseline des menschlichen Gehirns dar. Diese physiologische Grundeinstellung scheint mit einer psychologischen Voreinstellung zu sozialer Kognition einherzugehen, sodass es deutliche Überlappungen zwischen dem „Hirnruhezustandsnetzwerk" und dem „sozialen Gehirn" gibt.

1.3 Psychische Erkrankungen als Störungen der sozialen Interaktion

Verschiedenste psychische Erkrankungen können Einfluss auf die Fähigkeit haben, mit anderen Menschen in Kontakt treten zu können. Umgekehrt können auch Schwierigkeiten im zwischenmenschlichen Kontakt das Auftreten von psychischen Erkrankungen begünstigen. Schwierigkeiten in sozialen Beziehungen können z. B. dadurch entstehen, wenn Personen Probleme haben, Gestik und Mimik anderer Menschen zu verstehen, sodass es häufig zu Missverständnissen kommt. Andere Personen wiederum reagieren sehr stark auf solche nonverbalen Signale und empfinden diese als so unangenehm, dass sie in Aufregung geraten und/oder sich zurückziehen. Für manche Personen stellt „Smalltalk" ein besonderes Problem dar und wieder andere meinen zu bemerken, dass sie keinen Einfluss auf andere Personen haben und dass deshalb soziale Interaktionen unbefriedigend verlaufen.

MERKE

Psychische Erkrankungen beeinflussen die Fähigkeit, mit anderen Menschen in Kontakt treten und soziale Interaktionen gestalten zu können. Umgekehrt können die Abwesenheit sozialer Kontakte, soziale Verluste oder negativ verlaufende soziale Interaktionen als Stressor wirksam werden und die seelische Gesundheit beeinflussen.

Im Hinblick auf eine denkbare theoretische Konzeption, die die oben genannte wechselseitige Beeinflussungsbeziehung von sozialer Interaktion und psychischer Verfassung plausibel macht, ist zu erwähnen, dass hierbei eine gewisse Zwiespältigkeit der Psychiatrie als Wissenschaft zum Tragen kommt: So implizieren Störungen der sozialen Interaktion zum einen eine lebensweltliche Perspektive mit subjektiven Beeinträchtigungen des Wohlbefindens, zum anderen aber denkbar objektiv beschreibbare Störungen von Interaktionsprozessen und zugrunde liegenden neurobiologischen Mechanismen. Die hier vorgeschlagene Verschränkung des Verständnisses von Psychopathologie mit demjenigen von sozialen Interaktionsprozessen und ihren zugrunde liegenden behavioralen und neuronalen Mechanismen versucht beide Aspekte gleichermaßen in den Blick zu nehmen und im Sinne einer Real-World-Psychiatrie in Klinik und Forschung umzusetzen (Lahnakoski et al., 2021).

Dieser Ansatz ist motiviert durch eine Theoriebildung, die nahelegt, dass subjektives Erleben und seine zugrunde liegende kognitiv-perzeptuelle Architektur durch soziale Interaktion mit anderen geistbegabten Wesen in der Ontogenese maßgeblich beeinflusst wird, sich möglicherweise überhaupt erst aus dieser Dynamik heraus entwickelt (Timmermans et al., 2013). Angeborene Hirnsysteme zur sozialen Wahrnehmung und Interaktion interagieren hierbei mit sozio-kulturellen Praktiken auf eine subtil abgestimmte Art und Weise und formen den Geist nach dem Vorbild der anderen, die es primär zu verstehen gilt. Erst in Interaktion mit anderen – so könnte man formulieren – finden wir zu uns selbst. Subjektivität kann in diesem Sinne als eine Art soziales Artefakt verstanden werden, ohne dass zur Beschreibung desselben der Referenzrahmen der Empirie verlassen werden müsste (cf. Prinz, 2013). Weiterhin kann die soziale Interaktionsfähigkeit vor dem Hintergrund von evolutionspsychologischen Betrachtungen und der Bedeutung von sozialer Integration für die psychische Gesundheit und ein selbstständiges Leben als wesentliche psychische Funktionsfähigkeit angesehen werden (Coan & Sbarra, 2015).

Neben dem Hinweis auf die Notwendigkeit der Untersuchung von sozialer Interaktion zum mechanistischen Verständnis von individueller Kognition und Wahrnehmung (Bell, 2013) verweist der Fokus auf die soziale Interaktion aber auch auf die normative oder sozio-konstruktive Dimension von Psychopathologie. Gerade der Rückgriff auf eine geteilte Weltsicht und einen intersubjektiv konstituierten Konsens ist es laut Glatzel (1976), der bereits bei der Erhebung eines psychopathologischen Befundes notwendig ist:

„Abnorm ist niemals das Verhalten an sich; abnorm wird das Verhalten durch das Ausbleiben von Signalen, die den Beteiligten anzeigen, dass sich der Akteur nicht an die einer konventionellen, basalen Übereinkunft entsprechenden Spielregeln zu halten gedenkt. […]

Läppisch-albernes Verhalten in der Aufsichtsratssitzung wird dann nicht als Indiz psychischer Abnormität verstanden, wenn der Täter gleichzeitig durch das Tragen der Narrenkappe und unter Hinweis auf das Datum zu erkennen gibt, dass er als Karnevalsprinz aufzutreten beabsichtigt."

Psychische „Abnormität" – in der Terminologie von Glatzel – kann sich somit nur innerhalb einer zwischenmenschlichen Situation zeigen bzw. in der Abweichung von dem Ergebnis oder Resultat eines intersubjektiven Konsenses bestehen. In einer prozessorientierten Perspektive wiederum können Störungen der sozialen Interaktion auch darauf basieren, dass Personen mit psychischen Erkrankungen nicht in der Lage sind, die normalerweise bestehenden impliziten Übereinkünfte und Regeln der sozialen Interaktion zu befolgen (Koshelev et al., 2010). Letzteres kann zu negativen Reaktionen auf der Seite von Nicht-Erkrankten führen, zu einer weiteren Symptomverstärkung beitragen und darüber hinaus auch interaktive Prozesse der Emotions- und Affektregulation verunmöglichen (z. B. Reck et al., 2002).

MERKE

Die psychopathologische Befunderhebung wird innerhalb einer Beziehungssituation vorgenommen und ist als Voraussetzung der Diagnosestellung zu berücksichtigen. Psychische Auffälligkeiten können sich nur innerhalb einer zwischenmenschlichen Situation zeigen und werden kontext-sensitiv, durch Abweichung von soziokulturell geteilten Kollektivnormen festgestellt.

Neben dem annehmbaren Einfluss und der Wechselwirkung von psychischen Erkrankungen und sozialer Interaktionsfähigkeit lässt sich auch die Frage stellen, inwiefern psychologische (z. B. Persönlichkeitsvariablen), aber auch neurobiologische Variablen (z. B. anatomische Konnektivität) und ihre Ähnlichkeit oder Unterschiedlichkeit über Personen hinweg Einfluss haben könnten auf das Gelingen von dyadischer Interaktion. Und es stellt sich auch die bedeutsame Frage nach Entwicklungstrajektorien über die Lebenspanne hinweg und somit nach sozial geprägten Dispositionen, die als pathogenetischer

Risikofaktor wirksam werden können und auch für die Verlaufsbeschreibung von psychischen Erkrankungen wesentlich sind.

Weiterhin ließe sich fragen, ob Störungen von sozialer Interaktion auch bei Patienten, deren Erkrankung durch solche definiert ist, weniger problematisch sind (oder sogar verschwinden), wenn der Interaktionspartner über ein vergleichbares sozio-kognitives Profil verfügt (Komeda, 2015). Dies ist im Hinblick auf Autismus von Milton als das **„doppelte Empathie-Problem“** bezeichnet worden: Nicht-Autisten haben Probleme, sich in Autisten hineinzuversetzen, und Autisten haben Probleme, sich in Nicht-Autisten hineinzuversetzen (Milton 2012). Auf der Grundlage des hier beschriebenen Ansatzes, psychische Erkrankungen in wesentlichen Aspekten als Störungen der sozialen Interaktion aufzufassen, gehen wir davon aus, dass dieser Aspekt des interpersonellen Matching oder Passung auch bei anderen Personengruppen relevant sein dürfte (Schilbach, 2016; Bolis et al., 2017; Redcay & Schilbach, 2019). Unter Berücksichtigung von sozialem Interaktionsmatching könnten also Personen mit psychischen Erkrankungen – neben Kontakten zu professionellen Interaktionspartnern – soziale Ressourcen und Unterstützung erhalten, die eine große Bedeutung für subjektives Wohlbefinden sowie behaviorale und physiologische Homöostaseprozesse haben (Coan & Sbarra, 2015). Vor dem Hintergrund anwachsender Prävalenzzahlen für psychische Erkrankungen und einer globalen Zunahme von urbanen Lebensverhältnissen mit einer Vielzahl von sozialen Kontakten gewinnt diese reziproke Dimension psychischer Erkrankung auf brisante Art und Weise weitere Bedeutung (cf. Lederbogen et al., 2011).

MERKE

Störungen der sozialen Interaktion können bei psychischen Erkrankungen auftreten, aber auch dann, wenn interindividuelle Unterschiede zwischen den Interaktionspartnern besonders groß sind (soziales Interaktions-Mismatch). Das Vorliegen derselben psychischen Erkrankung bei beiden Interaktionspartnern kann sich positiv auf die soziale Interaktion und die Kommunikation auswirken.

Auch im Kontext der aktuellen Diskussionen seit Veröffentlichung des „Diagnostic and Statistical Manual of Mental Disorders“ in der 5. Auflage (DSM-5) erscheint die Erwägung eines zweit-personalen Zugangs zum Verständnis und zur neurowissenschaftlichen Untersuchung von Psychopathologie relevant: DSM-5 ist aus Sicht der Psychopathologie kritisiert worden sowohl aufgrund einer Pathologisierung „normaler“ Zustände als auch aus neurowissenschaftlicher Sicht, da die Klassifikation zu wenig stark ätiopathogenetisch ausgerichtet sei. Letztgenannter Punkt soll nun laut dem US-amerikanischen National Institute of Mental Health (NIMH) durch die Research Domain Criteria Initiative (RDoC) bewerkstelligt werden, die abseits von diagnostischen Entitäten die transdiagnostische Untersuchung von psychischen Erkrankungen zugrunde liegenden Hirnsystemen fördern will. Beide Ansätze aber sehen sich – laut Walter & Müller (2015) – zumindest zwei kritischen Einwänden ausgesetzt: Zum einen dem „Abgrenzungsproblem“, welches besagt, dass jeder dimensionale Ansatz eine Grenzziehung zwischen dem Pathologischen und Nichtpathologischen leisten können muss. Und zum anderen dem „Externalismusproblem“, welches besagt, dass reduktionistische Ansätze (wie RDoC) die mentalen Prozesse mit Hirnprozessen gleichsetzen und kontextuelle Faktoren (z. B. soziale, interpersonelle und kulturelle) nicht als konstitutiv in die Krankheitsdefinition mit einbeziehen.

Walter & Müller (2015) weisen weiter daraufhin, dass aktuelle Diskussionen in der Philosophie des Geistes (aber die sozialen Neurowissenschaften wären auch zu nennen; z. B. Schilbach et al., 2013) die Identität von mentalen Prozessen und Hirnprozessen hinterfragen, da kognitive Prozesse situativ eingebettet sind, von ihrer Verkörperung und der Teilnahme an sozialer Interaktion abhängen bzw. hierdurch eventuell in Einzelfällen sogar konstituiert sind (Schlicht, 2013). Und tatsächlich könnte gerade die Rekonstruktion von psychischer Erkrankung als Störung der sozialen Interaktion im Zusammenspiel mit neurowissenschaftlichen Untersuchungen der Mechanismen von Intersubjektivität einen wichtigen Beitrag zur Entwicklung eines integrativen Verständnisses von Psychopathologie leisten. Hierbei könnte ein Ansatz entstehen, in dem auf das Gehirn bezogene Erklärungen von Symptomen und Störungen der sozialen Interaktion eben weder als rein „neurobiologisch“ noch als rein „psychosozial“ verstanden werden und so beide Aspekte verbinden (cf. Wager & Gianaros, 2014). Ein solcher Brückenschlag zwischen psychologischen und neurowissenschaftlichen Informationen und die gleichberechtigte Berücksichtigung dieser sich wechselseitig beeinflussenden Aspekte erscheint vor dem Hintergrund des Gehirns als Interface oder „Beziehungsorgan“ (Fuchs, 2007) der Beeinflussung von internen und externen Faktoren besonders erstrebenswert.

Nach diesen einführenden, allgemeinen Bemerkungen zum Zusammenhang von sozialer Interaktion und seelischer Gesundheit werden in diesem Kapitel weiterhin Symptome und Fallvignetten von psychischen Erkrankungen aufgeführt, die erfahrungsgemäß zu interaktionellen Herausforderungen bis hin zu Konflikten führen können.
Zu ihnen zählen:

- Aufmerksamkeitsdefizit-/Hyperaktivitätsstörung (ADHS)
- Autismus-Spektrum-Störung (ASS)
- Depression
- Persönlichkeitsstörungen (PS)
- Soziale Phobie
- Zwangsstörung
- Schizophrenie.

Abschließend fasst ➤ Tab. 1.1 die wesentlichen Beeinträchtigungen der sozialen Interaktion und Kommunikation für o. g. Störungsbilder zusammen.

Tab. 1.1 Übersicht der Beeinträchtigungen in der sozialen Interaktion und Kommunikation nach psychiatrischen Störungsbildern (aus Albantakis & Schilbach, 2020; modifiziert nach Lehnhardt et al., 2013)

	ADHS	ASS	Depression	Ängstlich-vermeidende PS	Schizoide PS	Schizotype PS	Zwanghafte PS	Schizophrenie	Soziale Phobie
Soziale Interaktion	++	++	++[1]	++	++	++	++	++	++
Autistische Kernsymptome									
Verbale Kommunikation	–	++	–	–	++	++	–	++	–
Nonverbale Kommunikation	+	++	+	++	++	++	–	++	+
Augenkontakt	+	++	+	++	++	+	–	++	+
Mentalisierung	+[2]	++[3]	+[2]	+[4]	+	+[5]	+	++[4]	+[4]
Interessen/Rituale/Zwänge	–	++	–	–	+	+	++	+	–
Begleitsymptome/Prodromalsymptome									
Aufmerksamkeit	++	+	+	–	–	–	–	+	–
Psychomotorik	+	++	+	–	–	+	–	+	–
Selbstverletzendes Verhalten	+	+	+	–	+	+	–	–	–
Psychotische Symptome	–	+	+	–	–	+	–	++	–
Längsschnitt									
Soziale Interaktion in der Kindheit	++	++	–	+	+	+	–	+	–
Biografische Belastungsfaktoren	+	–	+	++	++	+	++	+	+

++ in der Regel auffällig; – in der Regel unauffällig; + mögliche Begleitsymptome
[1]bei mittel- bis schwergradiger Depression; [2]durch Aufmerksamkeits- und Konzentrationsstörung bedingt; [3]Hypomentalisierung; [4]Hypermentalisierung; [5]misstrauisch-paranoid

1.3.1 ADHS

Definition

Die Kernmerkmale einer **Aufmerksamkeitsdefizit-/Hyperaktivitätsstörung (ADHS)** sind eine gestörte Aufmerksamkeit, eine Hyperaktivität sowie eine übermäßig gesteigerte Impulsivität (Arbeitsgemeinschaft der Wissenschaftlichen Medizinischen Fachgesellschaften [AWMF], 2017). In Abhängigkeit vom Alter variieren die Symptome. So steht im Kindesalter vor allem die Hyperaktivität in Form von motorischer Unruhe im Vordergrund. Im Jugendalter wandelt sich die motorische in der Regel in eine innere Unruhe und Fahrigkeit, die bis in das Erwachsenenalter persistieren kann. Auch die beiden anderen Kernsymptome der ADHS, Aufmerksamkeitsstörung und Impulsivität, weisen Veränderungen über die Altersspanne hinweg auf. So gehen diese in der Regel mit fortschreitendem Alter zurück, können aber weiterhin als Symptome bestehen bleiben und das Funktionsniveau im Erwachsenenalter beeinträchtigen (AWMF, 2017). Aufgrund von entwicklungsabhängigen Prozessen nimmt die Prävalenz von ADHS im Laufe des Lebens ab. So liegt die Prävalenz im Kindes- und Jugendalter bei ca. 5,3 % im Vergleich zu 2,5 % im Erwachsenenalter (Albantakis & Schilbach, 2020; AWMF, 2017).

Störungen der sozialen Interaktion und Kommunikation

Aufmerksamkeitsstörung/Beeinträchtigung der Konzentrationsfähigkeit:
- Rasches Aufkommen von Desinteresse oder Langeweile
- Leichte Ablenkbarkeit durch äußere Reize → Abwenden vom aktuellen sozialen Geschehen
- Ungeduld
- (Regelmäßiges) Unterbrechen des Gesprächspartners
- Sprunghaftigkeit im Gespräch (z. B. rasche Themenwechsel)
- Weitschweifigkeit („nicht zum Punkt kommen")
- Erhöhte Vergesslichkeit
- Unorganisiertes Verhalten (in dem Zusammenhang auch Unzuverlässigkeit, Zuspätkommen, Absagen von Terminen, Nichteinhalten von Zielen → Konflikte mit Freunden, Kollegen oder Vorgesetzten)

Impulsivität:
- Unvorhersehbares (impulsives) Verhalten
- Mangelnde Nähe-Distanz-Regulation beim Körperkontakt (z. B. sehr herzliche bis überschwängliche Begrüßung auch bei unbekannten Personen)
- Erhöhte Affektlabilität (z. B. Stimmungsschwankungen)
- Erhöhte Reizbarkeit und fehlende Affektkontrolle (z. B. Wutausbruch bei nichtigem Anlass)
- Risikoaffines bis rücksichtsloses Verhalten (z. B. Straßenverkehr, Umgang mit Geld; in dem Zusammenhang auch

mangelndes Gefahrenbewusstsein und Fehleinschätzung der Situation)

Hyperaktivität:
- Innere und/oder motorische Unruhe
- Spielen mit Gegenständen
- Häufiges Aufstehen, Herumgehen und Setzen

Kommentar

Bereits in der Kindheit erfahren Betroffene mit ADHS regelmäßig Zurückweisung durch Gleichaltrige (Rich et al., 2009; Hoza et al., 2005) mit negativen Langzeitfolgen für das Jugend- und Erwachsenenalter (Greene et al., 1999; Mrug et al., 2012; Wehmeier et al., 2010). Erwachsene mit ADHS beschreiben sich häufiger als einsam und berichten öfter von Konflikten im Freundeskreis und in der Partnerschaft (Michielsen et al., 2015; Philipsen et al., 2009; Young et al., 2003). Darüber hinaus entwickeln nicht wenige Betroffene im Laufe ihres Lebens zusätzliche psychische Erkrankungen wie beispielsweise Depressionen, Angststörungen oder auch Suchterkrankungen (AWMF, 2017).

1.3.2 Autismus-Spektrum-Störung

Definition

Die **Autismus-Spektrum-Störung (ASS)** zeichnet sich durch Störungen der sozialen Interaktion und Kommunikation sowie durch repetitive, restriktive Verhaltensweisen aus (DSM-5, American Psychiatric Association, 2013).

Beeinträchtigungen der sozialen Interaktion und Kommunikation

Körperbezogen:
- Reduzierter bis (vollkommen) fehlender Einsatz von Gestik und Mimik
- Vermeiden von Körperkontakt (z. B. Händeschütteln, Umarmungen)
- Verändertes Blickverhalten (Meiden des Blickkontakts oder Suggerieren des Blickkontakts [oft angelernt, um der gesellschaftlichen Norm zu entsprechen], wobei die Nasenwurzel oder andere Gesichtspartien anvisiert werden)
- Mangel im Bereich des spontanen Imitierens von Handlungen anderer (z. B. Klatschen, Winken)
- Reduziertes oder auch erhöhtes sensorisches Empfinden (z. B. reduziert bei Schmerzempfinden; erhöht gegenüber Geräuschen oder Gerüchen; „Sensory Overload" [Reizüberflutung], der beispielsweise zu einer [plötzlichen] Flucht aus der überstimulierenden Situation führen kann)

Sprache:
- Wortwörtliches Verstehen von Gesagtem („Konkretismus"; z. B. bei Redewendungen, Sprichwörtern, Metaphern oder Ironie)
- Nachsprechen bzw. Wiederholen von gesagten Wörtern bis Sätzen des Gesprächspartners („Echolalie")
- Wortneuschöpfungen („Neologismen")
- Auffällige Tonlage und Sprachrhythmus (z. B. zu laut, zu hoch, wenig bis keine Modulation)

Soziales Verständnis:
- Eingeschränkte Fähigkeit zum Perspektivwechsel („Theory of Mind", ➤ Kap. 1.2.2)
- Wenig bis kein soziales Plaudern (z. B. Smalltalk)
- Direktes und konkretes Benennen bzw. Beschreiben von Zuständen ohne Umschweife → Irritationen und Kränkungen beim Gegenüber
- Bei Gesprächsinhalten von Relevanz oder Interesse Konversation möglich, wobei diese nur hinreichend wechselseitig ist → Neigung zu Monologen
- Fehlendes Erkennen von sozialen Reizen (z. B. eingeschränkte Interpretationsfähigkeit von Gestik, Mimik und Körperhaltung des Gegenübers)
- Unsicherheit bis Überforderung bei Kontaktaufnahme mit anderen (z. B. Anliegen formulieren und soziale Normen einhalten)

Restriktives und repetitives Verhalten:
- Wenig Flexibilität und Abneigung gegenüber Veränderungen
- Beharren auf bestimme Abläufe, Routinen oder Inhalte
- Intensive und zeitlich aufwendige Auseinandersetzung mit Interessensthemen

Kommentar

Entgegen der allgemein herrschenden Meinung wünschen sich Personen mit ASS Freundschaften und Partnerschaften (Dekker et al., 2017; Sedgewick et al., 2019; Strunz et al., 2017). Viele Betroffene äußern jedoch Unsicherheit, wie sie adäquat mit einer anderen Person in Kontakt treten können, um eine Beziehung zu dieser herzustellen. Nicht wenige Personen mit ASS erleben in ihrem Leben regelmäßig Zurückweisungen, sozialen Ausschluss oder Mobbing aufgrund ihres „Andersseins", was mitunter die hohe Rate an psychischen Erkrankungen wie Depression und sozialer Angst erklärt (De-la-Iglesia & Olivar, 2015; Hedley et al., 2018; Spain et al., 2018).

1.3.3 Depressive Störungen

Definition

Bei der **Depression** handelt es sich um einen Symptomenkomplex bestehend aus einer gedrückten Stimmung, Freud- und

Interesselosigkeit sowie einer Verminderung von Antrieb und Aktivität. Betroffene berichten von einem reduzierten Selbstwertgefühl und Selbstvertrauen sowie von Schuldgefühlen, Selbstvorwürfen und Hoffnungslosigkeit. Begleitend treten Beeinträchtigungen der Konzentrationsfähigkeit sowie eine verstärkte Müdigkeit auf. Schlafstörungen (Ein- und Durchschlafstörungen), morgendliches Früherwachen, Appetitminderung bis Appetitverlust, Gewichtsverlust und Libidoverlust können zusätzlich auftreten (Dilling & Freyberger, 2019).

Störungen der sozialen Interaktion und Kommunikation

Reduzierte soziale Interaktion (bei Treffen, Telefonaten etc.):

- Wenig bis keine Reaktion gegenüber Interaktionspartnern und -partnerinnen aufgrund von Gedankenkreisen und Grübeln, Konzentrationsstörungen, Energiemangel; eingeschränkte Wahrnehmung des Gegenübers und dessen Befinden
- Reduziertes Eingehen auf das Gegenüber in Gesprächen
  - Gefühl der Gleichgültigkeit und des Desinteresses
  - Kränkung und Enttäuschung des Gegenübers
- Redundante Gesprächsinhalte seitens des oder der Betroffenen ohne konstruktive Lösungen
- Wenig bis keine Gefühlsregungen (Affekt reduziert bis verflacht)
- Wenig bis keine Gestik und Mimik → Überforderung des Gesprächspartners, Gefühl großer Distanz zu Betroffenem und der Unerreichbarkeit

Sozialer Rückzug:

- Reduktion des sozialen Austauschs bis hin zu Kontaktpause oder -abbruch aufgrund von rascher Erschöpfung, Überforderung, reduziertem Selbstwert, Schuldgefühlen
- Wenig bis keine Eigeninitiative zur Kontaktaufnahme
- Wenig bis keine Antwort auf Anrufe, E-Mails, Textnachrichten, Briefe etc.

Sonstiges Konfliktpotenzial:

- Vernachlässigung bis Nicht-Erledigung von häuslichen und/oder beruflichen Pflichten → Eindruck bei sozialem Umfeld, Betroffener möchte sich vor unangenehmen Tätigkeiten „drücken“
- Vernachlässigung der eigenen Körperhygiene → Unverständnis und ggf. Ablehnung von sozialem Umfeld

Kommentar

Veränderungen der sozialen Wahrnehmung und Kognition, erfolglose soziale Interaktionen und hieraus resultierenden dysfunktionalen interpersonellen Erwartungen werden hinsichtlich der Genese und Aufrechterhaltung, aber auch als Auswirkung von depressiven Störungen eine bedeutsame Rolle zugeschrieben (Mundt et al., 1998; McCullough et al., 2011). Insbesondere interpersonell konditionierte Angst durch signifikante andere kann dazu führen, dass Patientinnen und Patienten soziales Feedback nicht mehr wahrnehmen und/oder kognitiv verarbeiten, was u. a. dazu führen kann, dass soziale Interaktionen nicht mehr als belohnend und stabilisierend erlebt werden. Bedeutsame psychotherapeutische Ansätze greifen diesen Aspekt auf und versuchen durch die Etablierung von Unterschieden zwischen Reaktionen von früheren Bezugspersonen und Reaktionen des Therapierenden zu Veränderungen interpersoneller Erwartungen beizutragen. Andere Ansätze wiederum zielen darauf ab, dass es Patientinnen und Patienten zunehmend gelingt, sich in emotionalen Aktivierungssituationen bewusst aus der dyadischen Beziehung herauszunehmen und eine meta-kognitive Einstellung hierzu einzunehmen, was zu einer Neubewertung und Veränderung von intra- und interpersoneller Bewältigung führen kann (Roediger & Zarbock, 2015). Auch Unterschiede in der Persönlichkeit und damit einhergehende Besonderheiten in der Beziehungsgestaltung stellen gerade im Falle von chronisch verlaufenden Depressionen einen weiteren wichtigen Faktor dar, der interpersonelle Erwartungen beeinflusst (z. B. Herpertz & Bertsch, 2014). Andererseits können auch negative Beziehungserfahrungen und die Frustration interaktioneller Grundbedürfnisse zu maladaptivem Bewältigungsverhalten führen, welches zu einer Einengung des Interaktionsrepertoires bis hin zur Entwicklung von Persönlichkeitsstörungen führen kann (Roediger & Zarbock, 2015).

Die neurobiologischen Grundlagen von Veränderungen der sozialen Kognition und Interaktionsfähigkeit bei depressiven Störungen wiederum sind nicht gut verstanden. Eine Schwierigkeit bei der Charakterisierung besteht darin, dass schwer depressive Personen krankheitsbedingt nicht in der Lage sind, Aufgaben im Scanner über einen längeren Zeitraum zu bewältigen. Eine neue Möglichkeit bieten hier sogenannte „Ruhemessungen“ (Resting State fMRT), bei denen die Patienten für relativ kurze Zeit (5–10 Minuten) ohne Aufgabe gemessen werden. Anschließend können die fMRT-Daten hinsichtlich der neurofunktionellen Kopplung, d. h. Korrelationen von Signalveränderungen in verschiedenen Hirnregionen, untersucht werden. Basierend auf der oben eingeführten Annahme, dass soziale Wahrnehmung und Gedanken bei Depression verändert sind, führten wir eine Resting-State-Analyse durch, die auf Regionen des Gehirns beschränkt war, die bekanntermaßen mit sozialer Kognition assoziiert sind: Hierbei zeigte sich, dass Patienten mit Depression eine Hyperkonnektivität in einem mit sozialer Kognition assoziierten neuronalen Netzwerk aufweisen, jedoch keine Unterschiede in einem mit Sprache assoziierten Netzwerk zeigen (➤ Abb. 1.2; Schilbach et al., 2014). Darüber hinaus zeigte sich eine Entkopplung des für Angstreaktionen relevanten Mandelkerns (Amygdala) von inhibitorischen Einflüssen des Frontalhirns.

1

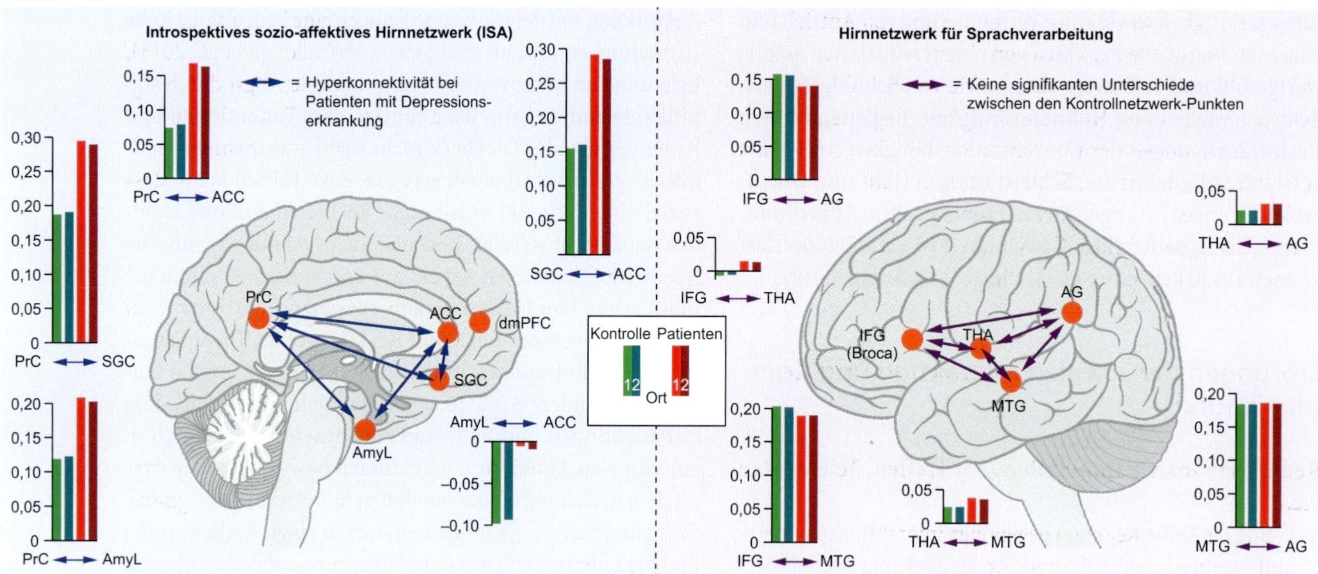

Abb. 1.2 Ergebnisse einer funktionellen Konnektivitätsanalyse des sogenannten „sozialen Gehirns" (links) und des Sprachverarbeitungsnetzwerkes (rechts) bei Personen mit Depression. Die Ergebnisse zeigen eine funktionelle Hyperkonnektivität des sozialen Gehirns bei Depression, jedoch keine Konnektivitätsunterschiede im Sprachverarbeitungsnetzwerk. [H185-002/L231]
ACC: Gyrus cinguli anterior; AG: Gyrus angularis; AmyL: linke Amygdala; dmPFC: dorsomedialer päfrontaler Kortex; IFG: Gyrus frontalis inferior; MTG: Gyrus temporalis medius; PrC: Praecuneus; SGC: subgenualer Anteil des Gyrus cinguli; THA: Thalamus

1.3.4 Persönlichkeitsstörungen

Definition

Unter **Persönlichkeitsstörungen (PS)** werden tief verankerte und persistierende Verhaltensmuster verstanden, die sich in starren Reaktionen auf unterschiedliche persönliche und soziale Lebenslagen zeigen. Im Vergleich zur Mehrheit der betreffenden Bevölkerung sind deutliche Abweichungen im Wahrnehmen, Denken, Fühlen und in den Beziehungen zu anderen festzustellen (Dilling & Freyberger, 2019). Betroffene weisen häufig eine gestörte soziale Funktionsfähigkeit auf sowie abhängig von der jeweiligen Persönlichkeitsstörung und individuellen Faktoren ein unterschiedliches Ausmaß an persönlichem Leiden (Dilling & Freyberger, 2019).

Beeinträchtigungen der sozialen Interaktion und Kommunikation

Die einzelnen Symptome der sozial-interaktionellen und kommunikativen Beeinträchtigungen unterscheiden sich je nach spezifischer Persönlichkeitsstörung. Als hilfreich hat sich die Einteilung nach „Clustern" erwiesen, wonach drei „Haupt-Cluster" zusammengefasst werden (DSM-5, APA, 2013):

- Cluster A: „sonderbar, exzentrisch" – paranoide, schizoide und schizotype PS
- Cluster B: „dramatisch, emotional" – Borderline, histrionisch, antisoziale und narzisstische PS
- Cluster C: „ängstlich, vermeidend" – vermeidende, dependente und zwanghafte PS

Für detaillierte Informationen zu den einzelnen Persönlichkeitsstörungen verweisen wir auf einschlägige Fachliteratur.

In ➤ Tab. 1.1 wird insbesondere Bezug zur schizoiden, schizotypen, ängstlich-vermeidenden und zwanghaften PS genommen, um Unterschiede zu anderen relevanten Störungen der sozialen Interaktion wie ASS, Schizophrenie und Soziale Phobie darzustellen.

1.3.5 Schizophrenie

Definition

Schizophrene Störungen zeichnen sich durch Störungen des Denkens, der Wahrnehmung sowie durch verflachte bzw. inadäquate Affekte aus. Kognitive Defizite können zusätzlich im Verlauf der Erkrankung entstehen. Zu den wichtigsten psychopathologischen Phänomenen werden Gedankenlautwerden, Gedankeneingebung oder Gedankenentzug, Gedankenausbreitung, Wahnwahrnehmung, Kontrollwahn, Beeinflussungswahn oder das Gefühl des Gemachten, Stimmen, die in der dritten Person Betroffene kommentieren oder über sie sprechen, Denkstörungen und Negativsymptome gezählt (Dilling & Freyberger, 2019).

Die Qualität und das Ausmaß der sozial-interaktionellen und kommunikativen Beeinträchtigungen variieren abhängig von der jeweils vorherrschenden schizophrenen Erkrankung (z. B. paranoid, hebephren oder kataton) und können sich beispielweise bei Betroffenen folgendermaßen zeigen:

- **Affektive Symptome**
  - Erhöhte Reizbarkeit und Anspannung
  - Ängstlichkeit, Misstrauen
  - Gedrückte Stimmung, jedoch auch gehobene Stimmung und Mischzustände möglich
  - Affektverflachung mit reduzierter bis fehlender Gestik und Mimik, Spontanbewegung, mangelndem Blickkontakt und wenig Stimmmodulation
  - Diskrepanz zwischen Gesichtsausdruck und dem inneren Erleben, dem Gesagten oder der Situation
- **Verhalten aufgrund von Negativsymptomen**
  - Sozialer Rückzug bis Kontaktabbruch
  - Eingeschränktes bis kein wechselseitiges Gespräch möglich durch Verarmung der Sprache
  - Fehlende Bewältigung des Alltags aufgrund von Antriebsstörung
  - Vernachlässigung der Körperhygiene
  - Desinteresse an Umgebung
- **Verhalten aufgrund von Positivsymptomen**
  - (Lautes) Kommentieren von Stimmen
  - Eingeschränktes bis kein wechselseitiges Gespräch möglich aufgrund von formalen Denkstörungen (z. B. Vorbeireden oder Zerfahrenheit)
  - Fehlinterpretation der Situation (z. B. Verhalten von Gesprächspartner wird besondere Bedeutung beigemessen oder als bedrohlich wahrgenommen)
- **Sonstige Auffälligkeiten**
  - Reduzierte Aufmerksamkeits- und Konzentrationsfähigkeit
  - Eingeschränkte Fähigkeit zum Perspektivwechsel („Theory of Mind", ➤ Kap. 1.2.2)

1.3.6 Soziale Phobie

Definition

Kernmerkmal der sozialen Phobie ist eine übermäßige Angst, im Mittelpunkt der Aufmerksamkeit zu stehen, wobei eine besondere Furcht vor der Bewertung durch andere besteht (Dilling & Freyberger, 2019). Konkret befürchten sozialphobische Patientinnen und Patienten, von anderen negativ bewertet zu werden oder sich peinlich oder erniedrigend zu verhalten, was nicht selten zu einer Vermeidung der sozialen Situationen führt (Albantakis & Schilbach, 2020; Dilling & Freyberger, 2019).

Störungen der sozialen Interaktion und Kommunikation

Erhöhte Eigenwahrnehmung und „Übermentalisierung"

- Sehr kritische und genaue Wahrnehmung des eigenen Verhaltens und der Reaktion von anderen mit Neigung zu Attribution von negativen bzw. abwertenden Inhalten in Bezug auf das eigene Verhalten
- Häufiges Hinterfragen des eigenen Verhaltens und der Reaktion des Interaktionspartners im Nachhinein
- Einholen von Rückversicherungen durch andere
- Versuch, sich „makellos" oder „perfekt" zu präsentieren, um keinen Anlass für negative Evaluation zu bieten
- Positives Feedback durch andere führt (kurzfristig) zu Entlastung
  → Negatives Selbstbild im Austausch mit anderen
  → Fehlinterpretation des Verhaltens des Interaktionspartners
  → Missverständnisse und ggf. Konflikte

Vermeidung …

- … in der Öffentlichkeit zu essen, zu trinken und zu reden → wenig Verständnis bis hin zu Irritation beim Interaktionspartner
- … öffentliche Toiletten zu benutzen → ggf. zusätzliche Planung notwendig und dadurch Einschränkung des Interaktionspartners
- … gesellschaftliche Anlässe zu besuchen, wo möglicherweise ein sozialer Austausch stattfindet (Feiern, Konzerte, Restaurants etc.)
- … Blickkontakt aufzunehmen bzw. zu halten (vor allem bei unbekannten Personen)
- … jemand Unbekannten anzusprechen (z. B. neue Gruppe in der Schule, Arbeit, Sport etc.)
- … sich an Gesprächen mit mehreren Leuten zu beteiligen (z. B. Angst davor, etwas Falsches oder Peinliches zu sagen)

Körperliche Symptome, die häufig bei sozialer Phobie auftreten, und manchmal als zugrunde liegendes Problem wahrgenommen werden:

- Erröten, Schwitzen
- Zittrige Stimme, vermehrtes Räuspern oder Heiserkeit
- Übelkeit, Erbrechen, häufiges Wasserlassen, Durchfall
- Zitternde Hände, unruhiger Stand, Arme verschränken

Kommentar

Der Leidensdruck von Betroffenen mit sozialer Phobie kann sehr groß sein, insbesondere dann, wenn der Eindruck besteht, dass sie hinter ihren Möglichkeiten (Beruf, Partnerschaft) bleiben. Mittel- bis langfristig führt die Vermeidung der o. g. Situationen zu einer sozialen Isolation und Einsamkeit der Betroffenen. Darüber hinaus können das Vermeidungsverhalten sowie die körperlichen Symptome beim Interaktionspartner fehlinterpretiert werden oder zu Unverständnis führen, wodurch sich die Betroffenen noch minderwertiger fühlen. Darüber hinaus sehen sich Interaktionspartnerinnen und -partner möglicherweise durch das Vermeidungsverhalten im eigenen Handlungsspielraum eingeschränkt, was wiederum zu einem erhöhten Konfliktpotenzial führen kann.

1.3.7 Zwangsstörungen

Definition

Menschen mit Zwangsstörungen leiden meistens unter Zwangsgedanken und/oder Zwangshandlungen. **Zwangsgedanken** sind wiederkehrende, als eigene identifizierte Gedanken, Impulse oder Vorstellungen, die als aufdringlich erlebt werden und Angst und Anspannung auslösen. Sie sind oft mit unrealistischen Befürchtungen verbunden. **Zwangshandlungen** sind wiederholte Handlungen oder gedankliche Vorgänge, die dazu dienen, befürchtete Ereignisse zu verhindern oder Angst oder Anspannung zu verringern. Von einer Zwangsstörung spricht man, wenn Menschen unter dieser Art von Gedanken oder Verhaltensweise andauernd leiden oder die Lebensführung beeinträchtigt ist, z. B. durch die aufgewendete Zeit, die für Beruhigungsrituale nötig ist.

Störungen der sozialen Interaktion und Kommunikation

Die mit Zwangsstörungen einhergehenden Beeinträchtigungen und psychosozialen Folgeprobleme sind oft vielgestaltig und einschneidend (Hauschildt & Moritz, 2011). Neben einer angenommenen intrapsychischen Funktionalität von Zwangsphänomenen (z. B. Hand, 2000) wird auch von einer interaktionellen Funktionalität ausgegangen:

- Zwänge als „Waffe" in sozialen Machtkämpfen, z. B. in der Familie oder am Arbeitsplatz
- Zwang als Rechtfertigung zur Verweigerung von Aktivitäten
- „Erzwängelung" von Zuwendung
- Vermeidung von Leistungsanforderungen oder Leistungsüberforderung

Weiterhin ist bekannt, dass Zwangsstörungen nicht nur die Lebensqualität der Betroffenen, sondern aufgrund der sozioemotionalen Komponente auch diejenige der Angehörigen deutlich reduzieren (Albert et al., 2007; Stengler-Wenzke et al., 2007). Hierbei kommt es z. B. auch dazu, dass Angehörige in die Zwangsroutinen der Betroffenen einbezogen werden. Insgesamt werden die Einschränkungen in sozialen und emotionalen Bereichen als besonders gravierend erlebt (Masellis et al., 2003) und Betroffene fühlen sich häufig sozial ausgeschlossen (Hauschildt et al., 2010).

Kommentar

Zwangsphänomene werden in diesem Zusammenhang als eine „externe Regulationsform" beschrieben, d. h. anderswo bestehende Schwierigkeiten oder Konflikte werden auf konkrete äußerliche Situationen verschoben. In der Biografie von Zwangspatienten finden sich nicht selten Themen, die den Kampf um Anerkennung über Perfektionismus beinhalten oder Unsicherheit vor dem Hintergrund eines überfürsorglichen Erziehungsstils. Andererseits finden sich auch Defizite im Umgang mit aggressiven Impulsen oder Emotionen auf dem Boden eines vernachlässigenden oder dominanten, invalidierenden Erziehungsstils (z. B. Reinecker, 1991)

1.4 Fallbeispiele

Die im Folgenden dargestellten Fallbeispiele sollen die Kernmerkmale des jeweiligen Störungsbildes veranschaulichen. Dabei sind die konkreten Inhalte wie beispielsweise Name, Alter und Beruf sowie die Lebensgeschichte der jeweiligen Personen frei erfunden.

1.4.1 Fallbeispiel Depression

Martin W., 28 Jahre alt, ledig, Beruf Elektroniker

„Meine Beschwerden sehen so aus, dass ich mich morgens schon kraftlos fühle, quasi ohne jede Energie. Nur mit großer Mühe schaffe ich es aufzustehen. Mein Tag beginnt momentan erst so um 10 oder 11 Uhr, wenn man überhaupt von beginnen sprechen kann. Ich esse dann etwas und trinke einen Kaffee. Meistens setze ich mich dann entweder aufs Sofa oder lege mich wieder ins Bett und gucke eine Serie auf dem PC an. Meine Stimmung ist allgemein ziemlich schlecht. Ich denke viel und über alles Mögliche nach. Ich mache mir sehr viele Vorwürfe, dass ich mein Leben nicht auf die Reihe bekomme, dass ich falsche Entscheidungen getroffen habe, dass ich ein Versager bin. Das führt natürlich dazu, dass die Stimmung noch schlechter wird. Ich fühle mich dann einfach mies und habe auf nichts und niemanden Lust. Ich ziehe mich oft zurück, rede kaum mit jemandem. Das kann Tage so gehen. Wenn Leute anrufen, gehe ich nicht ans Telefon. Mich strengt es an, mit jemandem zu reden. Dieses ganze Gerede. Was soll ich auch erzählen? ‚Was machst du?' ‚Na ja, ich liege immer noch im Bett. Und du?' In der Regel bestätigen mich die Gespräche auch in der Wahrnehmung, dass ich ein Komplett-Versager bin. Meine Freunde sind erfolgreich, gehen in die Arbeit, führen ihr Leben, haben eine Frau an ihrer Seite und ich sitze herum und kriege nichts auf die Reihe. Natürlich schäme ich mich dafür. Gleichzeitig packt mich dann aber auch so eine Wut, dass ich Depressionen habe, und dass ich damit leben muss – andere nicht.

Rückblickend würde ich sagen, das Ganze hat vor einem Jahr ungefähr angefangen. Ich bin damals mit einem Kumpel gemeinsam in eine größere Stadt gezogen, wo ich auch eine neue Stelle in einem Großbetrieb angenommen habe. In den ersten Wochen lief alles soweit gut, bis einige meiner Kollegen kündigten oder sich krank meldeten. Wir waren dann auf einen Schlag viel weniger Leute, aber die Arbeit blieb dieselbe. Wir sollten die Elektroinstallationen auf verschiedenen Großbaustellen in und außerhalb einer größeren Stadt machen. Von sehr früh morgens bis spätabends, manchmal auch am Wochenende. Es herrschte ein unglaublicher Druck, weil der Betrieb die Aufträge nicht an die Konkurrenz verlieren wollte. Das Arbeitsklima war sehr rau und nach wenigen Wochen war ich körperlich völlig am Ende. Ich war übelst schlecht gelaunt, hatte auf nichts mehr Lust. Ich wollte einfach nur meine Ruhe haben und habe mich gleich nach der Arbeit schlafen gelegt. Gleichzeitig hatte ich große Angst davor, dem Druck nicht standzuhalten und gekündigt zu werden. Ich war noch in der Probezeit und wollte einfach nicht versagen. Irgendwann bin ich dann auch nachts aufgewacht und konnte nicht mehr weiterschlafen, weil ich über die Arbeit nachgedacht habe, über mein Leben im Allgemeinen, und habe die Entscheidung mit der Stadt sehr hinterfragt. Morgens war ich wie gerädert, weil ich nicht ordentlich schlafen konnte. Auf der Arbeit habe ich zwar weiterhin funktioniert, mit der Zeit sind mir aber immer mehr blöde Fehler unterlaufen, die gar nicht zu mir passen. Meine Kollegen und mein Chef fanden das natürlich nicht gut. Es gab dann auch häufiger Krach. In der Zeit habe ich auch bestimmt 5 kg Gewicht verloren. Zum einen gab es keine Pausen zum Essen, zum anderen hatte ich überhaupt keinen Appetit. Dafür habe ich das Rauchen wieder angefangen wegen des ganzen Stresses.

In der WG lief es auch nicht berauschend. Meinem Kumpel ging es mit seiner neuen Stelle ziemlich gut. Er hatte viel Freizeit, eine neue Freundin und ließ es sich gut gehen. Dann waren auch öfter Leute bei uns in der WG, es wurde gefeiert und mir kam es oft so vor, als gehörte ich überhaupt nicht dazu. Das war eine komplett andere Welt. Wir sind dann auch öfter aneinandergeraten. Ich wollte meine Ruhe haben und einfach nur schlafen, er wollte Party machen und sein Leben genießen. Ich fand sein Verhalten ziemlich egoistisch. Irgendwann habe ich mir eine Einzimmerwohnung gesucht und bin ausgezogen. Erst war ich froh über diese Entscheidung, endlich meine Ruhe zu haben, aber dann habe ich mich ziemlich schnell einsam und allein gefühlt. Ich hatte außerhalb der Arbeit keinerlei Kontakte und die in der Arbeit waren nicht die Leute, mit denen ich noch meine Freizeit verbringen wollte. Auf den Kumpel hatte ich keine Lust und war auch zu stolz, mich bei ihm zu melden. Ich hatte das Gefühl, in einer Sackgasse zu stecken und nicht mehr rauszukommen. Das war wirklich ein Tiefpunkt in meinem Leben. Da kamen auch das erste Mal so Gedanken auf, dass ich so nicht mehr leben möchte und letztlich eigentlich auch, dass ich gar nicht mehr leben möchte. Das war dann der Moment, wo ich an meine Tante denken musste mit ihren Depressionen, weil meine Mutter uns einmal erklärt hat, dass unsere Tante immer wieder mit dem Leben hadert. Und in dem Moment, wo mir das bewusst wurde, habe ich richtig Panik bekommen. Ich habe dann meine Mutter angerufen und ihr gesagt, dass ich glaube, dass ich Depressionen habe und dringend Hilfe brauche.

Ich habe dann im Internet nachgesehen, welcher Arzt sich in meiner näheren Umgebung mit Depressionen auskennt und bin dort hingegangen. Der Arzt war auch nett und zeigte Verständnis. Er hat mich erstmal krankgeschrieben, weil er auch erkannt hat, dass ich völlig erschöpft war. Er hat mir erklärt, dass er denkt, dass mir eine Kombination aus Medikamenten und Psychotherapie helfen könnte, die Depression loszuwerden. Ich war erstmal überrascht, dass er auch Medikamente, also Antidepressiva, vorschlug. Auf der anderen Seite hatte mir das aber auch schon meine Mutter am Telefon erklärt, dass meine Tante Medikamente verschrieben bekommen hat und es sein könnte, dass ich auch welche benötige. Das Medikament nehme ich erst seit wenigen Tagen abends in kleiner Dosis, aber ich merke schon, dass es mit dem Schlafen etwas besser geht. Das lässt mich hoffen, dass die Depression weg geht. Ich hoffe auch, dass mir die Psychotherapie weiterhilft.

Wenn ich darüber nachdenke, was schiefgelaufen ist, fällt mir natürlich als Erstes die Arbeit ein, wobei das vielleicht auch zu einfach gedacht ist. Nichtsdestotrotz muss sich da unbedingt etwas ändern. Vor dem Umzug habe ich lange Jahre im Verein Fußball gespielt, das mache ich, seit ich hier bin, nicht mehr. Vielleicht bin ich auch einfach kein Großstadtmensch – diese Hektik, dieser Lärm, so viele Leute und keiner interessiert sich wirklich für einen. Da vermisse ich meine Familie und meine Freunde aus dem Heimatort schon sehr. Ja, vielleicht kann die Therapie da weiter Licht reinbringen.

Ich hatte eigentlich nie Probleme, Freunde zu finden, musste mich aber, wenn ich so drüber nachdenke, eigentlich auch nie anstrengen. Das lief halt immer irgendwie: Man ging in die Schule, nachmittags dann zweimal pro Woche Fußballtraining, da hat man sich sowieso gesehen. Ansonsten ging man halt einfach raus, da waren dann schon Leute. Auch in der Ausbildung waren viele Jungs aus dem Ort, die man schon kannte. Die Mentalität bei uns ist: Man hilft sich. Im Ort helfen wir uns aus, wo es nur geht, wir sind füreinander da. Hinterfragt habe ich das nie, aber in der Stadt ist es auf jeden Fall anders. Da schaut jeder nur auf sich und wenn man Hilfe braucht, bleibt man auf der Strecke.

Für die Zukunft, also die kommenden Tage und Wochen, wünsche ich mir einfach, dass es mir schnell besser geht. Dass ich wieder schlafen kann, Energie und Kraft habe, wieder die Freude am Leben entdecke, die ich mal hatte. Dass ich weniger Sorgen und Ängste habe, dass das Leben wieder so wird, wie es einmal war oder halt besser, dass ich wieder mit mir und meinem Leben im Reinen bin, sozusagen."

Einordnung auf dem Interaktionskompass

Der Patient hat bereits recht gut ausgeprägte soziale Kompetenzen, insbesondere Abgrenzungsimpulse bemerkt er recht gut. Die größten Schwierigkeiten ergeben sich im Bereich der Kontaktaufnahme und Intensivierung bis hin zu Freundschaften. Da der Patient immer in vorgegebenen sozialen Strukturen lebte, sind diese Fähigkeiten weniger ausgeprägt. Im Bereich der Abgrenzung befindet er sich im Modus der Erduldung,

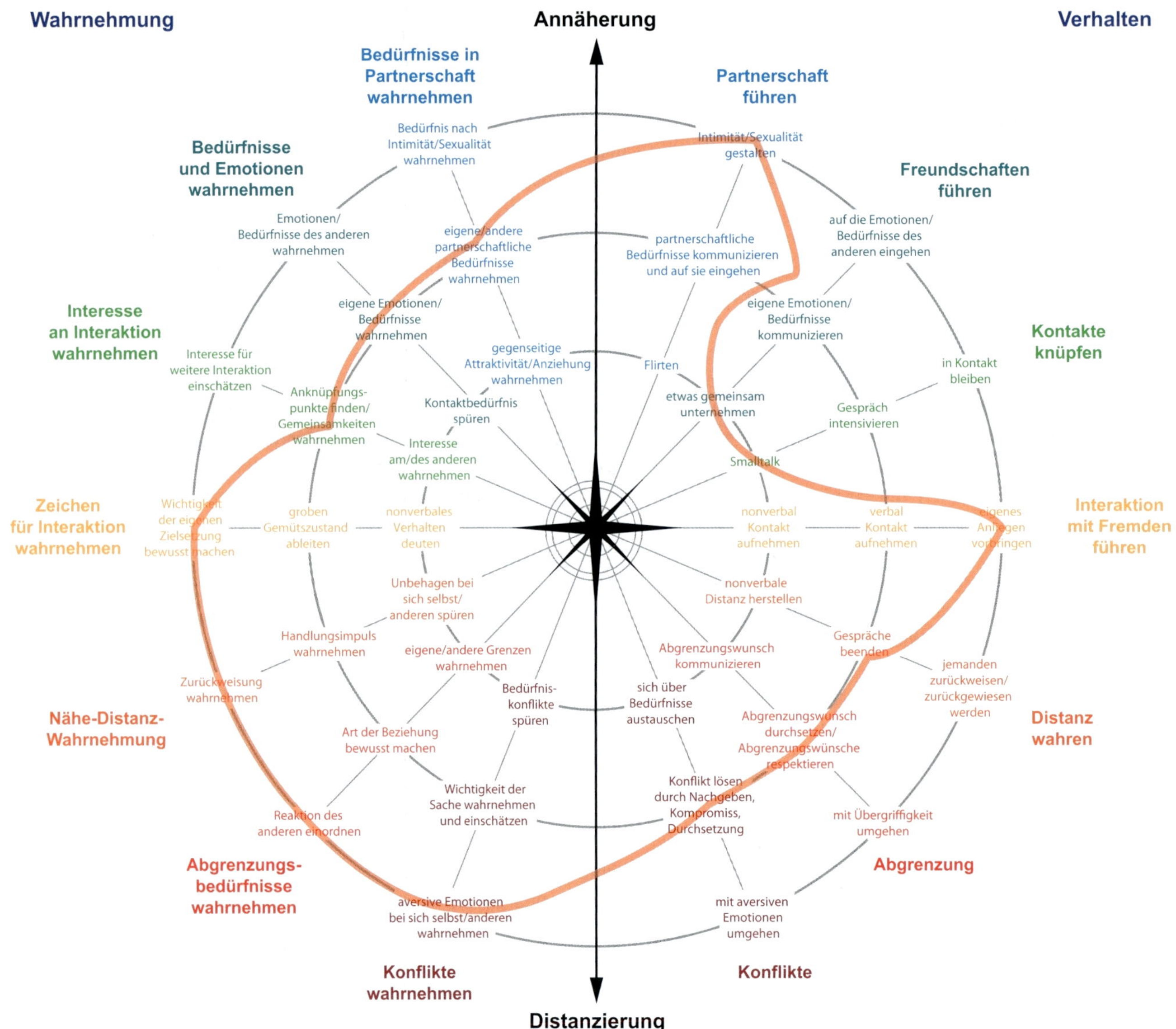

Abb. 1.3 Interaktionskompass Martin W. [L231]

während er in der Distanzierung eher überkompensiert und zu viel Abgrenzung betreibt, die im wiederum nicht guttut und zu Einsamkeit führt (➤ Abb. 1.3).

1.4.2 Fallbeispiel emotional instabile Persönlichkeitsstörung vom Typ Borderline

Manuela S., 26 Jahre alt, aktuell in einer Umschulung zur Verwaltungsangestellten

„Was mich am meisten belastet, ist diese Leere in mir. Ich spüre nichts, ich fühle nichts. Existiere ich dann überhaupt? Die Einsamkeit, das ständige Gefühl allein zu sein, aber nicht allein sein zu wollen. Meine Stimmungsschwankungen, dieses Hin und Her. Dass ich meine Gefühle nicht im Griff habe, immer nur reagiere und dann meistens mit Wut und Zurückweisung. Ich kann in den Momenten dann einfach nicht anders. Ich fühle mich ungerecht behandelt, missverstanden, abgelehnt und dann hau ich zurück, zumindest mit Worten. Ich hab einfach Angst davor, wieder verletzt und enttäuscht zu werden. Das war jetzt schon so oft so. Ich versuche zu vertrauen, aber werde doch wieder nur ausgenutzt. Das ist mit Freunden so, mit Männern, auch in der Arbeit. Dabei mach ich so viel und geb so viel. Gerade wenn mir jemand echt wichtig ist – für den würde ich alles machen. Also halt wirklich alles. Aber nein, ich werd dann wieder enttäuscht und hängengelassen. Ich will das einfach nicht mehr.

Bei meinem ersten Suizidversuch, da war ich 17. Ich hatte Streit mit meinem damaligen Freund, der hat mich einfach stehen gelassen und ist mit so einer anderen abgezogen. Meine Mutter war nicht zu Hause, arbeiten. In der Schule lief es nicht besonders, mit meinen Freunden hatte ich keinen Kontakt mehr, weil ich jede Minute mit meinem Freund verbringen wollte. Dann habe ich überlegt, dass sich doch ohnehin niemand für mich interessiert und das Leben einfach nicht so spielt, wie man will. Also habe ich halt den Tablettenschrank aufgemacht und alles rein in den Mund, was da so war. Meine Mutter ist an dem Tag früher von der Arbeit gekommen und hat mich auf dem Boden gefunden. Sie hat dann den Rettungsdienst gerufen, Magen ausgepumpt, Intensivstation, das volle Programm. Mein Freund hat sich damals viele Vorwürfe gemacht. Wir waren dann noch einige Monate zusammen, dann hab ich Schluss gemacht. Das war der erste von insgesamt drei Suizidversuchen. Einmal noch mit 20, dann mit 24 Jahren – immer Tabletten und Alkohol und immer wegen so eines blöden Kerls.

Meinen Vater habe ich nie kennengelernt, er hat meine Mutter verlassen, als sie noch schwanger mit mir war. Angeblich wegen irgendeiner anderen Frau. Meine Cousine meinte einmal, er hätte sie auch nicht gut behandelt, regelmäßig angeschrien, auch manchmal geschlagen wegen Nichtigkeiten, aber meine Mutter sagt heute noch, er sei ihre ‚große Liebe' gewesen. Sie hat mir quasi an allem die Schuld gegeben. Ich sei nicht geplant gewesen, mein Vater mit der Situation überfordert, sie könne verstehen, warum er gegangen sei. Sie wäre am liebsten auch gegangen, ging ja aber schlecht. Wir hatten wenig Geld, sie musste viel arbeiten, da blieb nicht viel Zeit für Gefühlsduselei. Ich bin oft nach der Schule zu Freunden oder habe mich irgendwo rumgetrieben. Ich war nicht gerne zu Hause.

Ich habe irgendwann, mit 15 Jahren vielleicht, eine Essstörung entwickelt. Zuerst ging es darum, dünn und attraktiv zu sein. Ich wollte gefallen, mich besser fühlen. Also habe ich erst immer weniger gegessen und irgendwann sogar nichts mehr, sondern nur Wasser getrunken. Das ging ein paar Tage, bis mir schwindelig wurde und ich so Hunger hatte, dass ich vom Essen sogar geträumt habe. Dann habe ich alles in mich hineingeschlungen, was ich finden konnte und das war natürlich zu viel. Also habe ich mich übergegeben und irgendwie bin ich da hängengeblieben: essen, stopfen und kotzen – wie so ein Ventil. ‚Ritzen' kam für mich nie wirklich in Frage wegen der Narben. Das sieht zum einen nicht schön aus, zum anderen fragen die Leute dann ständig nach. Was mich aber auch immer wieder runtergebracht hat, war kiffen. Das habe ich auch bis vor Kurzem noch gemacht. Das entspannt und man vergisst einfach mal alles.

Nach der Realschule wollte ich eine Ausbildung zur Kinderkrankenschwester machen. Ich dachte, dass ich mich da gut um andere kümmern könnte, und Kinder können einem auch so viel geben. Ich habe dann zunächst keinen Ausbildungsplatz gefunden und ein freiwilliges soziales Jahr im Krankenhaus gemacht. Leider war ich da auf einer Station mit vor allem älteren Patienten. Das war einfach schrecklich. Ich musste die ganzen ‚Drecksarbeiten' machen und habe mich ständig unter Druck gesetzt gefühlt. Im Team gab es viel Streit und ich wurde von den anderen systematisch gemobbt. Ich habe das dann nach fünf Monaten abgebrochen. Danach habe ich mehrere Praktika gemacht im Kindergarten, Tagesstätte, Kleintierzoo, Fahrdienst – das war aber alles nichts. Ich habe dann eine Reihe von Aushilfsjobs angenommen, aber die haben mir alle keinen Spaß gemacht. Ganz im Gegenteil, die meiste Zeit habe ich mich gelangweilt und mir gewünscht, ich wäre woanders. Außerdem war die Bezahlung oft nicht gut für die Stunden, die ich da gearbeitet habe. Jetzt mache ich gerade eine Umschulung zur Verwaltungsangestellten. Das klingt erstmal mega langweilig, aber meine Therapeutin meinte, das sei vielleicht gar nicht so verkehrt, weil es mir ‚Struktur' geben könnte. Na ja, mal sehen. Neben der Arbeit sind halt die Kollegen wichtig und die kenne ich nun mal nicht vorher. Da habe ich echt Angst, dass es wieder Streit geben wird oder ich gemobbt werde.

Partnerschaft? Nee, danke, brauche ich erstmal nicht. Ich möchte mein Leben erstmal in den Griff bekommen und die Männer bringen immer Chaos rein. Meine letzte richtige Beziehung hatte ich vor einem Jahr, danach zwei Bekanntschaften, aber nichts Ernstes. Wie vorher schon gesagt, wenn ich gebe, dann gebe ich alles und die Männer wissen das einfach nicht zu schätzen. Mein letzter Freund ist einfach abgehauen. Der schuldet mir noch 500 Euro, die krieg ich natürlich nicht mehr wieder. Seit der Therapie achte ich mehr auf mich und was mir guttut. Wenn ich das Gefühl habe, der weiß mich nicht zu schätzen, gehe ich auf Distanz. Selbstschutz, ganz einfach.

Den Kontakt zu meiner Mutter habe ich zwischenzeitlich abgebrochen. Da waren nur Vorwürfe. Ich sei dumm, undankbar, kriege nichts gebacken, eine Schande und so weiter. Nach jedem Anruf habe ich mich erstmal betrunken oder bekifft, das war sonst nicht auszuhalten. Das ist echt Mist, wenn die einzige Familie, die man hat, aus einer Person besteht, und die hasst einen. Ich habe ihr irgendwann einen Brief geschrieben, das war nach dem dritten Suizidversuch, und ihr gesagt, dass das so nicht weitergehen kann. Entweder kein Kontakt – nie wieder – oder wir sind netter zueinander. Sie hat ja auch sonst niemanden außer mir, das habe ich ihr auch gesagt. Sie kam dann zu Besuch in die Klinik. Mein damaliger Therapeut hat ihr dann auch erklärt, was ich habe und was es bedeutet, mit so einer Störung zu leben. Am Anfang dachte sie, der Therapeut und ich machten ihr Vorwürfe und sie wollte wieder gehen. Aber zum Glück hat sie dann verstanden, dass es darum überhaupt nicht ging und ist noch einige Male gekommen. Ich glaube, meine Mutter und ich sind uns doch ähnlicher als wir wollen.

Was ich mir für die Zukunft wünsche? Stabilität, dass ich meine Gefühle besser in den Griff bekomme, dass ich aber weiterhin denken und sein darf, wer ich bin. Einen Mann zu finden, der mich aufrichtig liebt und es gut mit mir meint. Einen guten Job, nette Kollegen. Eigentlich nichts Besonderes, oder? Das, was sich wahrscheinlich auch jeder andere wünscht."

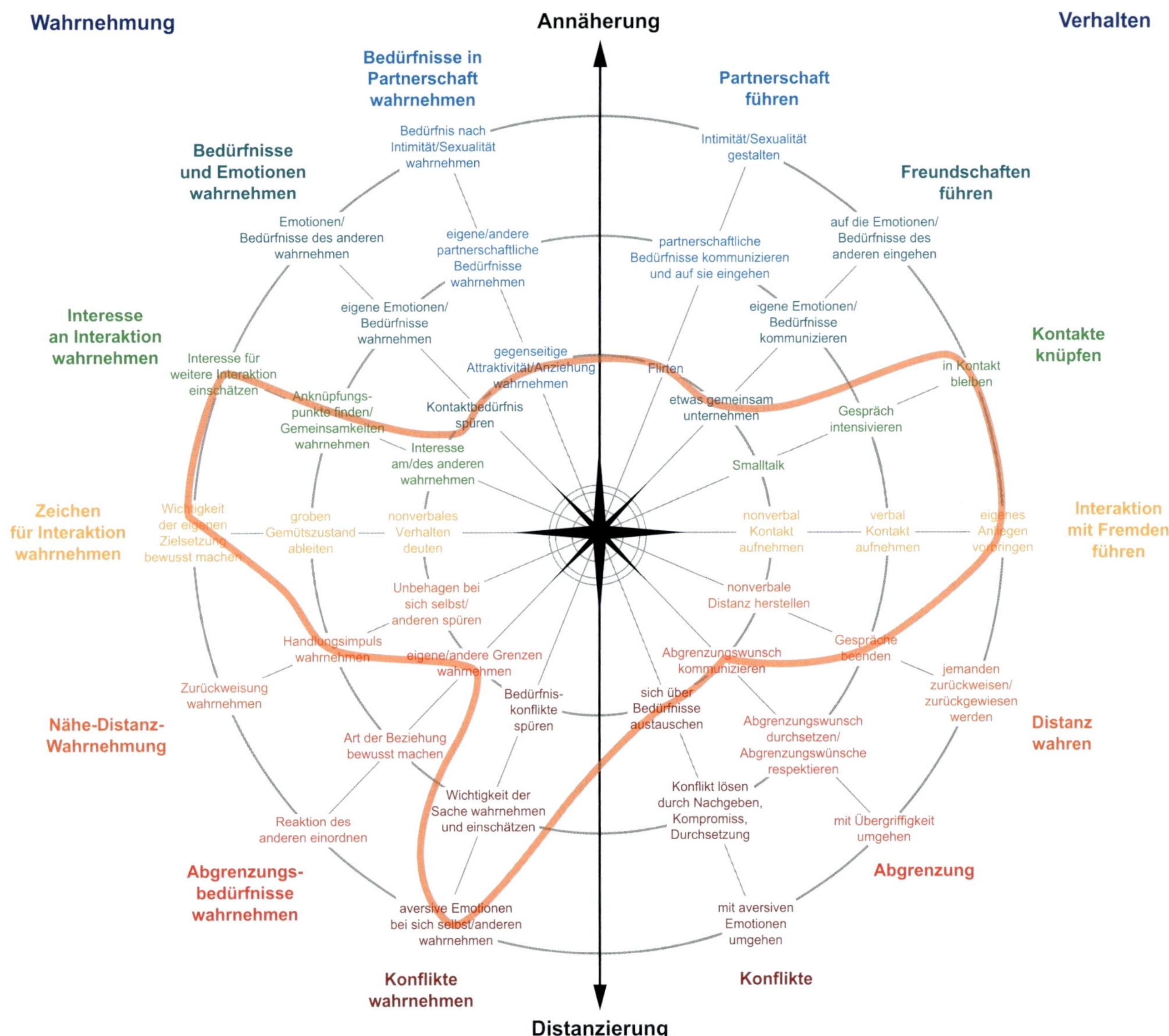

Abb. 1.4 Interaktionskompass Manuela S. [L231]

Einordnung auf dem Interaktionskompass

Die Patientin hat gut ausgeprägte Fähigkeiten, soziale Kontakte geringer Nähe aufzubauen. Je näher eine Bekanntschaft jedoch wird und evtl. zwischenmenschliche Abhängigkeiten entstehen, desto weniger Kompetenzen besitzt die Patientin. Einerseits spürt sie wenig, was sie und ihr Interaktionspartner möchten, und andererseits hat sie kaum Fähigkeiten zur Beziehungspflege. Abgrenzungsimpulse nimmt sie eher wahr, hat jedoch Schwierigkeiten, diese adäquat umzusetzen. Die Patientin befindet sich am ehesten im Modus der Überkompensation (➤ Abb. 1.4).

1.4.3 Fallbeispiel Autismus-Spektrum-Störung

Tobias F., 22 Jahre alt, Student der Luft- und Raumfahrttechnik

Die Fragen wurden dem Patienten vorab gegeben, um sich auf das Gespräch besser vorbereiten zu können.

„Mein Name ist Tobias. Ich bin 22 Jahre alt und ich studiere Luft- und Raumfahrttechnik im sechsten Semester. Ich habe Autismus beziehungsweise das Asperger-Syndrom. Im zweiten Studiensemester habe ich eine Depression entwickelt und bin zu einem Arzt, einem Psychiater, gegangen. Er hat mich wegen der Depression behandelt und dabei festgestellt, dass ich ein Asperger-Syndrom habe. Ich glaube, ich habe die Depression bekommen, weil ich zu dem Zeitpunkt überfordert war. Ich bin mit den vielen Veränderungen nicht zurechtgekommen.

Ich wollte Luft- und Raumfahrttechnik studieren, seit ich ein Kind war. Aber Uni ist doch sehr anders als Schule. Die Uni, die das Studium anbietet, ist ziemlich groß. Die Abläufe sind anders als in der Schule. Zum Beispiel bekommt man nicht einfach einen Stundenplan, sondern ich musste den Stundenplan zum Teil selbst erstellen und die richtigen Kurse wählen. Aber ich wusste nicht genau, welche Kurse ich belegen muss. Andere hätten wahrscheinlich nachgefragt, aber ich wusste nicht so recht, wen ich hätte fragen können. Das hat dazu geführt, dass ich im ersten Semester Kurse aus dem höheren Semester belegt habe, wofür mir die Grundlagen gefehlt haben. Ich war zwar immer sehr gut in Naturwissenschaften, aber das war auch für mich zu dem Zeitpunkt zu schwer. Erst Wochen später habe ich in einer Vorlesung dann gehört, wie der Dozent gesagt hat, dass er sich auf eine andere Vorlesung aus dem Vorsemester bezieht, die ich nicht besucht hatte. Da habe ich verstanden, dass ich nicht im Erstsemesterkurs war. Ich konnte dann zwar noch in die richtige Vorlesung gehen, aber das hat mich sehr gestresst. Es waren auch viel mehr Studenten, als ich angenommen hatte und es gab am Anfang auch keine Kleingruppen. Aufgrund der vielen verschiedenen Räume wusste ich auch oft nicht, wo ich eigentlich hingehen soll. Die Räume zu finden war wirklich schwer. Ich habe mich einige Male verlaufen. Dann sind Kurse kurzfristig auch ein paar Mal ausgefallen, und ich wusste nicht, was ich machen sollte. Das hat mich alles überfordert. Mit solchen Veränderungen komme ich nicht gut zurecht. Das war aber auch schon immer so, nur gab es in den vergangenen Jahren nie so große Veränderungen. Ich kannte meine Schule, die Räume, den Schulweg, die Lehrer, wir haben die Stundenpläne bekommen. Auch zu Hause war alles so wie immer. Das war gut.

Ich glaube, mein Autismus zeigt sich für andere am meisten, wenn ich von jemandem angesprochen werde und ich ‚einfach mal so' reden soll. Also dieses ‚Smalltalk' führen. Ich weiß oft nicht, was ich sagen soll. Klar habe ich gelernt, auf diese Floskeln ‚Wie geht es dir?' mit ‚Danke, gut und dir?' zu antworten. Ich weiß auch, dass man nach dem Wochenende oft gefragt wird, wie das Wochenende war. Wobei mir immer noch nicht ganz klar ist, warum die Leute das machen. Inwieweit trägt diese Information zum Beispiel zur aktuellen Situation bei? Wen interessiert das, was man in der Vergangenheit gemacht hat? Das kann man doch ohnehin nicht mehr ändern. Ich verstehe, dass die Leute das tun, um ‚sozial' zu sein, also mit anderen im Austausch. Aber so richtig verstehen tue ich es nicht. Während dieser Smalltalk-Gespräche fühle ich mich grundsätzlich nicht wohl, weil ich weiß, dass alle bekannten Floskeln irgendwann gesagt sind und ich nicht weiß, was danach kommt. Das verunsichert mich und in der Regel hört das Gespräch auch schnell wieder auf, weil mein Gegenüber etwas fragt, worauf ich keine Antwort weiß. Anders ist es bei Gesprächen, wo es um Wissen oder Themen geht, die mich interessieren. Wenn es um Flugzeuge geht, kann ich sehr viel erzählen. Flugzeuge und vor allem die Technik dahinter interessieren mich. Darüber kann ich mich stundenlang unterhalten, aber warum soll ich jemanden fragen, wie sein Wochenende war?

Wenn ich jemanden nicht oder nicht so gut kenne, fällt es mir schwer, einzuschätzen, wie es der anderen Person geht. Andere sehen eine Person an und wissen, ob die Person traurig oder fröhlich ist. Bei mir ist es so, dass ich zwar das Gesicht und die Augen betrachte, die Stimme höre und versuche, daraus etwas abzuleiten, aber nicht immer klappt das. Wenn jemand weint, ist es etwas anderes, das erkenne ich schon, dann ist die Person traurig. Aber gerade, wenn ich mich mit anderen in meinem Alter unterhalte, und das Gespräch geht so schnell hin und her, und dann sagt die Person etwas und die Stimme passt nicht zum Gesagten – das verwirrt mich. Bei Leuten, die ich gut kenne, wie zum Beispiel meiner Familie, ist es anders. Ich kenne sie und weiß zum Beispiel, wenn meine Mutter eine bestimmte Musik hört, geht es ihr nicht gut. Dann frage ich nach, ob alles in Ordnung ist und in der Regel erzählt sie dann, was sie beschäftigt.

Es ist auch schon ein paar Mal vorgekommen, dass ich etwas gesagt habe und meine Mutter hat mir im Nachhinein gesagt, dass das nicht nett gewesen sei, was ich zu der Person gesagt habe. Das wäre mir nicht aufgefallen. Das sind oft Situationen, wo ich nach meiner Meinung gefragt werde. Oder wenn mir auffällt, dass etwas nicht richtig ist oder einfach nicht stimmt. Sie sagt dann: ‚Tobias, du musst diplomatischer sein'. Ich glaube mittlerweile besser zu verstehen, was das bedeutet: die Wahrheit zu sagen, aber relativ. Also zum Beispiel: nicht ‚das stimmt nicht', sondern ‚das stimmt nicht ganz'.

Ich habe Freunde aus dem Studium, die wie ich von Flugzeugen begeistert sind. Wir sehen uns in der Uni. Manchmal treffen wir uns auch und gehen zu einer Ausstellung oder einem Luftfahrtmuseum, wobei ich schon in jedem war. Ich wohne seit diesem Semester in einem eigenen Zimmer im Studentenwohnheim. Davor habe ich mit meinen Eltern und meinem jüngeren Bruder zusammengewohnt.

Als Kind war ich schon anders als meine Geschwister. Das ist auch meinen Eltern aufgefallen. Zumindest haben sie das dem Arzt bei der Autismusabklärung erzählt. Ich sei ein ‚besonderes Kind' gewesen. Ich weiß nicht, was das heißt. Ich kann mich noch daran erinnern, dass ich schon damals viel über Flugzeuge erzählt habe. Ich habe auch selber Flugzeuge gebaut und fliegen lassen. Aber ich habe auch mit anderen Sachen gespielt und gerne gelesen. Andere Kinder waren ok, bei Kindergeburtstagen war ich auch. Sport mochte ich überhaupt nicht, vor allem die Ballsportarten nicht. Ich war ungeschickt und ich fand Fußball schon immer blöd. Wenn die Freunde meiner Eltern zu Besuch kamen, vor allem die, die in der Automobilindustrie gearbeitet haben, das war toll. Zum einen haben sie manchmal Automodelle mitgebracht, zum anderen konnte ich mit jemandem über die neuesten Entwicklungen sprechen.

Ich fühle mich in meiner Familie sehr wohl und ich möchte später selbst einmal eine Familie haben. Verliebt war ich schon,

1

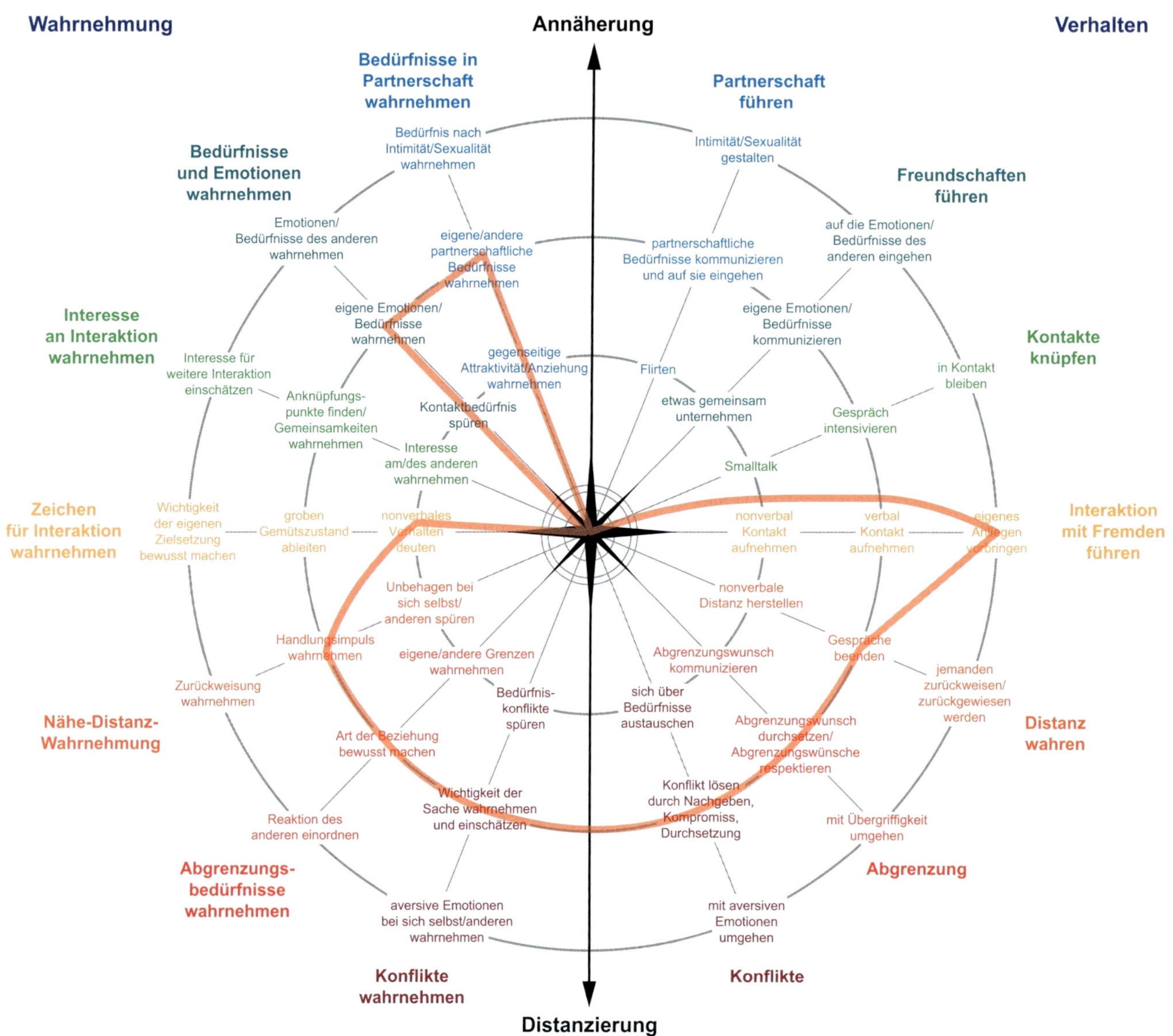

Abb. 1.5 Interaktionskompass Tobias F. [L231]

das ist auch noch nicht so lange her. Ich glaube aber, dass die Frau oder das Mädchen nicht wusste, dass ich sie mochte. Sie war mit mir in einem Seminar. Sie studiert auch Flugzeugtechnik. Meine zukünftige Frau sollte für mein Interesse an Flugzeugen auf jeden Fall Verständnis haben. Immerhin verbringe ich viel Zeit damit."

Einordnung auf dem Interaktionskompass

Der Patient besitzt Kompetenzen im Bereich der Distanzierung, wobei er eigene Abgrenzungsimpulse gut wahrnehmen kann, jedoch Schwierigkeiten hat, dies bei anderen wahrzunehmen. Die größten Schwierigkeiten ergeben sich im Bereich der Annäherung und dabei vor allem als Defizit in den Verhaltensfertigkeiten, auf andere Menschen zuzugehen und eigene psychische Zustände zu kommunizieren. Der Patient kann Annäherungswünsche und -impulse durchaus spüren (➤ Abb. 1.5).

1.4.4 Fallbeispiel Soziale Phobie

Christina M., 29 Jahre alt, ledig, Kommunikationswissenschaftlerin, angestellt bei einem Medienunternehmen

„Ich habe mich eigentlich schon mein Leben lang unwohl in verschiedenen sozialen Situationen gefühlt und diese, soweit es ging, gemieden. Richtig schlimm wurde es das erste Mal dann in der Pubertät, als ich 13 oder 14 Jahre alt war. Ich war zu dem Zeitpunkt sehr unzufrieden mit mir selbst, vor allem mit meinem Aussehen. Wir sollten dann in der Schule ein Referat vor allen Mitschülern halten. Obwohl ich mir mein Thema selbst ausgesucht hatte und gut vorbereitet war, hatte ich richtig Panik davor, mich vor der ganzen Klasse zu blamieren. Ich war allgemein eher schüchtern und zurückhaltend und wenn ich etwas sagen musste, bin ich zu dem Zeitpunkt sehr oft noch vor lauter Aufregung rot geworden. Das war damals allen bekannt und ich wurde deswegen auch immer wieder aufgezogen. Ich hatte zwar Freunde in der Klasse, aber ich war immer irgendwie so mittendrin – bei den coolen, aber auch nicht so coolen Mitschülern, weshalb ich oft das Gefühl hatte, unter ‚besonderer Beobachtung' zu stehen, ob ich mich peinlich verhalte oder nicht. Auf alle Fälle hatte ich nicht so das große Selbstvertrauen und ich wollte den anderen keinen Anlass geben, sich über mich lustig zu machen und habe mich deswegen oft sehr gestresst. Das hat bei Referaten zum Beispiel dazu geführt hat, dass ich tagelang davor nicht mehr richtig schlafen konnte und mir regelmäßig übel war. In der Situation selbst bin ich dann – wie befürchtet – oft rot geworden, meine Stimme hat gezittert und kaum ist mir das bewusst geworden, ist alles nur schlimmer geworden. Ein paar Mal bin ich auch einfach aus dem Klassenzimmer gerannt, weil es einfach zu viel für mich war. Ich wurde irgendwann auch dem Schulpsychologen vorgestellt. Das Schlimme war aber, dass die Angst nicht nur bei Referaten oder in der Schule war, sondern auch, wenn ich mit Freunden unterwegs war. Ich habe mich zum Beispiel nicht getraut, im Sommer in der Öffentlichkeit Eis zu essen – aus Angst, ich blamiere mich, weil ich irgendwo Eisreste im Gesicht hätte haben können. Oder sich mit Jungs unterhalten – das ging gar nicht. Ich konnte denen nicht einmal in die Augen gucken, so aufgeregt war ich. Meine Familie hat das immer als ‚Schüchternheit' abgetan, aber das war viel mehr als bloße Schüchternheit. Ich habe mit 16 Jahren dann auf eigenen Wunsch hin eine Verhaltenstherapie gemacht, die auf jeden Fall geholfen hat.

Für das Studium bin ich in eine andere Stadt gezogen. Obwohl ich mich auf den ‚Neustart' gefreut habe, habe ich auch da wieder gemerkt, dass ich mein eigenes Verhalten sehr kritisch beobachtet habe. Neue Leute kennenzulernen war möglich im Rahmen von Seminaren, wobei ich nicht diejenige war, die auf die anderen zugegangen ist. Gespräche mit zwei oder drei Leuten waren ok, sobald der Kreis aber größer wurde, habe ich mich eher zurückgezogen, beobachtet und vorher sehr gut überlegt, was ich wie sage. Ich wollte auf keinen Fall dumm oder naiv wirken und gleichzeitig habe ich mich doch irgendwie minderwertiger als die anderen gefühlt. Auch wenn ich nicht mehr rot wurde, so wie früher, das Zittern in der Stimme blieb und nicht selten kam die Frage dann später von irgendeiner Freundin, ob eigentlich ‚alles okay' sei. Ich wirke ‚so angespannt'. Das war mir dann immer echt unangenehm. Beim Weggehen vor allem auch im Austausch mit Männern hat mir leider tatsächlich Alkohol ‚geholfen', um lockerer zu werden. Da hat man mir auch öfter gesagt, dass ich doch eigentlich ganz lustig sei, wenn ich ‚mal endlich etwas entspanne'. Das hat mir sehr zu denken gegeben und ich habe nochmal einen Therapeuten aufgesucht.

Seit zwei Jahren arbeite ich in einem Medienunternehmen. Die Arbeit an sich macht mir Spaß. Ich glaube, mein Chef ist auch zufrieden mit mir. Aber ich habe trotzdem den Eindruck, dass ich hinter meinen Möglichkeiten bleibe. Das fällt mir vor allem in größeren Meetings auf. Es gibt Kollegen, die können sehr selbstbewusst und selbstsicher auftreten. Die setzen auch oft ihre Ziele durch. Das würde ich mir für mich selbst auch wünschen. Es ist weiterhin so, dass ich es schwer finde, in größerer Runde zu sprechen. Diese ganze Aufmerksamkeit allein auf mich gerichtet bereitet mir solches Unbehagen, dass ich lieber nichts sage. Selbst bei einem Kommentar oder einer Anmerkung überlege ich mir mindestens zweimal, ob ich mir quasi den Stress antue und etwas in die Runde sage oder mir lieber meinen Teil denke und schweige. Auch wenn mir das in der Situation selbst vielleicht weniger Stress bereitet, habe ich das Gefühl, eher übersehen zu werden – sei es bei Aufgabenverteilungen, Gehaltserhöhungen oder Einladungen. Das ist nicht gut. Firmenessen vermeide ich am liebsten, aus Angst, mich ungeschickt zu verhalten oder etwas Falsches oder Blödes zu machen. Auch weiß ich oft nicht, was ich mit den anderen reden soll. Ich kann mich dann gar nicht auf das eigentliche Gespräch konzentrieren, sondern überlege ständig, was ich als Nächstes sagen könnte, damit das Gespräch bloß nicht abreißt. Diese Essen sind blanker Horror für mich. Das eine Mal hatte ich das Gefühl, dass noch Salat zwischen meinen Zähnen hängt. Ich habe mich dann einfach nicht mehr an dem restlichen Gespräch beteiligt, so unangenehm war mir das. Alle anderen fanden mein Verhalten wahrscheinlich irgendwie merkwürdig und ich habe mich im Nachhinein dafür sehr geschämt.

Die letzte Partnerschaft hatte ich vor drei Jahren. Ich würde mir auf jeden Fall einen Partner wünschen, aber irgendwie hat es bisher nicht so richtig geklappt. Ich brauche Zeit, bis ich jemandem vertraue und gerade diese Kennenlernphase am Anfang jeder Beziehung ist für mich am schlimmsten, weil ich immer die Sorge habe, etwas falsch zu machen oder nicht den Erwartungen des anderen zu entsprechen. Bei meinem letzten Freund habe ich mich zum Beispiel am Anfang der Beziehung nie abgeschminkt, weil ich Angst hatte, dass er mich ohne Make-Up unattraktiv finden könnte. Nach ein paar Wochen hat er mich dann darauf angesprochen und mir gesagt, dass er das nicht ganz natürlich findet. Erst war mir das total peinlich und unangenehm, dann hat er es mir aber erklärt, wie er es gemeint hat und mich eher dazu ermutigt, das zu tun, was für mich selbst am besten ist und mich – wenn ich das möchte – auch mal abzuschminken. Das war irgendwie ‚befreiend'.

Ich habe regelmäßig Kontakt zu meinen beiden Eltern und zu ein paar wenigen Freunden aus der Schul- und Studienzeit. Oberflächlich tausche ich mich auch mit meinen Arbeitskollegen aus, aber Freundschaften sind hier keine entstanden.

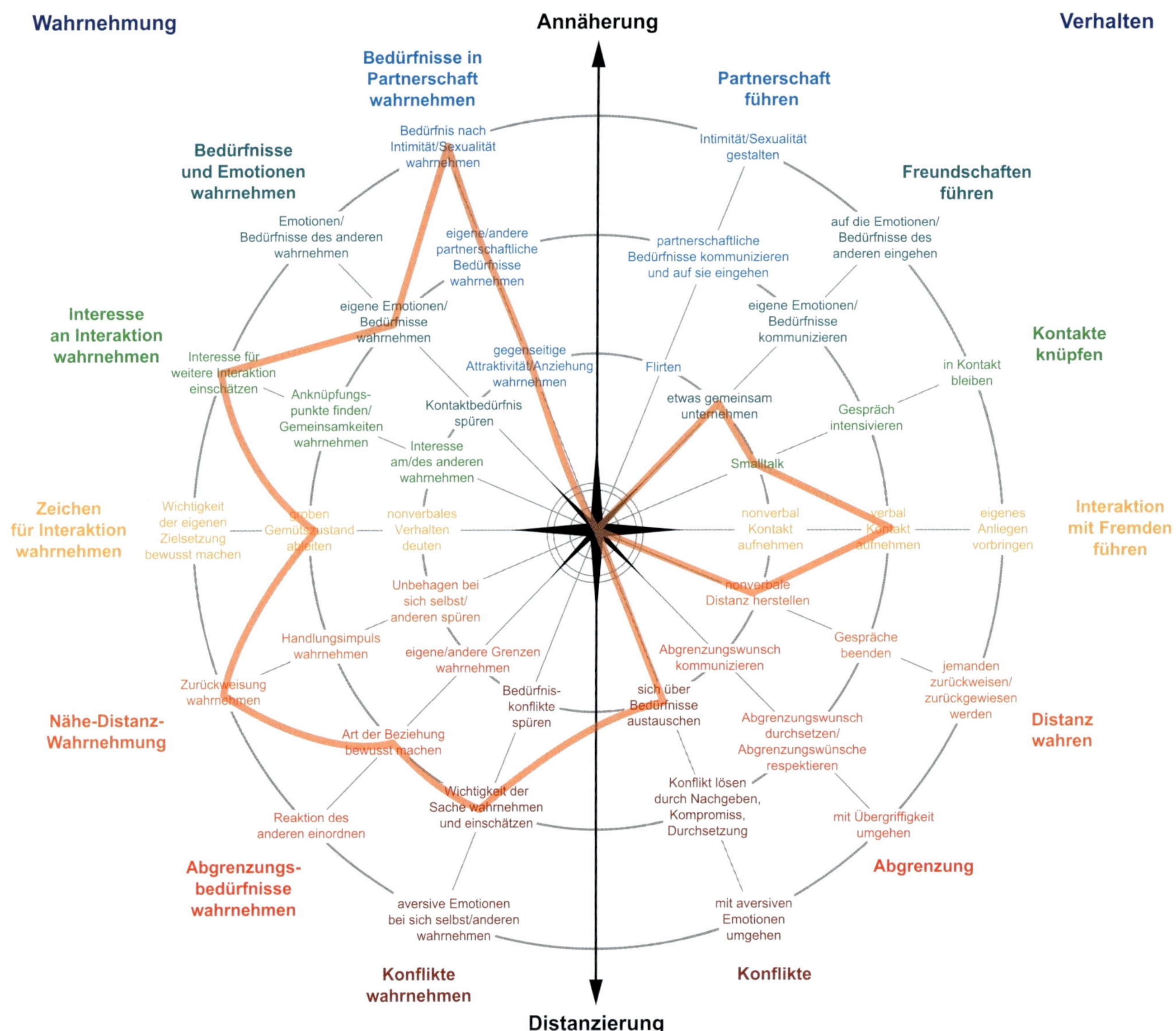

Abb. 1.6 Interaktionskompass Christina M. [L231]

Klar würde ich mir wünschen, offener und kontaktfreudiger zu sein, aber das habe ich mittlerweile auch akzeptiert: Das bin ich einfach nicht.

Für die Zukunft würde ich mir wünschen, dass ich lockerer und unbefangener mit meinen Mitmenschen umgehen könnte. Dass ich mir viel weniger Sorgen vor Meetings oder Dienstessen machen würde, nicht so Angst davor hätte, etwas Falsches oder Peinliches zu machen. Dass ich mir sicher sein könnte, dass die Leute mich so mögen wie ich bin. Ich denke, das würde mir auch helfen, einen passenden Partner zu finden.“

Einordnung auf dem Interaktionskompass

Die Patientin hat bereits gute Wahrnehmungsfähigkeiten im zwischenmenschlichen Bereich, insbesondere eigene Bedürfnisse und Emotionen spürt sie. Die psychischen Zustände ihrer Interaktionspartner sind jedoch von Ängsten und Denkfehlern verzerrt: „Die gucken komisch, weil ich was zwischen den Zähnen habe.“ Auf der Verhaltensebene zeigen sich Probleme sowohl im Bereich der Abgrenzung als auch der Annäherung. Der vorherrschende Modus der Patientin ist die „Vermeidung“ (➤ Abb. 1.6).

KAPITEL

2 Die Idee hinter KOMSSI

2.1 Theoretischer Hintergrund und Entwicklung von KOMSSI anhand des schematherapeutischen Erklärungsmodells sozialer Interaktion 25
2.1.1 Das Schematherapie-Konzept 26
2.1.2 Das schematherapeutische Erklärungsmodell sozialer Interaktion 26
2.1.3 Evaluation der Behandlung in der „Ambulanz und Tagklinik für Störungen der sozialen Interaktion" 28

2.2 Der „Interaktionskompass" als praktisches Werkzeug in der Psychotherapie 28
2.2.1 Anwendung des Interaktionskompasses 30
2.2.2 Kombination des Interaktionskompasses mit dem schematherapie-informierten Modell sozialer Interaktion 31
2.2.3 Der Interaktionskompass in der Einzeltherapie 32

2.3 Vergleich mit anderen interaktionsfokussierten Therapieverfahren 33
2.3.1 Gruppentraining sozialer Kompetenzen (GSK; Hinsch & Pfingsten, 1983/2007) 33
2.3.2 Training sozialer Kompetenzen (TSK; Güroff, 2016) 33
2.3.3 Interaktives Skillstraining für Borderline-Patienten – Modul zwischenmenschliche Fertigkeiten (Bohus & Wolf, 2009) 34
2.3.4 Interpersonelle Therapie (Schramm, 1996) 35
2.3.5 Cognitive Behavioral Analysis System of Psychotherapy (CBASP; McCullough, 2007) 36
2.3.6 Kiesler-Kreis-Training (KKT; Guhn, Köhler & Brakemeier, 2019) 36

2.1 Theoretischer Hintergrund und Entwicklung von KOMSSI anhand des schematherapeutischen Erklärungsmodells sozialer Interaktion

Aufgrund des Autismus-Schwerpunktes in unserer „Ambulanz und Tagklinik für Störungen der sozialen Interaktion" am Max-Planck-Institut für Psychiatrie in München entwickelten und erprobten wir ein „Schematherapie-informiertes soziales Interaktionstraining" (STISI; Parpart et al., 2018) für erwachsene Personen mit hochfunktionalem Autismus (HFA). Es war aufgefallen, dass diese Personengruppe soziale Fähigkeiten trainieren und bewusst abrufen kann, dadurch aber kaum Veränderungen in den für soziale Interaktionen notwendigen automatischen Anpassungsleistungen eintreten. Die Teilnehmenden konnten explizit benennen, dass sie erlernt hatten, Blickkontakt im Gespräch zu halten, jedoch führte dies nicht zu einer Verbesserung der wahrgenommen Interaktionsqualität. Wir stellten fest, dass ein reines Üben auf Verhaltensebene nicht ausreichte, um Veränderungen in der Interaktion zu bemerken, da den autistischen Patientinnen und Patienten wichtige zwischenmenschliche Erklärungsmodelle fehlten, um die passenden Verhaltensfähigkeiten einzusetzen. Deshalb wurden Annahmen und Überlegungen aus der Schematherapie genutzt, um für die Betroffenen einen Erklärungsansatz bzw. ein Modell für zwischenmenschliche Kommunikation bereitzustellen. Die Schematherapie geht davon aus, dass durch die Frustration von Grundbedürfnissen Schemata entstehen, die aktiviert wiederum als Schemamodus im Verhalten sichtbar werden. Über die Nutzung der sogenannten Schema-Modus-Analyse der Interaktionspartner soll eine Komplexitätsreduktion sozialer Situationen für autistische Personen erreicht werden. Auf dieser Grundlage können dann Strategien für das Erkennen von Schemamodi im Verhalten des Interaktionspartners bzw. der Interaktionspartnerin entwickelt und trainiert werden, um schwierige soziale Situationen klären und bewältigen zu können. Eine erste vorläufige Überprüfung im Rahmen der MATE-Gruppe ergab, dass dieser Ansatz von autistischen Personen als hilfreich beschrieben wurde, da er es ihnen ermöglicht, zwischenmenschliche Konflikte zu verstehen und damit negative Folgen zu verhindern. Im Verlauf der Intervention ergab sich hierdurch auch ein signifikanter Anstieg in der Bereitschaft zu sozialen Interaktionen (Parpart et al., 2018).

Da auch andere Patientengruppen mit Schwierigkeiten der sozialen Interaktion, die in unserer Tagklinik behandelt wurden, von diesem Training profitierten, wurde STISI um den Interaktionskompass ergänzt und zu einem transdiagnostischen Ansatz (KOMSSI) weiterentwickelt. Im Fokus stehen nun die Wahrnehmung des Gegenübers in der sozialen Interaktion sowie die Wahrnehmung eigener Bedürfnisse, Gefühle und Handlungstendenzen, um die Wechselseitigkeit der sozialen Interaktion vollumfänglich zu erfassen. Durch diese Ergänzung spielt im vorliegenden Manual die soziale Interaktionsvorgeschichte der Patientinnen und Patienten als Erklärungsansatz für die Entstehung, Aufrechterhaltung und Überwindung von psychischen Beschwerden eine größere Rolle. Gleichsam werden unsererseits auch vorbestehende, genetisch bedingte Unterschiede in der Interaktionsfähigkeit als bedeutsam angesehen, wie das im Falle von Autismus besonders klar wird (➤ Kap. 1.3).

In diesem Abschnitt soll somit ein Erklärungsmodell sozialer Interaktion vorgestellt werden, welches sich an dem Schema-Modus-Modell der Schematherapie orientiert und den theoretischen Hintergrund von KOMSSI darstellt. Praktisch wurde der Fokus auf die verschiedenen Komponenten sozialer Interaktion anhand eines „Interaktionskompasses" systematisiert, der über einen kurzen Fragebogen dazu genutzt werden kann, ein individuelles Interaktionsprofil einer Person zu erstellen.

2.1.1 Das Schematherapie-Konzept

Als integrativer Psychotherapieansatz vereint die Schematherapie nach Young et al. (2008) Techniken der kognitiven Verhaltenstherapie, der psychodynamischen, der Gestalt- und der interpersonellen Psychotherapie sowie der Bindungstheorie. Da sie nicht nur Kognitionen in den Fokus der Therapie stellt (Beck et al., 2004), sondern auch emotionalen Prozessen eine zentrale Bedeutung beimisst, wird sie häufig der „dritten Welle" der Verhaltenstherapie zugeordnet (Hayes, 2004). Zur Wirksamkeit der Schematherapie liegen mehrere randomisierte, kontrollierte Studien vor (z. B. Bamelis et al., 2015).

Das zentrale Konzept der Schematherapie ist die Entwicklung der sogenannten **Schemata.** Es wird angenommen, dass die Erfahrungen von Kindern mit nahen Bezugspersonen in den ersten Lebensjahren prägend für das ganze Leben sind. Werden unsere Grundbedürfnisse durch negative Erfahrungen in der Kindheit und Jugend wiederholt frustriert, entstehen – so die Theorie – neuronal verankerte Erlebnisschablonen bzw. maladaptive „Schemata" („Early Maladaptive Schemas", EMS). Young et al. (2008) unterscheiden als **emotionale Grundbedürfnisse:**

- Sichere Bindung
- Autonomie
- Selbstkontrolle
- Freiheit im Ausdruck von Bedürfnissen und Emotionen
- Spontaneität und Spiel.

Schemata können somit als mentale Strukturen zur automatischen Informationsverarbeitung angesehen werden und bestehen aus individuellen Kombinationen von Gefühlen, Gedanken, Erinnerungen, Wahrnehmungen, Körperempfindungen, Verhaltensweisen und interpersonellen Mustern. Auf neurobiologischer Ebene geht man davon aus, dass die neuronalen Aktivierungsmuster, die einem Schema zugrunde liegen, durch ihre häufige gemeinsame Aktivierung leichter hervorrufbar sind, d. h., dass sich Schemata in einer erhöhten neuronalen Erregungsbereitschaft zeigen (vgl. Grawe, 2004). Wird ein Schema aktiviert, werden damit assoziierte Gefühle, Gedanken, Körperempfindungen und Handlungstendenzen sichtbar, was als **Schemamodus** bezeichnet wird. Im Vergleich zu den eigentlichen Schemata können Schemamodi direkt beobachtet und angesprochen werden. Bei der Aktivierung von maladaptiven Schemata können unangenehme Gefühle und Gedanken entstehen. Um mit diesen umzugehen, wird die Person versuchen, die Situation und die ausgelösten Gefühle zu bewältigen.

Eine Schemaaktivierung im Erwachsenenalter erfolgt häufig bei stressinduzierenden und emotional fordernden Ereignissen. In diesen potenziell überfordernden Situationen reagieren Menschen – so nimmt die Schematherapie an – auch im Erwachsenenalter häufig mit den gleichen eingeschränkten Möglichkeiten, die sie als Kind erlernt haben. Es findet also keine Anpassung an ein „reifes", dem Erwachsenenalter entsprechendes Entwicklungsniveau statt, sondern es werden basale, phylogenetisch alte Bewältigungsmuster genutzt. Ziel der Schematherapie ist es, den Einfluss der EMS zu reduzieren und die dysfunktionalen Bewältigungsstile durch flexiblere und adaptivere Verhaltensweisen zu ersetzen.

2.1.2 Das schematherapeutische Erklärungsmodell sozialer Interaktion

Zur Erklärung sozialer Interaktion und Kommunikation können verschiedene Modelle herangezogen werden (für einen Vergleich ➤ Kap. 2.3). Auch die Schematherapie bietet ein didaktisch hilfreiches und für Patientinnen und Patienten eingängiges Modell an, welches sich zum vertieften Verständnis von Verhaltensmustern und zwischenmenschlichen Konflikten eignet. Dabei wird das Schema-Modus-Konzept auf eine neue Art und Weise als ein erweiterter Erklärungsansatz für soziale Interaktion und Kommunikation verwendet.

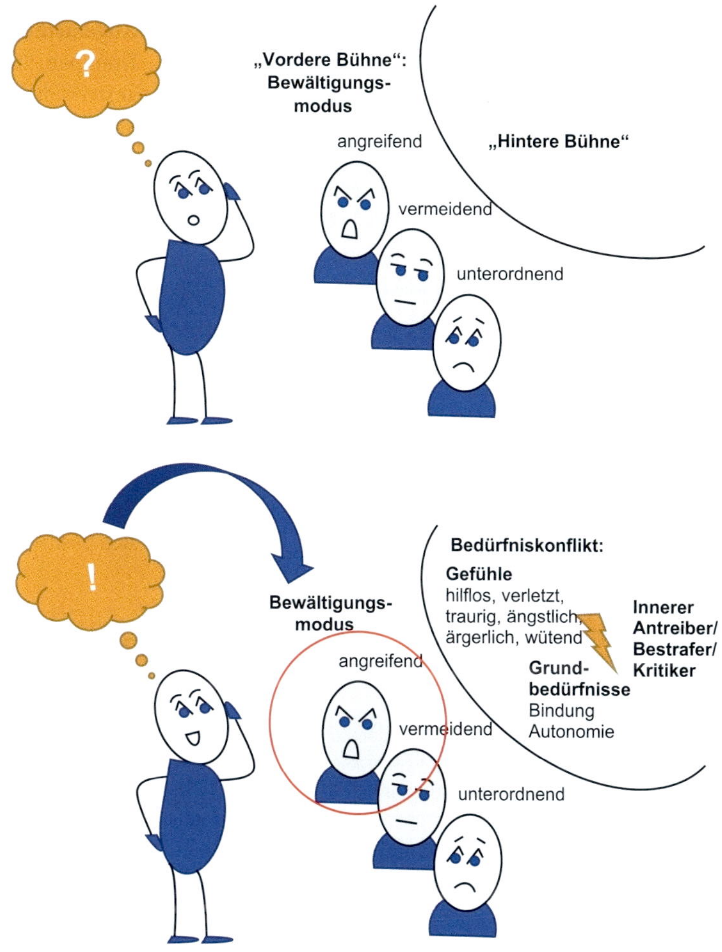

Abb. 2.1 Erkennen von Bewältigungsmodi [O704]

Im **Schema-Modus-Konzept** werden vier verschiedene Kategorien unterschieden:

- Maladaptive Kindmodi
- Dysfunktionale internalisierte Elternmodi
- Maladaptive Bewältigungsmodi
- Integrierter Modus (gesunder Erwachsenenmodus).

Wenn in der Kindheit emotionale Grundbedürfnisse (v. a. Bindungsbedürfnisse) frustriert werden, entwickeln sich maladaptive Kindmodi, die als starke basale Emotionen auftreten, wie beispielsweise Wut, Angst vor Verlassenwerden oder Traurigkeit. Innere Elternmodi sind erlernte und verinnerlichte negative Annahmen über das Selbst, die sich als „innere Kritiker“ zeigen und als Selbstabwertung, Selbsthass oder Druck auf sich selbst zum Ausdruck kommen. Sie entwickeln sich in der Kindheit aufgrund von Reaktionen anderer Personen (z. B. Eltern, Lehrpersonen). Die Kind- und Elternmodi werden als primär angesehen, ihre Aktivierung findet intrasubjektiv statt. Sie werden deshalb auch als noch zu explorierende innerliche Teilzustände auf der sogenannten „hinteren Bühne“ bezeichnet (➤ Abb. 2.1). Sie lösen beide jedoch Handlungsimpulse aus, die zu einem beobachtbaren Verhalten auf der „vorderen Bühne“ (Bewältigungsstil) führen (Jacob & Arntz, 2011).

Die Bewältigungsstile des Schematherapie-Konzeptes wurden aus dem biologischen Modell der **Verhaltensprägung** abgeleitet. Folglich wird angenommen, dass Menschen Konfliktsituationen ähnlich wie Tiere zu bewältigen versuchen. Dazu werden drei **Bewältigungsstile** unterschieden:

- *Unterordnung,* d. h. unangenehme Situationen werden erduldet; zeigt sich in Angepasstsein, unterwürfigem Verhalten („surrender“/„follow“) und einer fehlenden Wahrnehmung eigener Bedürfnisse. Personen unterwerfen sich, um Konflikte zu verhindern.
- *Vermeidung,* d. h. soziale Situationen bzw. Gefühle werden umgangen; zeigt sich durch Rückzug oder passives Erstarren („Flucht nach innen“ bzw. „freeze“) oder durch Aktionismus als Flucht nach außen („flight“), um einer belastenden Situation zu entfliehen.
- *Überkompensation,* d. h. eine vermeintliche Schwäche wird durch vermehrte Anstrengung zu kompensieren versucht; zeigt sich in dominantem Auftreten und aktiv-kämpfender Haltung („fight“).

Diese Bewältigungsstrategien können abwechselnd zum Einsatz kommen, typischerweise greifen Personen jedoch auf bewährte Strategien zurück. Genau diese sichtbaren Verhal-

2

tenstendenzen von Interaktionspartnerinnen und -partnern können für Betroffene, die Schwierigkeiten in der sozialen Interaktion aufweisen, wichtige Hinweise in Konfliktsituationen liefern. Das Erkennen der Bewältigungsmodi bei sich selbst und auch beim Gegenüber kann erlernt und darauffolgende Handlungsmöglichkeiten können erarbeitet und eingeübt werden. Somit können zunächst implizit ablaufende Prozesse explizit gemacht werden. Mithilfe dieses Erklärungsmodells können Patientinnen und Patienten auch komplexe zwischenmenschliche Situationen systematisch erfassen und damit leichter verstehen.

Die genannten Bewältigungsmodi (➤ Abb. 2.1) veranschaulichen, wie Menschen in zwischenmenschlichen Beziehungen handeln, um mit frustrierten Grundbedürfnissen und verinnerlichten Kind- und Elternmodi umzugehen. Personen unterwerfen sich, um ihr Bindungsbedürfnis zu befriedigen, gehen aus dem Kontakt, um soziale Konflikte zu vermeiden, oder treten dominant auf, um zu kontrollieren. Über die drei Grundkategorien des Verhaltens liegt den Bewältigungsmodi folglich eine interpersonale Definition von Beziehung zugrunde (Roediger, 2016).

ZUSAMMENFASSUNG

- Das KOMSSI-Erklärungsmodell sozialer Interaktion orientiert sich am Schema-Modus-Modell der Schematherapie.
- Die Bewältigungsstile der Interaktionspartner geben Aufschluss über Schwierigkeiten in zwischenmenschlichen Situationen.
- Das Erkennen der Bewältigungsstile kann erlernt werden.
- So können implizit ablaufende Prozesse explizit gemacht werden.

2.1.3 Evaluation der Behandlung in der „Ambulanz und Tagklinik für Störungen der sozialen Interaktion"

Hier werden Daten von 80 Patientinnen und Patienten vorgestellt, die in der Münchner „Ambulanz und Tagklinik für Störungen der sozialen Interaktion" behandelt worden sind. Trotz der ermutigenden Befunde ist es wichtig darauf hinzuweisen, dass weitere Forschungsarbeiten erforderlich sind, um den Nutzen dieses Manuals für verschiedene Patientengruppen und in verschiedenen Settings zu validieren. Hierbei könnte insbesondere die Verwendung des „Interaktionskompasses" hilfreich sein, um Veränderungen in Wahrnehmung und Verhalten sowie dem Wunsch nach sozialem Kontakt zu erfassen. Unsere Hoffnung ist es, dass dieses Buch neben seinem klinischen Einsatz auch dazu beitragen wird, solche Forschung zur diagnoseübergreifenden Behandlung von Störungen der sozialen Interaktion zu motivieren.

Zwischen 2017 und 2019 haben 250 Personen an Gruppentherapien in der „Ambulanz und Tagklinik für Störungen der sozialen Interaktion" teilgenommen. Ein Teil dieser Gruppe (N=80) wurde in eine empirische Evaluation der Therapieerfolge einbezogen (Thaler et al., in Vorbereitung). Dabei war es uns vor allem wichtig, die subjektiven Erfahrungen von Betroffenen im Therapieprozess abzubilden. Der **Stundenbogen für die Allgemeine und Differentielle Einzelpsychotherapie** (STEP; Krampen, 2002) bietet hierfür ein viel genutztes, validiertes Testverfahren zur Dokumentation von Therapieeffekten aus Patientensicht. Ursprünglich für die Einzeltherapie konzipiert, erwies sich der STEP auch in der Anwendung im Gruppenkontext als wertvoll, um therapierelevante Veränderungen systematisch zu erfassen. So konzentriert sich der STEP auf die Wirkfaktoren einer Psychotherapie, die nach Verständnis der Forschung (vgl. Grawe und Braun, 1994) mit den bedeutendsten Therapieveränderungen einhergehen. Der STEP evaluiert damit 1) die motivationale Klärung, d. h. die Bewusstmachung eigener Lebensziele, 2) die therapeutische Beziehung zwischen Patient und Behandler, und 3) die aktive Entwicklung von Lösungen für individuelle Probleme. Erste Ergebnisse unserer Studie untermauern, dass Teilnehmende diese Aspekte der Gruppentherapie im Durchschnitt positiv bewerten und dass sich positive Veränderungen im Therapieverlauf abzeichnen.

2.2 Der „Interaktionskompass" als praktisches Werkzeug in der Psychotherapie

Soziale Interaktionsstörungen werden in der therapeutischen Tradition entweder störungsspezifisch (Behandlung sozialer Phobie, Autismus, CBASP [Cognitive Behavioral Analysis System of Psychotherapy] bei chronischer Depression) oder als Ergänzung in einer Psychotherapie behandelt (z. B. Soziales Kompetenztraining nach Hinsch & Pfingsten, 2008). Störungsspezifische interpersonelle Therapieformen werden in der therapeutischen Praxis oftmals trotzdem transdiagnostisch eingesetzt, da nach einer erfolgreichen Symptombehandlung häufig interpersonelle Probleme, welche aufrechterhaltende Faktoren darstellen, in den Vordergrund treten. Häufig werden dabei einzelne Elemente entnommen und transdiagnostisch eingesetzt. Die Erfahrungen aus der Ambulanz für Störungen der sozialen Interaktion und, insbesondere, aus der Tagklinik für Störungen der sozialen Interaktion zeigen auch, dass die Ansätze zur Verbesserung der sozialen Interaktion transdiagnostisch wirksam sein können. Um sowohl Therapeuten als auch Betroffenen einen lebenspraktisch orientierten Handlungsleitfaden zu bieten, wurde der **Interaktionskompass** entwickelt. Im Interaktionskompass können nicht nur Defizite, sondern auch Ressourcen der Patienten gut abgebildet werden.

Auf Basis gängiger Modelle zur Beschreibung sozialer Interaktion, z. B. dem Kiesler-Kreis, und durch die therapeutischen Erfahrungen erweiterten wir STISI um ein **kompetenzorientiertes Modell sozialer Interaktionen.** Dieses Modell bildet grundlegende psychische Fähigkeiten zur Gestaltung sozialer Interaktionen ab und ist auf eine Vielzahl verschiedener Situationen anwendbar. Es geht von den menschlichen sozialen Tendenzen aus, sich anderen Personen anzunähern oder von ihnen

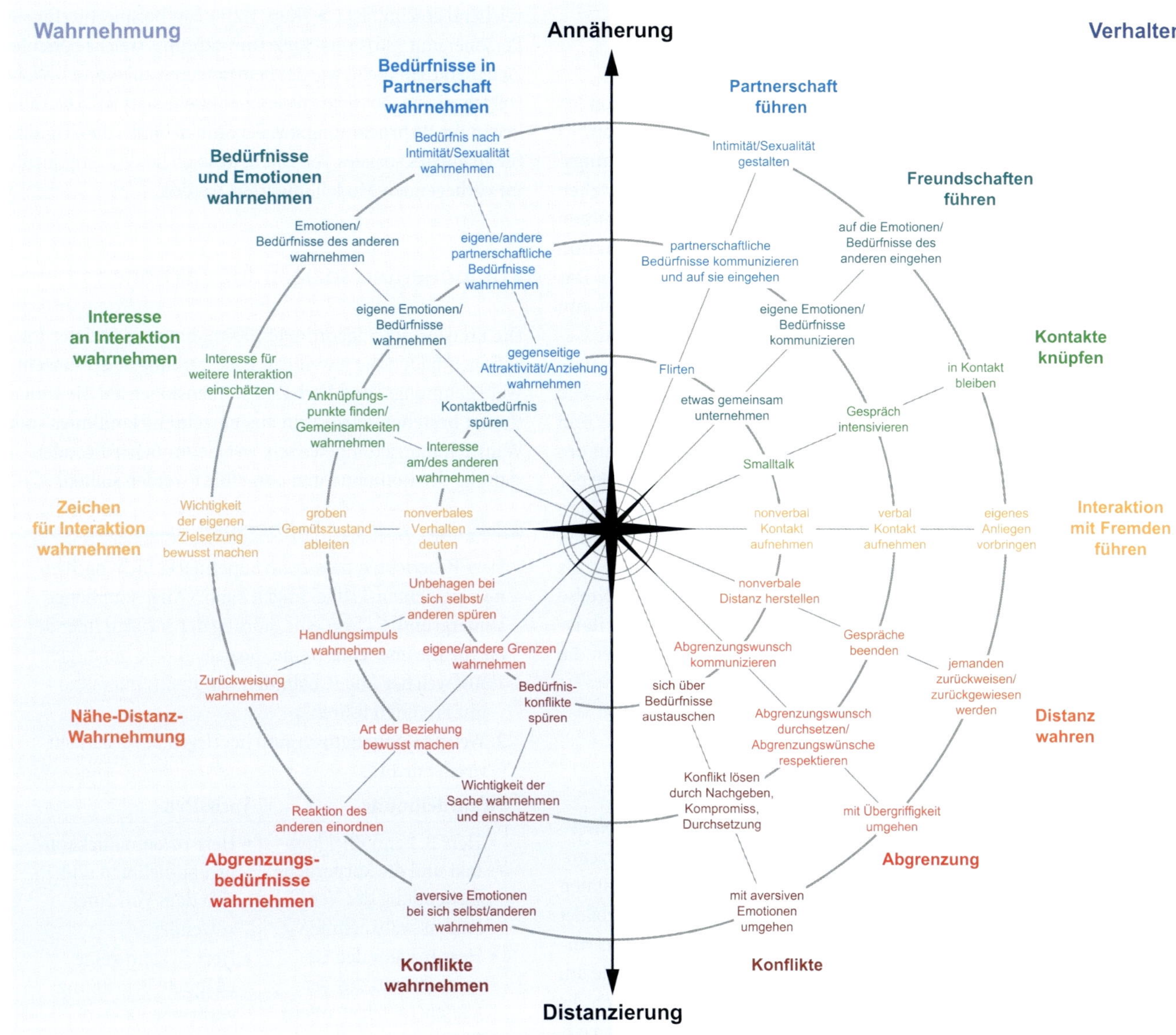

Abb. 2.2 Der Interaktionskompass [L231]

zu distanzieren. Hinsichtlich dieser Tendenzen wurden sieben verschiedene Typen sozialer Interaktionen identifiziert, welche sich von einer neutralen Position (Interaktion mit Fremden) in Richtung **Annäherung** (Kontakte knüpfen, Freundschaften führen, Partnerschaft führen) oder in Richtung **Distanzierung** (Distanz wahren, Abgrenzung, Konflikte) bewegen. Die für die Interaktionsgestaltung notwendigen Zwischenschritte werden in Fähigkeiten der Wahrnehmung und des Verhaltens eingeteilt (➤ Abb. 2.2).

MERKE

Für die erfolgreiche Gestaltung sozialer Interaktionen benötigen Menschen die Fähigkeit, sich anderen Menschen anzunähern und von ihnen abzugrenzen. Dabei benötigen Sie sowohl **Wahrnehmungs**- als auch **Verhaltensfertigkeiten.**

Das Modell geht davon aus, dass die Wahrnehmungsfähigkeiten in sozialen Situationen die Grundlage für adäquates soziales Handeln bilden. Je näher die sozialen Situationen den Endpunkten Annäherung und Distanzierung kommen, desto mehr spielen Bedürfnisse und Emotionen eine Rolle. Bedürfnisse und Emotionen sind in allen sozialen Interaktionen wichtige Aspekte. Ziel dieses Trainings ist es jedoch, ein erstes Bewusstsein für eigene soziale und nichtsoziale Bedürfnisse und die Relevanz von Emotionen im sozialen Miteinander zu schaffen. Dabei ist es wichtig, diese Aspekte nicht nur bei anderen Menschen ablesen zu können, sondern auch die eigenen intrapsychischen Aspekte zu beachten.

2

2.2.1 Anwendung des Interaktionskompasses

Der Interaktionskompass zeigt Entwicklungsrichtungen für Menschen mit Störungen der sozialen Interaktion an. Er unterteilt soziale Interaktion hinsichtlich der **Annäherungs- oder Distanzierungstendenz.** Je nach Richtung entstehen Interaktionen verschiedener Intensität. So kann das Führen einer Partnerschaft als die Form der sozialen Interaktion mit dem höchsten Annäherungsgrad gesehen werden. Das Austragen von Konflikten kann hingegen als Interaktion mit hohem Distanzierungsgrad gelten. Für das erfolgreiche Gestalten sozialer Interaktionen braucht es auf der einen Seite Fähigkeiten auf der **Verhaltensebene,** auf der anderen Seite eine geschulte **Wahrnehmung** für eigene Bedürfnisse und Gefühle, aber auch für die des Interaktionspartners. Auf der grau unterlegten linken Seite sind die benötigten Aspekte der Wahrnehmung abgebildet, auf der weiß unterlegten rechten Seite nötige Verhaltensweisen (➤ Abb. 2.2). Dabei bilden sich Dimensionen heraus, welche sowohl Wahrnehmungs- als auch Verhaltenskompetenzen beinhalten. Die einzelnen Kreise stellen wiederum eine Hierarchisierung des Komplexitätsgrades der einzelnen Aspekte dar. Im Folgenden werden die einzelnen Komponenten des Modells erklärt.

Annäherung vs. Distanzierung

Circumplex-Modelle zur Erklärung und Beschreibung menschlicher sozialer Interaktionen gibt es bereits seit vielen Jahrzehnten. Dabei wird, z. B. im Kiesler-Kreis, auf der horizontalen Ebene meist die Achse Dominanz – Unterwürfigkeit abgebildet und auf der vertikalen Ebene freundlich – feindselig. Das vorliegende Modell ergänzt die bereits existierenden Modelle um konkrete Wahrnehmungs- und Handlungskompetenzen. Es kann sowohl als Diagnostikum genutzt werden mit der Leitfrage: „Was kann meine Patientin oder mein Patient bereits gut?", „Wo hat sie oder er Schwierigkeiten?", als auch in einem zweiten Schritt Aufschluss über die Entwicklungsrichtung geben: „Was braucht meine Patientin oder mein Patient, um soziale Beziehungen befriedigend gestalten zu können?", „Wovon braucht sie oder er weniger?".

Wahrnehmung und Verhalten

Traditionelle Ansätze zur Steigerung der sozialen Kompetenz (GSK [Gruppentraining sozialer Kompetenzen] nach Hinsch & Pfingsten, 2008; Selbstsicherheitstraining nach Ullrich & Ullrich de Muynck, 2008) setzen vor allem an der Verhaltensebene an. Psychoedukativ werden funktionale Verhaltensweisen vermittelt und anschließend im Verhaltensexperiment oder Rollenspiel eingeübt. Diese Ansätze lassen jedoch außer Acht, dass bei einigen Störungen der sozialen Interaktion oft bereits die Wahrnehmung der sozialen Aspekte nicht ausreichend geschult ist (➤ Kap. 1.2.1). Ein Beispiel hierfür sind Personen mit Autismus-Spektrum-Störung, welche berichten: „Ich merke gar nicht, wie das beim anderen ankommt", „Woher soll ich wissen, ob mein Gegenüber interessiert ist". Die Fähigkeiten zur Wahrnehmung sozialer Stimuli bilden die Grundlage für adäquates soziales Verhalten, weshalb beide Komponenten im vorliegenden Modell integriert werden.

Komponenten sozialer Interaktionen

Die kreisförmig angeordneten Komponenten sozialer Interaktionen bilden die jeweiligen Beschreibungen der einzelnen Wahrnehmungs- und Verhaltensdimensionen ab. Die Dimensionen bestehen wiederum aus einzelnen Handlungs- oder Wahrnehmungskompetenzen, welche zur befriedigenden Gestaltung der Komponenten ausgeführt werden sollten.

Fallbeispiel

Herr B. berichtet, dass er im Supermarkt nicht nach einem gesuchten Artikel fragen kann. (Angenommener Hintergrund: Es liegt eine Störung der sozialen Interaktion vor, die über eine „reine" Soziale Phobie hinausgeht).

1. Auf welcher Ebene befinden wir uns? („Interaktion mit Fremden führen")
2. Welche Kompetenzen sind bei Herrn B. vorhanden, welche nicht?

Wahrnehmung	Verhalten
• Herr B. kann Blickkontakt und die körperliche Zuwendung des Verkäufers wahrnehmen ✓ • Herr B. kann den Gemütszustand des Verkäufers (genervt, offen) nicht erkennen ✗ • Herr B. nimmt nicht wahr, was ihm eigentlich wichtig ist ✗	• Herr B. kann Blickkontakt aufnehmen und sich dem Verkäufer zuwenden ✓ • Herr B. kann keine adäquate Begrüßung vorbringen ✗ • Herr B. kann sein Anliegen nicht klar formulieren ✗

Therapeutische Implikation

Herr B. könnte in klassischen Rollenspielen konkrete Begrüßungen sowie Möglichkeiten zum Vorbringen des eigenen Anliegens üben (Verhalten). Zudem sollte ein besonderer Fokus auf der Wahrnehmung der Situation liegen (z. B. der Frage, ob der Verkäufer genervt oder erfreut über eine Ansprache ist), um Erwartungsmanagement zu betreiben (Wahrnehmung).

Das heißt, neben dem diagnostischen Einsatz des Interaktionskompasses zur Beschreibung von sozialinteraktionellen Stärken und Schwächen der Patienten kann dieser auch für die Therapieplanung, die Psychoedukation und letztlich auch für die Evaluation von Therapiefortschritten genutzt werden (➤ Abb. 2.3).

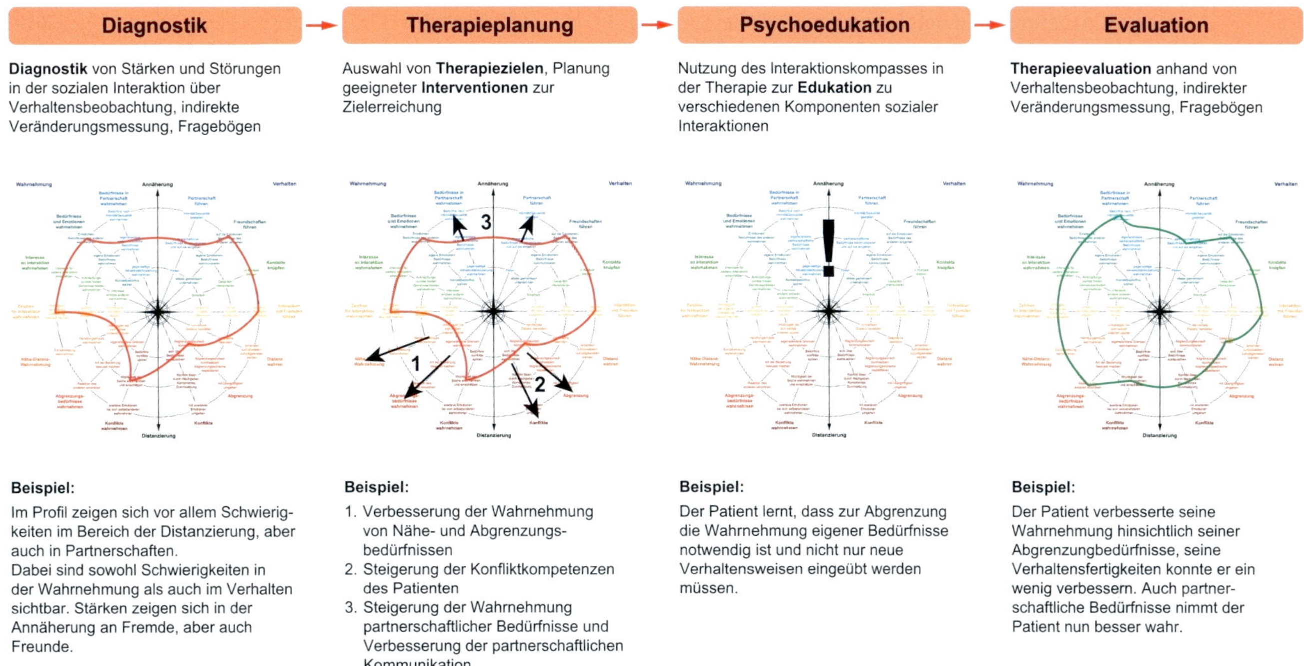

Abb. 2.3 Anwendungsmöglichkeiten des Interaktionskompasses [L231]

Sowohl in der Gruppentherapie als auch in der Einzeltherapie kann der Interaktionskompass für die Schritte Diagnostik, Therapieplanung, Psychoedukation und Evaluation genutzt werden. In der **Gruppentherapie** gilt es dabei jedoch zu beachten, dass durch unterschiedliche Kompetenzprofile der Teilnehmenden unterschiedliche Erwartungen und Herausforderungen an Therapeuten gestellt werden.

In der **Diagnostikphase** werden unterschiedliche Kompetenzprofile auftreten und die Gruppenteilnehmenden bereits durch den Austausch merken, dass Störungen der sozialen Interaktion eine hohe Variabilität aufweisen. Dies kann bereits psychoedukativ wirksam sein. Zu verstehen, dass soziale Interaktion nichts Vorgegebenes oder Gesetztes ist, was jeder Mensch einfach so können sollte, kann bereits ein wichtiger Wirkfaktor sein. Die Diagnostik in der Gruppe kann über den Fragebogen (AB 2) und einen gemeinsamen Austausch in der Gruppe stattfinden oder aber nur über ein Gespräch. Mithilfe des Fragebogens können die Teilnehmenden durch Beantwortung von 56 Fragen ein differenziertes Bild dazu entwickeln, in welchen Kompetenzen des Interaktionskompasses sie vorrangig Schwierigkeiten erleben. Für jede der kreisförmig angeordneten Komponenten wird ein Summenscore gebildet. Durch Übertragung und grafische Verbindung der Summenscores im Interaktionskompass entsteht eine visuelle Landkarte der eigenen Kompetenzen.

In der Phase der **Therapieplanung** kann je nach Bedarf in der Gruppe ein adaptives Vorgehen gewählt werden, in welchem selektiv die Module ausgewählt werden, zu denen die Patienten Bedarf haben. Es kann also sein, dass in der Gruppe das Thema Partnerschaft unproblematisch ist, jedoch sehr basale Interaktion die größte Herausforderung darstellt. Dementsprechend könnten Sitzungen zum Thema Partnerschaft ausgelassen werden. Dies stellt höhere Anforderungen an Therapeutinnen und Therapeuten, wenn sie sich für ein adaptives Vorgehen entscheiden. Ebenso ist aber auch ein fixes, an den vorgeschlagenen Modulen orientiertes Vorgehen denkbar.

Zur **Psychoedukation** kann der Interaktionskompass in der Gruppentherapie genutzt werden, um zu erklären, was man unter sozialen Interaktionen insgesamt versteht, welche Kompetenzen dafür benötigt werden und dass Störungen in der sozialen Interaktion sehr vielfältig sein können. Jeder Teilnehmende sollte einen eigenen Interaktionskompass erhalten, in welchen eigene Profile eintragen werden können.

In der **Evaluationsphase** können Patientinnen und Patienten Veränderungen gemeinsam besprechen und sich beispielsweise in einer Abschlusssitzung Feedback für Verbesserungen oder weitere Entwicklungsschritte geben.

2.2.2 Kombination des Interaktionskompasses mit dem schematherapie-informierten Modell sozialer Interaktion

Das Schema-Modus-Modell bietet drei mögliche Bewältigungsmodi: Vermeidung, Überkompensation, Unterordnung. Jede einzelne Komponente des Interaktionskompasses kann für Patientinnen und Patienten individuell hinsichtlich ihrer Bewäl-

2

tigungsmodi betrachtet werden. Beim genaueren Betrachten werden vermutlich übergeordnete Verhaltensmuster entdeckt werden können. So kann z. B. eine Person in Situationen mit hohem Annäherungsgrad stets auf vermeidende Bewältigungsmuster zurückgreifen. In Situationen mit hohem Distanzierungsgrad neigt die gleiche Person vielleicht eher zur Überkompensation. Für die Therapie bedeutet das auch, dass Patientinnen und Patienten im Modus „Überkompensation" vermutlich andere Fähigkeiten erlernen müssen als im Modus „Vermeidung".

Fallbeispiel (Fortführung)

Herr B. hat als seinen Bewältigungsmodus „Vermeidung" identifiziert. Auf der Ebene „Interaktion mit Fremden" bedeutet dies konkret:

Er versucht Blickkontakt eher zu vermeiden und versucht auch keinen gemeinsamen Interaktionsraum mit dem Interaktionspartner aufzubauen, indem er sich abwendet. Er vermeidet es, Gespräche mit Fremden anzufangen; er würde eher eine Stunde im Supermarkt umherlaufen, statt jemanden anzusprechen. Ein eigenes Anliegen formuliert er nicht, sondern geht dann unverrichteter Dinge nach Hause. Er hat mittlerweile gelernt, Blickkontakt aufzunehmen und kann sich auch anderen zuwenden. Auch hat er gelernt, nonverbale Signale zur Gesprächsbereitschaft zu interpretieren. Den Gemütszustand kann er jedoch kaum ablesen. Er beschäftigt sich in Gesprächen mit anderen Menschen lieber mit „nebensächlichen" Merkmalen wie Haarfarbe oder Nasengröße. Obwohl er Fähigkeiten zur Kontaktaufnahme besitzt, ruft er sie in dieser Situation nicht ab.

Beispiele für die drei Bewältigungsmodi anhand der Dimension „Interaktion mit Fremden" sind in ➤ Tab. 2.1 aufgeführt.

2.2.3 Der Interaktionskompass in der Einzeltherapie

In der Einzeltherapie unterscheiden sich die Einsatzmöglichkeiten des Interaktionskompasses nur geringfügig. In der Therapie bieten sich natürlich Einschränkungen, da bestimmte Übungen nur in der Gruppe durchgeführt werden können. Daher finden Sie am Ende jeder Sitzung (in ➤ Kap. 4) Übungen zur Durchführung in der Einzeltherapie. Der Interaktionskompass kann in der Einzeltherapie als diagnostisches Instrument genutzt werden, um Stärken und Schwierigkeiten der Patientinnen und Patienten zu identifizieren. Außerdem könnte er als Gesprächsgrundlage in einem Paargespräch genutzt werden, um eine Fremdanamnese zu erheben. Gemeinsam mit dem Patienten oder auch nur vom Therapeuten kann er ebenfalls zur Therapieplanung genutzt werden, um die Fähigkeiten zu identifizieren, welche die Betroffenen in der Einzeltherapie stärken möchten. Der Vorteil der Einzeltherapie liegt darin, dass mehr Zeit für einzelne Fähigkeiten verwendet werden kann. Ebenso können zugrunde liegende Ursachen der sozialen Interaktionsstörung (Ängste, Kompetenzdefizite, eingeschränkte Perspektivübernahme) genauer identifiziert und tiefergehend bearbeitet werden. Ebenso können Fähigkeiten über einen längeren Zeitraum, ohne den Hauptfokus der therapeutischen Einzelgespräche zu bilden, geübt werden. Therapeutinnen und Therapeuten

Tab. 2.1 Beispiel für die drei Bewältigungsmodi anhand der Dimension „Interaktion mit Fremden"

	Vermeidung	Unterordnung	Überkompensation
Verhalten			
Nonverbal Kontakt aufnehmen	Blickkontakt wird vermieden, kaum Zuwendung.	Blickkontakt wird von unten aufgenommen, Zuwendung mit gebückter Körperhaltung, Mimik entschuldigend.	Fester, starrer Blick, aufrechte, offene Haltung, ausdrucksstarke Mimik
Verbal Kontakt aufnehmen	Keine oder leise Begrüßung	Sich entschuldigend, sehr höflich	Laut, herablassend, evtl. keine Begrüßung
Eigenes Anliegen vorbringen	Leises Vorbringen, wenig Erklärung, bei Unverständlichkeit nicht nachfragen, Vermeiden von Ich-Aussagen über eigene Wünsche/Bedürfnisse/Gefühle	Umständlich, „wenn es keine Umstände macht, eventuell, ganz vielleicht?", Ansprechen der Bedürfnisse/Wünsche des Gegenübers	Hohe Anforderung (Menge, Zeit), ohne Bitten, sondern auffordernd
Wahrnehmung			
Nonverbales Verhalten deuten	Das Verhalten des Gegenübers wird nicht beachtet.	Suchend, eher auf Zeichen der Dominanz achtend	Übersehend, nicht auf Gesprächsbereitschaft achtend
Groben Gemütszustand registrieren	Der Gemütszustand wird nicht beachtet, die Interaktion wird vermieden.	Abwartend und auf Zeichen von Dominanz, Abwertung bzw. Freundlichkeit achtend	Evtl. wahrnehmen, aber nicht in Reaktion einfließen lassen
Wichtigkeit der eigenen Zielsetzung bewusst machen	Das eigene Anliegen wird als **unwichtig** eingeschätzt, damit eine Interaktion vermieden werden kann.	Die Wichtigkeit des eigenen Ziels wird **an der Reaktion des Gegenübers gewichtet**. Bei freundlicher Reaktion ist es legitimiert, bei unfreundlicher ist es weniger wichtig.	Die eigene Zielsetzung wird als **sehr wichtig** eingeschätzt, äußere Umstände haben keinen Einfluss darauf.

können den Interaktionskompass als Steuerungstool der Einzeltherapie langfristig im Kopf behalten oder auch nur einzelne Übungen an passenden Stellen einsetzen. Sowohl *Psychoedukation* als auch *Evaluation* können analog zum Gruppensetting durchgeführt, wenn im Einzel auch individualisierter gegeben werden.

2.3 Vergleich mit anderen interaktionsfokussierten Therapieverfahren

2.3.1 Gruppentraining sozialer Kompetenzen (GSK; Hinsch & Pfingsten, 1983/2007)

Das „Gruppentraining sozialer Kompetenzen" (GSK) von Hinsch & Pfingsten wurde ursprünglich als Gruppentraining für selbstunsichere Patientinnen und Patienten konzipiert, lässt sich aber auch auf verschiedene andere Störungsbereiche anwenden. Hier wird **soziale Kompetenz** als die *„[...] Verfügbarkeit und Anwendung von kognitiven, emotionalen und motorischen Verhaltensweisen, die in bestimmten sozialen Situationen für den Handelnden zu einem langfristig günstigen Verhältnis von positiven und negativen Konsequenzen führen"* (Hinsch & Pfingsten, 2015, S. 16) definiert. Ziel ist der Aufbau selbstsicheren Verhaltens. Bestandteil des sich über **7 Sitzungen à 2,5–3 Stunden** erstreckenden multimodalen Trainings ist u. a. ein Diskriminationstraining zwischen **aggressivem, unsicherem** und **selbstsicherem Verhalten.** Die anschließenden Rollenspiele gliedern sich nach folgenden drei Bereichen:

- **Typ R (Recht durchsetzen):** Formales Recht und berechtigtes Interesse durchsetzen bzw. in Anspruch nehmen, Forderungen stellen oder nicht berechtigte Forderungen zurückweisen.
- **Typ B (Beziehungen):** In Beziehungen zu nahestehenden Personen Gefühle, Bedürfnisse und Wünsche äußern, mit Kritik umgehen und Kompromisse finden.
- **Typ S (um Sympathien werben):** Kontakt aufnehmen und andere Personen durch Werben um Sympathien zu etwas bewegen, für das kein formales Recht besteht.

Pro Themenbereich werden den Teilnehmenden Arbeitsblätter mit Beispielübungen und Instruktionen ausgeteilt, auf denen diese ihren individuellen Schwierigkeitsgrad pro Übung bestimmen. Im nächsten Schritt werden die Situationen in Rollenspielen mit **Videofeedback** eingeübt. Im Anschluss bekommen die Teilnehmer Rückmeldung darüber, welche Verhaltensweisen bereits gelungen waren und für welche eine Verbesserung erzielt werden kann, woraufhin ein zweiter Durchgang mit anschließendem Fazit für den Verbesserungsversuch erfolgt. Zudem setzen die Gruppenmitglieder Übungen zu dem jeweiligen Themenbereich als Hausaufgaben um. Ergänzt wird das Training durch Techniken zur Emotionsregulation in Form von Entspannungsübungen und kognitiven Techniken wie der positiven Selbstinstruktion.

Die Autoren haben das GSK an zwei nichtklinischen Stichproben – einer Kohorte von selbstunsicheren Volkshochschülerinnen und -schülern (N = 52) und selbstunsicheren Studierenden (N = 19) – evaluiert. In **Prä-Post-Vergleichen** mittels t-Tests ergaben sich in beiden Gruppen ein hochsignifikanter Zuwachs in der Selbstsicherheit (erhoben mittels *Unsicherheitsfragebogen*, U-Fragebogen; Ullrich de Muynck & Ullrich, 1979) und eine signifikante bis hochsignifikante Verbesserung der Attributionsgewohnheiten von Erfolgs- und Misserfolgssituationen (erhoben mittels *differentiellem Fragebogen zur Erfassung von Attribuierungsgewohnheiten in Erfolgs- und Misserfolgssituationen*, IE-SV-F; Dormann & Hinsch, 1981). In einer Follow-up-Untersuchung konnte eine Stabilität der Effekte über 14–27 Monate hinweg nachgewiesen werden.

Mit Blick auf den Interaktionskompass liegt der Fokus des GSK stark auf der Seite des **Verhaltens.** Hier werden Kompetenzen auf **Annäherungsebene** (um Sympathien werben, Beziehungen) und **Distanzierungsebene** (Recht durchsetzen, Beziehungen) gleichermaßen geschult. Die **Wahrnehmungsebene** findet in deutlich geringerem Ausmaß Berücksichtigung, z. B., indem Emotionen in Interaktionssituationen herausgearbeitet und sich daraus ableitende Wünsche an das Gegenüber formuliert werden oder zwischen aggressivem, selbstsicherem und unsicherem Verhalten differenziert wird. Die Ebene der Wahrnehmung von Gefühlszuständen bei anderen wird lediglich indirekt über das Beobachten von anderen Teilnehmenden in Rollenspielsituationen in der Gruppe sowie über das Videofeedback trainiert.

ZUSAMMENFASSUNG

- Das GSK erstreckt sich über 7 Sitzungen.
- Die Rollenspiele gliedern sich nach den Themenbereichen Recht durchsetzen (Typ R), Beziehungen (Typ B) und um Sympathien werben (Typ S).

2.3.2 Training sozialer Kompetenzen (TSK; Güroff, 2016)

Das „Training sozialer Kompetenzen" (TSK) wurde in Anlehnung an das „Assertiveness-Training-Programm" (ATP) von Ullrich de Muynck & Ullrich (1976) entwickelt. Parallelen sind die Orientierung an Konfrontationsprinzipien, das graduierte Vorgehen sowie die Umsetzung von lerntheoretischen Aspekten wie Verstärkung und Löschung. Eine Ergänzung sind die vermehrt einfließenden kognitiven Aspekte der Verhaltenstherapie sowie der Einbezug von Konzepten wie der **Achtsamkeit.** Zudem besteht das TSK im Vergleich zum ATP aus deutlich weniger Übungssituationen (30 statt 127), was eine ökonomischere Umsetzung ermöglicht. Es ist sowohl in der Gruppentherapie als auch im Rahmen einer Einzeltherapie umsetzbar. Als Zielgruppe werden Psychotherapiepatientinnen und -patienten, Personen, die den Umgang mit sich selbst vertiefen wollen, aber auch Eltern als potenzielle Vorbilder für ihre Kinder benannt. **Soziale Kompetenz** wird hier als ein Zusammenspiel aus Gedanken (sich und andere wertschätzen, sich selbst ermutigen und anerkennen), Gefühlen (Gelassenheit, Leichtigkeit, Mut, Sicherheit, Wohlwollen sich selbst gegenüber, Selbstvertrauen), Körperreaktionen (Ruhe und Entspanntheit) und Verhaltensweisen (breites Spektrum an authentischen, angemessenen und zielführenden Umgangsformen) definiert. Das Training gliedert sich in **13 Basis- und 17 Aufbauübungen,** welche zusätzlich durch individuell konzipierbare Übungen ergänzt werden können. Eine Besonderheit ist, dass die **Übungen hierarchisch** in der Schwierigkeit aufeinander aufbauen, was einem graduierten Expositionsprinzip entspricht. Vor jeder Übung werden Ziele auf gedanklicher, emotionaler, physischer oder Verhaltensebene festgelegt. Die Situation wird zunächst am Videobeispiel angeschaut, dann im therapeutischen Rollenspiel durchgeführt und schließlich als Hausaufgabe im Alltag erprobt. Feedback erfolgt lediglich in Bezug darauf, was gut gelungen ist (im Buch benannt als die „goldene Regel"). Hierdurch soll der Fokus weg von Perfektionismus und Fehlersuchen hin zu Anerkennen und Fördern von positiven Verhaltensweisen gelenkt und damit ein wohlwollender Blick auf sich selbst gestärkt werden. Die Übungen orientieren sich an den ursprünglich von Ullrich de Muynck & Ullrich definierten vier Bereichen zwischenmenschlicher Begegnung:

- **Situationen mit öffentlicher Beachtung,** verbunden mit möglichen **Fehlschlägen (ÖB, FE)***:* Situationen, in denen potenziell das Gefühl, bewertet oder beobachtet zu sein, auftritt.
- **Kontaktsituationen (KO):** Interaktionssituationen mit sowohl langfristiger als auch kurzfristiger sowie vorübergehender persönlichen Beziehung
- **Forderungssituationen (FO):** Situationen mit einem Anspruch oder einem Anliegen an andere
- **Situationen mit Nein-Sagen (N):** Situationen, in denen andere Personen ein Anliegen an einen haben, welches man jedoch ablehnen möchte.

Eine weitere Besonderheit besteht darin, dass sich das Manual sowohl an Therapierende als auch an Patientinnen und Patienten richtet. Einleitend bietet es theoretischen Input zu Selbstsicherheit und sozialer Kompetenz, den Zusammenhängen zwischen Denken, Fühlen, körperbezogenen Prozessen, Verhalten und der Entstehung von sozialen Ängsten. Zwischen den Übungen gibt es Textexkurse zu ergänzenden Themen wie z. B. Achtsamkeit, dysfunktionalen Grundannahmen oder Wegen zur Bewältigung von belastenden Gefühlen und Körperreaktionen.

Eine Validierung des beschriebenen Manuals von Güroff (2016) ist bislang nicht erfolgt. Bezüglich des ATP wurde hinsichtlich der zu Therapiebeginn bestehenden Symptome und Verhaltensexzesse (z. B. Vermeidungsverhalten) eine **Erfolgsquote** von 50 % (z. B. bei Persönlichkeitsstörungen oder Suchtverhalten) bis zu 80 % (bei Phobien) berichtet (Ullrich & de Muynck, 2015). Zudem erklären die Autoren, dass 80 % der Teilnehmenden bei Prä-Post-Vergleichen der Werte des U-Fragebogens angstfrei waren.

Blicken wir auf den Interaktionskompass, liegt beim TSK der Schwerpunkt, neben dem ebenfalls vorhandenen Fokus auf der Seite des **Verhaltens,** verstärkter auf der **Wahrnehmung** verschiedener Aspekte sozialer Situationen. Dies geschieht hier vor allem durch die Vermittlung von Prinzipien der Achtsamkeit und Psychoedukation zum Zusammenhang zwischen Gedanken, Gefühlen und deren körperlichen Korrelaten sowie Verhalten. Durch die individuelle und ausführliche Zielformulierung vor jeder Übung kommt die Patientin oder der Patient mehr in Kontakt mit eigenen Zielen und Wünschen. Die Wahrnehmung und Einordung der verbalen und nonverbalen Signale des Gegenübers findet hier jedoch auch wenig Berücksichtigung. Die Ebenen der **Annäherung** und **Distanzierung** sind relativ ausgeglichen vertreten. Elemente der Schematherapie fließen indirekt über den Exkurs zu Grundannahmen ein, wobei keine ausführliche Psychoedukation zu biografischen Ursprüngen und Affektbrücken stattfindet.

ZUSAMMENFASSUNG

- Das TSK besteht aus 13 Basis- und 17 Aufbauübungen, welche hierarchisch nach Schwierigkeitsgrad angeordnet sind.
- Die Rollenspiele gliedern sich nach 4 Themenbereichen: Situationen mit öffentlicher Beachtung, verbunden mit möglichen Fehlschlägen (ÖB, FE), Kontaktsituationen (KO), Forderungssituationen (FO) und Situationen mit Nein-Sagen (N).

2.3.3 Interaktives Skillstraining für Borderline-Patienten – Modul zwischenmenschliche Fertigkeiten (Bohus & Wolf, 2009)

Das ursprünglich für Borderline-Patientinnen und -Patienten entwickelte „Interaktive Skillstraining" von Bohus & Wolf basiert auf der Dialektisch Behavioralen Therapie (DBT) nach Linehan (1993). Neben den Modulen „Achtsamkeit", „Stresstoleranz", „Umgang mit Gefühlen" und „Selbstwert", enthält es auch ein Modul zu „zwischenmenschlichen Fertigkeiten". Letzteres zielt darauf ab, die **soziale Kompetenz** mit besonderem Fokus auf die Planbarkeit und Bewertung sozialer Situationen zu verbessern und erstreckt sich über **etwa 10 Sitzungen.** Es wird zwischen drei möglichen Schwerpunkten bzw. Arten der Orientierung in sozialer Interaktion unterschieden:

- Eigene **Ziele** durchsetzen
- **Beziehungen** knüpfen und pflegen
- In Begegnungen mit anderen **Selbstachtung** wahren.

Die Patientinnen und Patienten werden in sozialen Interaktionssituationen dazu angeleitet, sich zu entscheiden, welcher Aspekt ihnen in der jeweiligen Situation am wichtigsten ist, und danach zu entscheiden, **auf welchen Aspekt** sie **wie viel Energie** verwenden wollen (von 100 %). Es folgt eine Reihe von vorbeschriebenen Übungssituationen mit konkreten Anweisungen. Diese werden in Rollenspielen (optional mit Videofeedback) und in Hausaufgaben eingeübt und zudem davor und/oder danach hinsichtlich Anspannungsverlauf, eingeschätzter Schwierigkeit sowie Zufriedenheit mit der eigenen Leistung evaluiert. Im weiteren Verlauf gibt es Übungen zum „Nein-Sagen" und „um etwas bitten". Die Betroffenen lernen, Hindernisse, die sie in sozialen Situationen davon abhalten könnten, sich so zu verhalten, wie sie möchten, zu beseitigen (z. B. Mangel an Fertigkeiten, störende Gedanken). Des Weiteren lernen sie, sich und andere zu validieren, indem sie ein Verständnis gegenüber der jeweiligen Perspektive signalisieren, ohne dass dies automatisch ein Gutheißen oder Teilen der gleichen Ansicht bedeuten muss. Für das interaktive Skillstraining existiert neben dem Manual für Therapierende auch ein gesondertes für Patientinnen und Patienten (Bohus & Wolf, 2009).

Da das Skillstraining als ganzheitliches Therapieprogramm anzusehen ist, existieren keine gesonderten Studien zum Modul „zwischenmenschliche Fertigkeiten". In einer **Metaanalyse** zum gesamten DBT-Programm mit 14 randomisiert-kontrollierten und acht unkontrollierten Studien wurden mittlere Effektstärken in Bezug auf globale Veränderungswerte sowie eine Verminderung des selbstverletzenden Verhaltens und der Suizidalität gefunden (Stoffers et al., 2012). Bei der Evaluation eines drei Monate umfassenden DBT-Intensivprogramms wurden je nach Einschlusskriterien mittlere bis hohe Effektstärken bzgl. der Veränderung der Symptom-Checklist-90-R (SCL-90-R; Franke & Derogatis, 2002; d = 0,54 bzw. 0,84) festgestellt (Bohus et al., 2004). Zudem fanden sich in kontrollierten Studien zum stationären Behandlungskonzept hohe Effektstärken für alle relevanten psychopathologischen Werte, wobei diese auch ein Jahr nach der stationären Behandlung bestehen blieben (Bohus et al., 2004; Fassbinder et al., 2007; Kleindienst et al., 2008). Für die ambulante DBT-Therapie lag die Remissionsrate für komorbide Essstörungen bei 60 %, für Panikstörungen bei 40 %, für Depressionen bei 60 %, für Substanzmissbrauch bei 80 % und für die Posttraumatische Belastungsstörung (PTBS) bei 30 % (Harned et al., 2008).

Beim Abgleich des Moduls „zwischenmenschliche Fertigkeiten" mit dem Interaktionskompass fällt auf, dass der Fokus in dem Modul von Bohus außergewöhnlich stark auf der Seite der **Wahrnehmung** liegt. Hierbei bezieht sich dieses vor allem auf die Wahrnehmung intrapsychischer Prozesse wie eigene Bedürfnisse erkennen und kurz- und längerfristige Ziele formulieren, aber auch auf die wahrgenommene Beziehung zum Gegenüber. Es werden möglichst konkrete Entscheidungshilfen gegeben, um den Übenden bei der Auswahl des geeigneten Verhaltens zu unterstützen. Bezüglich der Seite des **Verhaltens** sind konkrete Anweisungen für verbales und nonverbales Verhalten vorhanden, jedoch weniger ausführlich als bei anderen sozialen Kompetenztrainings. Es sind sowohl auf Annäherung als auch auf Distanzierung abzielende Übungen enthalten, wobei die Entscheidung über **Annäherung** oder **Distanzierung** dem Konzept entsprechend primär von der jeweiligen Zielorientierung abhängt. Der Schematherapie ähnliche Elemente finden sich in anderen Modulen des Skillstrainings, z. B. über Psychoedukation und Situationsanalysen zu Affektbrücken und das Erarbeiten von Möglichkeiten der Emotionsregulation, um vom vergangenen Erleben in das Hier und Jetzt zurückzukehren.

ZUSAMMENFASSUNG

- Das Modul „Zwischenmenschliche Fertigkeiten" aus dem interaktiven Skillstraining erstreckt sich über ca. 10 Sitzungen.
- Themenbereiche sind die Festlegung der Zielorientierung in sozialen Situationen, „Nein-Sagen", „Um-etwas-bitten", Hindernisse beseitigen und andere validieren.

2.3.4 Interpersonelle Therapie (Schramm, 1996)

Die interpersonelle Therapie (IPT) stellt die Bedeutung interpersonaler Beziehung für die Entstehung von psychischen Erkrankungen in den Vordergrund. Sie geht davon aus, dass insbesondere Depressionen im jeweiligen sozialen Kontext entstehen und z. B. durch Verlust einer Bezugsperson oder interpersonellen Konflikten ausgelöst werden. Sie beinhaltet vier Therapiefokusse:

- Komplizierte Trauer
- Rollenwechsel/Lebensveränderungen
- Einsamkeit/soziale Defizite
- Zwischenmenschliche Konflikte.

Die Interaktions- und Kommunikationsmuster von Patienten sollen verbessert, der Umgang mit zwischenmenschlichem Stress erlernt und soziale Unterstützung aufgebaut werden.

Es ist ein Kurzzeittherapieverfahren, welches sich auf 12–20 Sitzungen beschränkt, um den Therapiefokus auf die Gegenwart und gegenwärtige Probleme zu legen. In der ersten Therapiephase („initiale Phase") liegt der Fokus auf der Bearbeitung der Depression, in der mittleren Phase wird der individuelle Problembereich identifiziert und bearbeitet und in der Beendigungsphase steht der Therapieabschied im Vordergrund.

Die Entstehung der Depression wird in zeitlichen Zusammenhang zu Schwierigkeiten im Zwischenmenschlichen und Sozialen gesetzt. Anschließend wird eine **„Beziehungsanalyse"** („Interpersonal Inventory") durchgeführt, in welcher die wichtigsten Beziehungen erhoben werden. Therapeutische Strategien sind dann, die Erwartungen und Wahrnehmungen in der Beziehung zu besprechen, alternatives Verhalten zu erarbeiten und neues Verhalten aufzubauen.

In einer Metaanalyse über 38 Studien hinweg konnte die Wirksamkeit bei akuter unipolarer Depression im Vergleich zu Kontrollgruppen und auch KVT und Psychopharmakotherapie belegt werden (Cuijpers et al., 2011). Dabei gibt es Hinweise, dass IPT als Verfahren über die Lebensspanne hinweg wirksam sein kann (Schramm & Berger, 2010). Daher ist die IPT als Behandlungsempfehlung in die Leitlinie für Unipolare Depression aufgenommen worden (DGPPN, 2017).

Im Vergleich zum Interaktionskompass finden sich sowohl Aspekte der Annäherung als auch der Distanzierung, und auch

Wahrnehmungs- und Verhaltensfertigkeiten sind Gegenstand der Therapie. Verhaltensdefizite auf der Annäherungsdimension werden im Fokus „Einsamkeit/soziale Defizite" behandelt und Abgrenzungsprobleme im Fokus „zwischenmenschliche Konflikte".

ZUSAMMENFASSUNG

- Bei der IPT handelt es sich um ein Kurzzeittherapieverfahren, welches sich über 12–20 Sitzungen erstreckt.
- Die Therapiefokusse bilden „Komplizierte Trauer", „Rollenwechsel/Lebensveränderungen", „Einsamkeit/Soziale Defizite" und „Zwischenmenschliche Konflikte".

2.3.5 Cognitive Behavioral Analysis System of Psychotherapy (CBASP; McCullough, 2007)

Das **Cognitive Behavioral Analysis System of Psychotherapy (CBASP)** ist eine Therapiemethode für Patientinnen und Patienten mit chronischer Depression. Ihr liegt die Annahme zugrunde, dass aufgrund frustrierender oder traumatisierender kindlicher Beziehungserfahrungen das Denken im präoperativen Stadium nach Piaget verbleibt, was bedeutet, dass die Fähigkeit, sich von der egozentrischen Perspektive zu lösen und Perspektivübernahme zu betreiben, eingeschränkt ist. Soziale Interaktionen in der Gegenwart verlaufen dementsprechend ebenfalls oft frustrierend und werden infolgedessen oft durch Rückzug vermieden. Aktuelle Lebensprobleme werden in der Therapie in einen **„Person × Umwelt"-Kontext** eingeordnet und müssen daher oft auch interpersonell gelöst werden. Zwischenmenschliches Vermeidungsverhalten steht einer konstruktiven Problemlösung zwischenmenschlicher Probleme, also einer Lösungsanalyse, und Reduktion depressiver Symptomatik im Weg. Über **Situationsanalysen** werden eigene automatisierte sozio-emotionale Reaktionen mit Wahrnehmung und Interpretation sowie funktionalen Alternativen herausgearbeitet und anschließend sozial kompetentes Verhalten trainiert.

Die therapeutische Beziehung wird im CBASP zum Therapiegegenstand, da auch in dieser soziale Interaktionsschwierigkeiten auftreten und nutzbar gemacht werden können. Aus den Beziehungserfahrungen mit **prägenden Bezugspersonen** wird eine **Übertragungshypothese** generiert, welche typisches Verhalten der Patientin bzw. des Patienten und die erwartete Reaktion des Gegenübers in Beziehung setzt. Diese wird für die therapeutische Beziehung expliziert. Auf therapeutischer Seite wird eine gezielte Selbstoffenbarung („disciplined involvement") genutzt, um der Patientin oder dem Patienten Rückmeldung darüber zu geben, welche Gefühle und Impulse durch ihr/sein Verhalten ausgelöst werden. Durch die **interpersonelle Diskriminationsübung** soll gelernt werden, Verhalten adaptiv zu nutzen. Grundlage des CBASP ist der Kiesler-Kreis, auf dessen Dimensionen (unterwürfig dominant und freundlich feindselig) Verhalten und die in der Regel gegenläufigen Reaktionen abgebildet und eingeordnet werden.

CBASP vereint sowohl Wahrnehmungs- als auch Verhaltensfertigkeiten und setzt sie in Bezug zu biografisch-geprägten sozialen Interaktionserfahrungen.

In einer Metaanalyse von Negt et al. (2016) wurden Daten von 1510 Betroffenen mit chronischer Depression in sechs Studien zusammengefasst. Diese zeigte eine mittlere bis starke Effektstärke im Vergleich zur „Treatment as usual"-Bedingung und ähnliche Effekte wie eine medikamentöse antidepressive Behandlung.

ZUSAMMENFASSUNG

- CBASP betrachtet aktuelle Lebensprobleme in einem „Person × Umwelt"-Kontext.
- Wichtige Interventionen sind: die Erarbeitung der Übertragungshypothese, Situationsanalysen und die interpersonelle Diskriminationsübung.

2.3.6 Kiesler-Kreis-Training (KKT; Guhn, Köhler & Brakemeier, 2019)

Das Kiesler-Kreis-Training (KKT) basiert auf Techniken des CBASP, bündelt Techniken zur Behandlung interpersoneller Schwierigkeiten und verfolgt dabei einen transdiagnostischen Ansatz. Als Arbeitsgrundlage werden **interpersonelle Erwartungen (Übertragungshypothese),** welche aus biografischen Erfahrungen resultieren und das heutige interpersonelle Verhalten prägen, erarbeitet. Das KKT hat auch zum Ziel, **heilsame Beziehungserfahrungen** mit Therapeutinnen, Therapeuten und Gruppenmitgliedern zu ermöglichen, weshalb die zuvor genannten Erwartungen immer wieder expliziert werden. Ziel ist es, den Betroffenen einen flexiblen Einsatz ihrer interpersonellen Verhaltensweisen zu ermöglichen und rigides Verhalten aufgeben zu können.

Das Training besteht aus fünf inhaltlichen Bausteinen:

- Kennenlernen des Kiesler-Kreises
- Nonverbale Kommunikation
- Verbale Kommunikation
- Konflikttraining
- Empathie- und korrigierende Beziehungserfahrungen

Über ein **Diskriminationstraining** wird die Wahrnehmung für nonverbale (Körperhaltung, Gang, Mimik und Gestik) und verbale Kommunikationssignale (Stimme, Lautstärke und Inhalt) gestärkt, indem diese den Positionen des Kiesler-Kreises zugeordnet werden. Dabei wird die Wahrnehmung eigener Signale und der von Interaktionspartnerinnen und -partnern geschult. Darüber hinaus werden Fertigkeiten vermittelt, die sich darauf beziehen, **Nähe zulassen** als auch **Grenzen setzen** zu können. Funktionale Verhaltensfertigkeiten werden über das „S-E-W"-Schema in Rollenspielen geübt, indem die Patientinnen und Patienten lernen, die **S**ituation zu beschreiben und die ausgelösten **E**motionen und **W**ünsche an das Gegenüber zu formulieren. Im Modul „Konflikttraining" wird geübt, negative Emotionen auszudrücken, sich abzugrenzen und Nein zu sagen. Über **Situationsanalysen** werden konkrete schwierige interpersonelle Situationen beleuchtet und das erwünschte mit dem tatsächlichen Ergebnis abgeglichen. Dabei wird die eigene Position im Kiesler-Kreis herausgearbeitet und das eigene Verhalten in Bezug zum Ergebnis gesetzt. Die Patientinnen und Patienten können so erkennen, dass sie das Ergebnis über das eigene Verhalten beeinflussen können, und funktionales Verhalten aufbauen.

Das KKT ist als Gruppentraining in einer geschlossenen Gruppe für 23 Sitzungen à 60 Minuten konzipiert. Sitzungen können auch separat durchgeführt werden und Abwandlungen für die Einzeltherapie bestehen ebenfalls.

Das KKT trainiert sowohl Wahrnehmungs- als auch Verhaltensfertigkeiten und zeigt somit einen ähnlichen therapeutischen Fokus wie das vorliegende Manual. Das theoretische Fundament bilden die interpersonale Theorie von Donald Kiesler und der Kiesler-Kreis. Während der Kiesler-Kreis sich stark auf die Wirkung von Verhaltensweisen bezieht, bildet der Interaktionskompass deskriptive Verhaltensweisen ab.

Bisher ist das KKT noch nicht hinsichtlich der Wirksamkeit in einer RCT untersucht worden. Im Rahmen einer Phase-1-Studie gibt es jedoch statistisch signifikante Ergebnisse nach einer 12-wöchigen stationären Behandlung, welche das Kiesler-Kreis-Training beinhaltete (n=45). Diese Verbesserung zeigte sich sowohl in der Selbsteinschätzung interpersonellen Verhaltens als auch auf Depressionsskalen (siehe Guhn, Köhler & Brakemeier, 2019, ➤ Kap. 7).

ZUSAMMENFASSUNG

- Das KKT ist als Gruppentraining für 23 Gruppenstunden à 60 Minuten konzipiert und basiert auf dem Kiesler-Kreis.
- Es werden Kompetenzen gefördert im Bereich nonverbale und verbale Kommunikation, Konflikttraining und Förderung von Empathie.

KAPITEL

3 Grundlagen und Rahmenbedingungen der Gruppentherapie

3.1	**Wirksamkeit von Gruppentherapie**	39
3.1.1	Vergleich der Effektivität von Einzel- und Gruppentherapie	39
3.1.2	Wirkfaktoren	39
3.1.3	Umgang mit unerwünschten Wirkungen	40
3.2	**Rahmenbedingungen des vorliegenden Behandlungskonzepts**	42
3.2.1	Gruppenleitung	42
3.2.2	Indikation	43
3.2.3	Setting und Struktur	43
3.2.4	Evaluation	44

3.1 Wirksamkeit von Gruppentherapie

Gruppentherapie gilt als wirksame Therapiemethode (für einen Überblick siehe z. B. Strauß & Mattke, 2017, Kap. 16.1). Die Wirksamkeit von Gruppentherapie kann durch eine gründliche Gruppenvorbereitung („pre-group training") gesteigert werden (Strauß, 2020). Das Herstellen eines Arbeitsbündnisses, der Abbau von Ängsten und die Vermittlung der Wirkweise von Gruppentherapie, die Zielklärung und die Vorhersage von Problemen sind bereits wichtige Interventionen zur Erhöhung des Therapieerfolgs. Die Wirksamkeit wird durch verschiedene Faktoren beeinflusst. **Persönlichkeitsmerkmale,** die sich positiv auf den Therapieerfolg niederschlagen, sind Motivation, vorhandene interpersonelle Fähigkeiten und reduzierte gruppenbezogenen Ängste (Strauß & Mattke, 2017, S. 61). Das verbindende Personenmerkmal der KOMSSI-Gruppe ist die Störung der sozialen Interaktion, sodass von reduzierten interpersonellen Fähigkeiten ausgegangen werden kann. Dadurch kommt einer guten Gruppenvorbereitung eine große Bedeutung zu. Zur Förderung der Gruppenvorbereitung in den ersten Therapiestunden kann auf das Wissen und die Strategien in ➤ Kap. 5.1 zurückgegriffen werden.

3.1.1 Vergleich der Effektivität von Einzel- und Gruppentherapie

Insgesamt ist die Studienlage zum Vergleich von Einzel- und Gruppentherapie uneindeutig, legt aber nahe, dass Einzeltherapie gegenüber Gruppentherapie eine leichte Überlegenheit hat (Strauß & Mattke, 2017).

3.1.2 Wirkfaktoren

Die allgemeinen Wirkfaktoren der Psychotherapie (Grawe, 1998) – therapeutische Beziehung, Problemaktualisierung, Ressourcenaktivierung, Problembewältigung und motivationale Klärung – sind auch für die Gruppentherapie gültig. Nach Yalom (2010) finden sich verfahrensübergreifend aber auch spezifische Wirkfaktoren für die Psychotherapie in Gruppen:

- Selbsterkenntnis
- Emotionsmanagement
- Interpersonelles Lernen
- Existenzielle Faktoren
- Altruismus
- Gruppenkohäsion
- Universalität des Leidens
- Experte in eigener Sache
- Rekonstruktion familiärer und früherer Gruppensituationen
- Handlungsorientierung
- Realitätsprüfung
- Erwerb von Fähigkeiten.

Zur besseren klinischen Handhabbarkeit werden folgende in ihrer Anzahl reduzierte Wirkfaktoren der Gruppenpsychotherapie beschrieben (Mattke & Mohnke, 2020): der supportive Faktor, Bereitschaft zur Selbstöffnung und Katharsis, interpersonelles Lernen und psychologische Arbeit.

Tab. 3.1 Strategien zum Herstellen eines supportiven Klimas

Was?	Wie?
Aufmerksames Zuhören	• Blickkontakt zum Sprechenden herstellen vs. aus dem Fenster schauen • Nicken • Bezug nehmen auf das, was vorher gesagt wurde
Verständnis und Empathie ausdrücken	• Das Gesagte validieren durch: – Rationales Nachvollziehen: „Ich kann verstehen, dass du dich so fühlst" – Emotionales Nachempfinden: „Ich verstehe das, weil es mir selbst auch so geht" – Perspektivübernahme: „In deiner Situation hätte ich mich wahrscheinlich auch so gefühlt"
Erlaubnis für Ratschläge einholen	„Ich hätte eine Idee, wie du etwas an der Situation ändern könntest. Darf ich sie dir sagen?"
Kein „Du-musst-einfach-nur-mal"	Vorschläge und Ratschläge sollten auf die vier Worte „Du **MUSST EINFACH NUR MAL**" überprüft werden. Sie können Druck ausüben und keine Wertschätzung darstellen.

Der supportive Faktor

Der supportive Faktor beschreibt die **Unterstützung durch die anderen Gruppenmitglieder und Gruppenleitung.** Dabei umfasst er Wertschätzung, Verständnis, Validierung und Universalität des Leidens. Er kann durch Aufklärung in der Gruppe gefördert werden, z. B., indem die Gruppenleitung den Wirkfaktor psychoedukativ erläutert und mit den Gruppenteilnehmenden Strategien zum Herstellen eines supportiven Klimas erarbeitet, wie in ➤ Tab. 3.1 dargestellt. Therapeutinnen und Therapeuten könnten formulieren:

„Wir wissen aus der Forschung, dass es für den Erfolg einer Gruppentherapie wichtig ist, dass die Teilnehmenden sich verstanden und unterstützt fühlen. Wann fühlen Sie sich verstanden und unterstützt?"

Bereitschaft zur Selbstöffnung und Katharsis

Die Bereitschaft zur Selbstöffnung und Katharsis sollte zu Beginn der Gruppentherapie hergestellt werden. Selbstöffnung sollte von den Therapeutinnen und Therapeuten als wichtiger Wirkfaktor in der Gruppentherapie betont werden und gleichzeitig darauf verwiesen werden, dass Selbstöffnung an sich schon ein Therapieziel sein kann und ebenso zu stark oder zu wenig stattfinden kann.

Interpersonelles Lernen

Der Faktor interpersonelles Lernen kann in der transdiagnostischen Gruppentherapie für Störungen der sozialen Interaktion besonders gut aktiviert werden, wenn **Betroffene mit unterschiedlichen sozialen Kompetenzprofilen** aufeinandertreffen. Die Teilnahme an der Gruppentherapie mit Explizierung von Gruppenprozessen und dem eigenen Verhalten in der Gruppe kann dazu führen, dass das eigene Verhalten im Rahmen des Verhaltens anderer Gruppenmitglieder reflektiert wird. Über **Modelllernen** während Rollenspielen, aber auch durch das Verhalten anderer können sozial funktionale Verhaltensmuster beobachtet und erworben werden.

Psychologische Arbeit

Der Faktor psychologische Arbeit setzt sich nach Mattke & Mohnke (2020) aus den Erfahrungen der **„Hier-und-Jetzt-Interaktionen"** in der Gruppe, den **aktuellen Beziehungen** außerhalb der Gruppe und **vergangenen Interaktionen** mit bedeutenden anderen Menschen in der Lebensgeschichte zusammen. Alle drei Situationstypen werden in der vorliegenden Gruppentherapie betrachtet und da die sozialen Interaktionsstörungen der Hauptfokus dieser Gruppentherapie sind, kommt diesem Wirkfaktor eine besondere Bedeutung bei. Die Bedeutung der Arbeit an Beziehungen kann durch die Gruppenleitung hervorgehoben werden:

„Sie nehmen an dieser Gruppe teil, da Sie Schwierigkeiten haben, soziale Interaktionen bzw. Ihre Beziehungen so zu gestalten, dass es für Sie und Ihre Mitmenschen passt. Auch in der Gruppe hier finden die ganze Zeit soziale Interaktionen statt. Das bedeutet, dass wir Schwierigkeiten in der Gruppe direkt als Beispielsituationen nehmen können. Darüber hinaus werden wir uns die Erfahrungen mit sozialen Interaktionen in Ihrem aktuellen Leben oder auch vergangene Erfahrungen anschauen, um herauszufinden, welche Schwierigkeiten bestehen, woher sie kommen und wie Sie anders damit umgehen können."

3.1.3 Umgang mit unerwünschten Wirkungen

Neben der grundsätzlichen Wirksamkeit von Gruppentherapie kann auch davon ausgegangen werden, dass unerwünschte Wirkungen (Nebenwirkungen) auftreten.

Insbesondere für Patientinnen und Patienten mit interaktionellen Störungen ist eine Gruppentherapie zur Bearbeitung interaktioneller Probleme als sinnvoll zu erachten, da sich ungünstige Interaktionsprozesse in der Gruppe zeigen und therapeutisch bearbeitet werden können. Gleichzeitig ist beim Aufeinandertreffen mehrerer Personen mit einer Interaktionsstörung von Interaktionsschwierigkeiten in der Gruppe auszugehen, d. h. Konflikte können auftreten, Ausgrenzungserfahrungen und Invalidierungen erlebt werden. Der Vorteil daran ist, dass diese direkt im Rahmen der Therapie aufgegriffen und bearbeitet werden können. Interaktionsschwierigkeiten als Problemaktualisierung sind während der

Gruppentherapie also einerseits erwünscht, eine etwaige anhaltende **affektive Destabilisierung** jedoch eine unerwünschte Wirkung. Unerwünschte Wirkungen scheinen in der Gruppentherapie häufig aufzutreten. Linden et al. (2015) konnten bei Patientinnen und Patienten in Gruppentherapien einer psychosomatischen Rehaklinik bei 98,4 % der Teilnehmenden unerwünschte Wirkungen feststellen. 43,7 % der Betroffenen gaben dabei an, sich mindestens stark oder extrem belastet durch die Nebenwirkungen zu fühlen. Vorrangig gaben sie dabei an, sich durch „Entmutigung" durch die Inhalte oder Konflikte mit Gruppenmitgliedern belastet zu fühlen. Aus diesem Grund sollte die Gruppenleitung mögliche Nebenwirkungen stets mit im Blick haben. Zu deren systematischer Erfassung wurden Instrumente wie die UE-G-Skala (Skala zur Erfassung von unerwünschten Ereignissen in der Gruppentherapie; Linden et al., 2015) oder NUGE (Fragebogen zu Nebenwirkungen in der Gruppenpsychotherapie, Strauß & Drobinskaya, 2018) entwickelt. Strauß & Drobinskaya (2018) identifizierten vier Bereiche, in welchen unerwünschte Wirkungen auftreten können: Belastungen durch die Gruppe, durch die Gruppenleitung, durch Mitpatientinnen und Mitpatienten sowie persönliche Überforderung.

Linden et al. (2015) identifizierten folgende Dimensionen, aufgrund derer unerwünschte Wirkungen auftreten können:

- Situationsmerkmale
- Gruppenprozessmerkmale
- Belastungen durch Mitpatientinnen und Mitpatienten
- Belastungen durch Therapeutinnen und Therapeuten

Bei genauer Betrachtung und Beachtung dieser können Nebenwirkungen begrenzt und der Therapieerfolg positiv beeinflusst werden. Daher werden im Folgenden die Relevanz der einzelnen Dimensionen und der Umgang damit für das vorliegende Manual beleuchtet.

Situationsmerkmale (Gruppengröße, Raum, Rahmenbedingung)

Die Gruppe sollte als **geschlossene Gruppe mit 8–10 Teilnehmenden** stattfinden, wobei eine kleinere Gruppengröße mit 8 Personen von uns empfohlen wird. Aufgrund des hohen Potenzials interaktioneller Schwierigkeiten kann bei geringerer Mitgliederanzahl besser auf individuelle Schwierigkeiten eingegangen und unerwünschten Wirkungen vorgebeugt werden. Die therapeutische Leitung sollte während eines Durchlaufs nicht wechseln, sodass die Betroffenen eine stabile Interaktionserfahrung machen können. Falls ein Leitungswechsel erforderlich sein sollte, kann dies als neue Interaktionserfahrung anhand der Methoden in ➤ Kap. 5.4 bearbeitet werden und so unerwünschte Wirkungen abgemildert werden.

Gruppenprozessmerkmale (Inhalte der Gruppe, Art der Darbietung, gruppendynamische Prozesse, z. B. Herabwürdigung)

Die **Problemaktualisierung** ist ein zentraler Wirkfaktor von Psychotherapie und sollte in der Therapie unbedingt stattfinden. Betroffene mit sozialen Interaktionsstörungen haben eventuell noch kein Problembewusstsein und dieses zu schaffen ist Aufgabe der Therapie. Dies kann jedoch zu einer affektiven Destabilisierung führen und mit Gefühlen von Traurigkeit, Wut, Hilflosigkeit und Schuld einhergehen. Dies sollte therapeutisch gut beobachtet und bei anhaltender Verschlechterung im Einzelgespräch bearbeitet werden. Um Hoffnungslosigkeit vorzubeugen, sollten Therapeutinnen und Therapeuten eine **dialektische Grundhaltung** einnehmen, welche Akzeptanz für Unabänderliches fördert, aber auch lösungsorientiert Veränderungspotenzial aufzeigt. Insgesamt sind die einzelnen Sitzungen ressourcenorientiert und fragen während der Problemaktualisierung sowohl Schwierigkeiten als auch Ressourcen ab. Herabwürdigung, Entwertung und Invalidierung werden von der Gruppenleitung als interaktionelles Problemverhalten markiert und ebenfalls gemäß den Strategien in ➤ Kap. 5.4 bearbeitet.

Belastungen durch Gruppenmitglieder

Emotionale Belastungen durch Gruppenmitglieder können sowohl durch deren **Verhalten** als auch durch deren **inhaltliche Schilderungen** auftreten. Das interaktionelle Problemverhalten kann in dieser Therapiegruppe als höher angenommen werden als in störungsspezifischen Gruppen, wie etwa Angst- oder Depressionsgruppen, sodass ein höheres Risiko besteht, durch das Verhalten von anderen Betroffenen emotional belastet zu sein. Das Verhalten in der Gruppe wird in diesem Therapiekonzept viel expliziter als Therapiegegenstand betrachtet als in anderen Therapiegruppen. Die Gruppe wird transparent darüber aufgeklärt, dass es Therapiegegenstand ist und interaktionelles Problemverhalten in der Sitzung thematisiert wird. Durch dieses Einholen von Commitment am Anfang des Therapieprozesses haben Therapeutinnen und Therapeuten die Aufgabe und Gelegenheit, Problemverhalten direkt anzusprechen und gemeinsame Lösungen zu finden. Das Bearbeiten von Konflikten innerhalb der Gruppe birgt gleichzeitig ein enormes Potenzial für direkte positive korrektive Erfahrungen. Erwartbares interaktionelles Problemverhalten und Strategien zum Umgang in der Gruppe können zu Beginn der Gruppentherapie explizit abgefragt werden:

> *„Wir wissen, dass es in Gruppen zur Behandlung von Störungen der sozialen Interaktion durch diese Störung auch zu Problemen in der Gruppe kommen kann. Bitte überlegen Sie, welches Verhalten, das Sie von sich kennen, in der Gruppe problematisch werden kann. Im zweiten Schritt wollen wir dann gemeinsam überlegen, wie wir damit umgehen könnten."*

Mögliches Problemverhalten: Nicht ausreden lassen; Angst zu sprechen; leicht gekränkt fühlen, wenn man nicht drankommt; andere Meinung nicht so stehen lassen können; sich ausgeschlossen fühlen; Wutausbrüche bei Missverständnissen, etc.

Belastungen durch das Auftreten von Therapeutinnen und Therapeuten

Es ist davon auszugehen, dass durch die Problemaktualisierung des interaktionellen Problemverhaltens Spannungen in der therapeutischen Beziehung auftreten können. Es empfiehlt sich, dies als Möglichkeit transparent zu machen und Gruppenteilnehmende zu bitten, dies zu kommunizieren. Dies stellt eine hohe interaktionelle und emotionale Hürde dar, kann aber als Lernerfahrung für Betroffene hilfreich sein. Die Gruppenleitung sollte darauf achten, eine **wohlwollende, ressourcenorientierte und dialektische Grundhaltung** einzunehmen, um Belastungen durch das eigene Auftreten vorzubeugen.

3.2 Rahmenbedingungen des vorliegenden Behandlungskonzepts

Das Konzept beinhaltet psychoedukative Elemente, welche der Informationsvermittlung zu Störungen der sozialen Interaktion, zum zugrunde liegenden Störungsmodell sowie zu den Methoden und Werkzeugen dienen. In Modul 1 und 2 sowie unterstützend in der Einzeltherapie wird eine individuelle Verhaltens- und Problemanalyse erstellt, welche sich am Modus-Modell der Schematherapie, dem Interaktionskompass sowie Verhaltensbeobachtungen und Übungen orientiert. Auf dieser Grundlage werden dann Ziele abgeleitet. Während des interaktionsorientierten Fertigkeitentrainings, welches kognitive, metakognitive und verhaltensbezogene Übungsaufgaben enthält, und der Gruppendiskussionen soll ein tieferes Verständnis individueller Situationen und Probleme ermöglicht und neue Verhaltensweisen ausprobiert werden. Erwünscht ist die aktive Beteiligung aller Gruppenmitglieder während der Sitzung. Im Diskussionsteil und in den Gruppenübungen der einzelnen Sitzungen soll sich die therapeutische Leitung zurücknehmen und nur dann in den Gruppenprozess eingreifen, wenn zuvor aufgestellte Regeln missachtet werden; weiterhin achtet sie auf die Einhaltung des zeitlichen Rahmens. Aufgrund der potenziellen Heterogenität hinsichtlich des Störungsbildes können individuelle Probleme von Teilnehmenden in den Vordergrund treten und so kann es zu einer Verzögerung der strukturierten Bearbeitung der vorgegebenen Aufgaben kommen. Es sollte ausreichend Zeit eingeplant werden und bei ausufernder Bearbeitung individueller Lebensprobleme auf die Einzeltherapie verwiesen werden (➤ Kap. 5).

Grundsätzlich wird eine **kooperative Arbeitshaltung** vorausgesetzt, welche sich in der Pünktlichkeit, einem fairen Kommunikationsverhalten, aber auch bei der zuverlässigen Durchführung der Übungen und Wochenaufgaben zeigt. Notwendig ist außerdem ein **Zusammengehörigkeitsgefühl** (Kohäsion) unter den Gruppenmitgliedern. Aufgrund der Heterogenität der transdiagnostischen Gruppe spielen **Offenheit** und **Vertrauen** sowie gegenseitige **Akzeptanz** für die Funktionalität der Gruppe eine bedeutsame Rolle.

Durch die Manualisierung ist die Gruppentherapie standardisiert und deshalb auch von weniger erfahrenen Therapeutinnen und Therapeuten gut durchführbar. Die psychoedukativen Elemente sind verständlich formuliert und es stehen schriftliche Arbeitsmaterialien zur Verfügung (➤ Kap. 3.2.3). Die strukturierte Form ermöglicht außerdem eine wissenschaftliche Wirksamkeitsüberprüfung (➤ Kap. 3.2.4).

3.2.1 Gruppenleitung

Bisher gibt es vergleichsweise wenige Studien zur Erfassung **effektiven Verhaltens von Gruppentherapeutinnen und -therapeuten** (Strauß, 2020). Ein nützliches Modell existiert bei Lieberman, Yalom & Miles (1973). Laut diesem gelten folgende Faktoren als hilfreiche Interaktionsstrategien innerhalb der Gruppentherapie: Exekutive Funktionen, Fürsorge, emotionale Stimulation und Bedeutungszuweisung.

Exekutive Funktionen bezeichnen Fähigkeiten zur Gestaltung des strukturellen Rahmens der Gruppentherapie. Hierzu gehören die Auswahl der Gruppenmitglieder, die Bestimmung von Ort und Zeit, die Vorbereitung der Gruppe sowie das Aufstellen von Gruppenregeln und das Begrenzen von Verhalten, welches diese überschreitet.

Mit **Fürsorge** ist die Förderung einer unterstützenden Atmosphäre unter den einzelnen Gruppenmitgliedern gemeint, welche u. a. gegenseitiges Einfühlen, Vertrauen und Sorge umeinander umfasst.

Die **emotionale Stimulation** beinhaltet die Aktivierung dysfunktionaler Schemata, wodurch eine Bearbeitung dieser innerhalb des Gruppensettings ermöglicht wird. Die Aufgabe der therapeutischen Leitung besteht hierbei darin, die Patientinnen und Patienten darin zu bestärken, emotionale Prozesse bei sich wahrzunehmen und offenzulegen. Hierbei gilt ein mittelhohes emotionales Erregungsniveau, bei dem zwar eine Aktivierung, jedoch keine Überwältigung durch Gefühle vorhanden ist, als günstigste Ausgangsbedingung.

Der Faktor **Bedeutungszuweisung** betrifft die Förderung des Verstehens der Betroffenen gegenüber sich selbst, aber auch gegenüber den Mitmenschen. Hierfür ist von therapeutischer Seite das Einbringen von Feedback oder das Thematisieren von Gruppenprozessen hilfreich (Dobersch, grosse Holtforth & Egle, 2018).

Bisher existieren nur wenige **Messinstrumente** zur Erhebung des Verhaltens der Gruppenleitung. Ein Fremdbeurteilungsverfahren hierzu ist die Group Psychotherapy Intervention Rating Scale (GPIRS; Sternburg & Trijsburg, 2005), welche die Skalen Strukturierung der Gruppe (z. B. durch Verdeutlichung der Gruppenziele, Formulierung von Regeln), verbale Interventionen (z. B. durch Selbstöffnung und Feedback durch die Gruppenleitung, Funktion als Modell) und emotionales Klima (z. B. durch Balance aus Unterstützung und Konfrontation) umfasst (Strauß, 2020).

ZUSAMMENFASSUNG

Für die Gruppentherapie hilfreiche Variablen auf therapeutischer Seite sind gute exekutive Funktionen, Fürsorge gegenüber der Gruppe, eine emotionale Stimulation dieser sowie die Förderung von Verstehensprozessen.

3.2.2 Indikation

Da Störungen der sozialen Interaktion über alle psychischen Erkrankungen hinweg auftreten können und sich dieses Manual als **transdiagnostisch** versteht, kann es bei prinzipiell allen psychischen Erkrankungsbildern mit Problemen in diesem Bereich angewendet werden. Hierzu zählen z. B. ADHS, ASS, Depressionen, Persönlichkeitsstörungen, Soziale Phobien, Zwangsstörungen oder Schizophrenie (➤ Kap. 1.3).

Da der Hauptfokus des vorliegenden Manuals auf sozialer Interaktion liegt, ist bei den meisten Betroffenen eine **ergänzende symptomspezifische Therapie** erforderlich. Zudem empfehlen wir eine **begleitende einzelpsychotherapeutische Behandlung.** Dies bringt den Vorteil mit sich, dass Themen aus der Gruppentherapie in der Einzelsitzung vertieft werden können oder andersrum, Prozesse, die in der Gruppentherapie ablaufen, zunächst im Einzelsetting besprochen werden können, damit die Patientin oder der Patient dann Mut fasst, diese auch im größeren Gruppensetting anzusprechen. Zu jedem Modul gibt es Vorschläge für vertiefende Übungen in der Einzeltherapie.

Eine **Kontraindikation** besteht bei akuter manischer oder psychotischer Episode, bei akuter Suizidalität oder starker Dissoziationsneigung.

3.2.3 Setting und Struktur

Wie bereits unter dem Punkt Situationsmerkmale in ➤ Kap. 3.1.3 erwähnt, sollte die Gruppentherapie in einem **geschlossenen Gruppensetting** von idealerweise 8, maximal jedoch 10 Personen stattfinden. Bei einer Durchführung im ambulanten Setting wird eine Gruppengröße von 6–9 Teilnehmenden empfohlen, da bei dieser Größe die Finanzierung durch die gesetzlichen Krankenversicherungen gewährleistet ist.

Die Gruppe erstreckt sich über **13 Sitzungen à 100 Minuten.** Da zu den jeweiligen Sitzungen optionale Übungen vorhanden sind, kann die Anzahl der Sitzungen jedoch auch erhöht werden.

Um den Gruppenmitgliedern ein hohes Maß an Sicherheit und ein Gefühl von Kontrolle zu geben, zeichnen sich die Sitzungen durch einen **vorstrukturierten und transparenten Ablauf** und ein **zielorientiertes Vorgehen** aus. Jede Sitzung gliedert sich in eine *Eröffnungsphase* (Begrüßung und Kennenlernen bzw. Wiederholung der Inhalte aus der letzten Sitzung und Besprechen der letzten Wochenaufgabe im Plenum), dann folgt die *Bearbeitungsphase* (d. h. eine individuelle Reihenfolge von Gruppenübungen, Vortrag der Gruppenleitung zur Wissensvermittlung und Diskussion in der Einzelgruppe und im Plenum) und mit der *Abschlussrunde* (d. h. Zusammenfassung, Feedback) endet jede Sitzung. Zur Gewährleistung des Alltagstransfers gibt es zudem zum Ende jeder Sitzung eine *Wochenaufgabe.*

Die **Struktur des Manuals** setzt sich aus vier Modulen mit unterschiedlichen Kernthemen, die aufeinander aufbauen und jeweils mehrere Sitzungen (2–4) beinhalten, zusammen:

1. Einführung in die Störungen der sozialen Interaktion (➤ Kap. 4.1)
2. Basismodul „soziale Interaktionen" (➤ Kap. 4.2)
3. Annäherung in sozialer Interaktion (➤ Kap. 4.3)
4. Abgrenzung und Konflikte in sozialer Interaktion (➤ Kap. 4.4)

Zudem gibt es eine Abschlusssitzung. Das Zusatzmodul „Stress bei Störungen der sozialen Interaktion" (➤ Kap. 6) kann optional erarbeitet werden, wenn mehr als 13 Doppelstunden zur Verfügung stehen, oder es kann auch als sinnvolle Ergänzung in der Einzeltherapie genutzt werden.

Im Anhang dieses Manuals und/oder online (▦) finden sich zahlreiche **Materialien,** die für die einzelnen Sitzungen zusammengestellt wurden. Sie beinhalten Präsentationsfolien, Kopiervorlagen für Informations- und Arbeitsblätter sowie Karten für Rollenspiele oder Kleingruppenarbeit. Für jede Sitzung sollte ein Flipchart zur Verfügung stehen, für einige auch ein Beamer und ein Laptop. In Sitzung 3 (➤ Kap. 4.1.3) und 5 (➤ Kap. 4.2.2) werden zudem Lautsprecher für das Zeigen der Videosequenzen benötigt.

Ein weiteres wichtiges Strukturmerkmal sind **Gruppenregeln.** Explizite Gruppenregeln dienen hierbei dazu, die Funktionsfähigkeit der Gruppe zu erhalten, und geben zudem einen sicheren Rahmen, in dem Vertrauen und Offenheit möglich sind. Die Regeln werden in der Einführungssitzung gemeinsam ausformuliert und können im weiteren Verlauf ergänzt werden. Folgende Gruppenregeln haben sich als hilfreich erwiesen und sollen hier als Anregung genannt werden:

- *Verschwiegenheit:* Alles was in der Gruppe besprochen wird, bleibt in der Gruppe.
- *Haltung:* wertschätzende Haltung untereinander, Anerkennung unterschiedlicher Perspektiven
- *Kommunikation:* Ausreden lassen, aktiv zuhören
- *Feedback:* wertschätzend und konstruktiv unter Verwendung von Ich-Botschaften und ggf. Verbesserungsanregungen

- *Auszeiten:* Wenn z. B. aufgrund starker emotionaler Aktivierung eine Auszeit erforderlich ist, sollte dies an die Gruppenleitung rückgemeldet werden; bestenfalls sollte das betreffende Gruppenmitglied zur Abschlussrunde wieder dazukommen.

Des Weiteren existieren in jedem Gruppensetting auch unausgesprochene, **implizite Regeln,** welche einen Einfluss auf Gruppenprozesse ausüben. Diese können z. B. das Verhalten unter den Gruppenmitgliedern (z. B. „Wir sind kooperativ", „Emotionen sollten zugelassen werden", „Wenn man heute schon etwas gesagt hat, sollte man erstmal den anderen Vorrang lassen") oder Erwartungen an die Gruppeninhalte betreffen (z. B. „Hier geht es um Depressionen"). Diese impliziten Regeln können teils förderlich für die Funktionsfähigkeit der Gruppe sein, diese z. T. jedoch auch behindern, v. a. dann, wenn sie im Widerspruch zu expliziten Gruppenregeln stehen. Aus diesem Grund sollten Therapeutinnen und Therapeuten auf implizite Gruppenregeln achten und diese entweder fördern oder begrenzen (Sipos & Schweiger, 2018).

ZUSAMMENFASSUNG

- Für KOMSSI wird eine Gruppengröße von 6–10 Teilnehmenden empfohlen.
- Es gibt 4 Module mit 13 Sitzungen à 100 Minuten.
- Für die meisten Patientinnen und Patienten wird eine ergänzende symptomspezifische bzw. begleitende einzelpsychotherapeutische Behandlung empfohlen.

3.2.4 Evaluation

Für die Prozessevaluation der Gruppentherapie empfiehlt sich der **Stundenbogen** für die allgemeine und differentielle Psychotherapie (*STEP;* Krampen, 2002), ein validiertes und häufig verwendetes Instrument zur Erhebung von **Therapieeffekten aus Betroffenensicht.** Ursprünglich für die Einzeltherapie entwickelt, werden mit dem Fragebogen die motivationale Klärung, die therapeutische Beziehung und die aktive Entwicklung von Lösungen für individuelle Probleme erhoben (➢ Kap. 2.1.3).

Weitere mögliche **hilfreiche Instrumente zur Prozessevaluation** sind die oben genannte *UE-G-Skala,* der *NUGE* (➢ Kap. 3.1.3) und der *GPIRS* (➢ Kap. 3.2.1). Insgesamt kommt der Prozessevaluation eine hohe Bedeutung zu, da sie der Behandlerin bzw. dem Behandler ein direktes Feedback über den Therapieverlauf gibt. Hierdurch können rechtzeitig Anpassungen vorgenommen und damit der Therapieerfolg erhöht werden.

Zur **Zwischen- und Ergebnisevaluation** eignet sich als spezifisches Instrument der **Fragebogen zum Interaktionskompass,** der als Begleitmaterial für die Durchführung von KOMSSI entwickelt wurde (AB 2). Der Fragebogen sollte im Verlauf mehrmals vorgegeben werden, sodass Veränderungen für die Teilnehmenden transparent werden. Als Ergänzung werden bei heterogenen Gruppen **störungsübergreifende Fragebögen** wie das Inventar zur Erfassung interpersonaler Probleme (*IIP-D;* Horowitz et al., 2000), die Symptom-Checkliste (*SCL-90-R;* Franke & Derogatis, 2002), der Patient Health Questionnaire (*PHQ-D;* Gräfe et al., 2004) oder das Brief Symptom Inventory (*BSI;* Geisheim et al., 2002) empfohlen.

An dieser Stelle soll v. a. das **IIP** hervorgehoben werden, da dieses auf **interpersonale Probleme** fokussiert und damit dem Therapiefokus von KOMSSI am nächsten kommt. Im IIP werden mittels Selbstrating interpersonale Verhaltensweisen, welche der betreffenden Person schwerfallen oder die diese in zu hohem Ausmaß anwendet, erfasst. Die Bearbeitungsdauer liegt bei 10 Minuten für die Kurz- und 20 Minuten für die Langform und es existieren repräsentative alters- und geschlechtsspezifische Normen von 18 bis über 74 Jahre.

Sollte KOMSSI bei einer störungshomogenen Gruppe durchgeführt werden, können zudem **störungsspezifische Instrumente** Anwendung finden, wie z. B. das Beck-Depressions-Inventar (*BDI-II;* Wintjen & Petermann, 2010) bei Depressionen oder die Liebowitz Soziale Angst-Skala (*LSAS;* Stangier & Heidenreich, 2005) bei Sozialer Phobie. Anregungen für störungsspezifische Fragebögen finden sich in der Zusammenfassung von Metaanalysen zur Gruppentherapie bei Strauß, Burlingame & Rosendahl (2020).

Neben der Erfassung des Therapieerfolgs über Fragebögen kommt auch der **mündlichen Evaluation der Therapiefortschritte** und der deutlichen **Wertschätzung** dieser eine große Bedeutung zu. Hier gilt: Es kann nicht genug gelobt werden! Nichts ermutigt Betroffene mehr dazu, dranzubleiben und für das langfristige Ziel auch kurzfristig unangenehme Emotionen auszuhalten.

ZUSAMMENFASSUNG

Für die Evaluation der Gruppentherapie ist sowohl eine Erhebung der Prozesse innerhalb der Therapie **(Prozessevaluation)** als auch die Evaluation der (Symptom-)veränderung **(Zwischen- und Ergebnisevaluation)** relevant.

II Praxis

4 Durchführung der Gruppentherapie – Die Module 47

5 Schwierige Therapiesituationen 93

6 Stress und Störungen der sozialen Interaktion 103

7 Fazit & Ausblick 107

Referenzen 109

KAPITEL

4 Durchführung der Gruppentherapie – Die Module

4.1 Modul 1: Einführung in die Störungen der sozialen Interaktion (Sitzungen 1–3) ... 49
4.1.1 Sitzung 1: Einführungssitzung ... 49
4.1.2 Sitzung 2: Vorstellung des schematherapeutischen Erklärungsmodells sozialer Interaktion ... 51
4.1.3 Sitzung 3: Das schematherapeutische Erklärungsmodell sozialer Interaktion als Hilfe bei Konflikten ... 55

4.2 Modul 2: Basismodul soziale Interaktionen (Sitzungen 4–6) ... 57
4.2.1 Sitzung 4: Einführung des Interaktionskompasses ... 58
4.2.2 Sitzung 5: Nonverbale Signale verstehen ... 61
4.2.3 Sitzung 6: Basale Interaktionen führen ... 65

4.3 Modul 3: Annäherung in sozialer Interaktion ... 67
4.3.1 Sitzung 7: Emotionen und Bedürfnisse wahrnehmen ... 67
4.3.2 Sitzung 8: Kontakte knüpfen ... 71
4.3.3 Sitzung 9: Freundschaften und Partnerschaften führen ... 75

4.4 Modul 4: Abgrenzung und Konflikte in sozialer Interaktion ... 80
4.4.1 Sitzung 10: Abgrenzungsbedürfnisse wahrnehmen ... 80
4.4.2 Sitzung 11: Erkennen von Bewältigungsmodi ... 83
4.4.3 Sitzung 12: Abgrenzung und Umgang mit Konflikten ... 86
4.4.4 Sitzung 13: Abschlusssitzung – Wohin führt mich mein Interaktionskompass? ... 91

Die Therapiemodule sollen helfen, Schwierigkeiten in sozialen Interaktionen für Betroffene zu reduzieren, indem sie die dazu erforderlichen Kompetenzen auf der Wahrnehmungs- und Verhaltensebene trainieren (➤ Tab. 4.1). Den Ebenen im Interaktionskompass entsprechend, werden die Fertigkeiten mit steigender Komplexität geschult.

In **Modul 1** findet zunächst eine **Einführung in soziale Interaktionsstörungen** statt. Betroffene sollen verstehen, wodurch Störungen in der sozialen Interaktion charakterisiert sind und mit welchen Einschränkungen diese verbunden sind. Zum vertieften Verständnis von sozialen Interaktionen erfolgt an dieser Stelle, im Sinne einer Komplexitätsreduktion nach außen und nach innen, die Einführung des Schema-Modus-Modells.

In **Modul 2** werden die **Basiskompetenzen** erlernt, die **für soziale Interaktion** benötigt werden. Als praktisches Werkzeug zur Kategorisierung verschiedener sozialer Interaktionen wird in der ersten Sitzung des Moduls der Interaktionskompass eingeführt. Wichtige Bestandteile sind zudem die Selbsteinschätzung der sozialen Fähigkeiten und die Zieleklärung. Danach erfolgt eine intensive Einführung in das Deuten nonverbaler Signale. Hierbei lernen Gruppenmitglieder, die verschiedenen Faktoren nonverbaler Kommunikation zu identifizieren und interpretieren. Relevant sind nonverbale und paraverbale Kommunikationssignale wie Blickkontakt und -richtung, Gesichtsausdruck, körperliche Nähe und Abstand zum Gegenüber, Körperhaltung, usw. Diese werden anschaulich im Rahmen von Videoanalysen erarbeitet. Im zweiten Schritt werden basale Verhaltensfertigkeiten zur Kontaktaufnahme mit Unbekannten in kurzen Rollenspielen trainiert.

In **Modul 3** erfolgt die Schulung von **Kompetenzen, die für soziale Annäherung relevant sind.** Es wird zunächst das Wahrnehmen von Emotionen und damit in Verbindung stehenden Bedürfnissen geschult. Im Anschluss wird auf die Verhaltenskompetenzen, welche für das Knüpfen von Kontakten sowie für das Führen von Freundschaften und Partnerschaften relevant sind, eingegangen.

Tab. 4.1 Übersicht über die Module und Sitzungen

Modul	Sitzung
Modul 1: Einführung in die Störungen der sozialen Interaktion	• Sitzung 1: Einführungssitzung • Sitzung 2: Vorstellung des schematherapeutischen Erklärungsmodells sozialer Interaktion • Sitzung 3: Das schematherapeutische Erklärungsmodell sozialer Interaktion als Hilfe bei Konflikten
Modul 2: Basismodul soziale Interaktionen	• Sitzung 4: Einführung des Interaktionskompasses • Sitzung 5: Nonverbale Signale verstehen • Sitzung 6: Basale Interaktionen führen
Modul 3: Annäherung in sozialer Interaktion	• Sitzung 7: Emotionen und Bedürfnisse wahrnehmen • Sitzung 8: Kontakte knüpfen • Sitzung 9: Freundschaften und Partnerschaften führen
Modul 4: Abgrenzung und Konflikte in sozialer Interaktion	• Sitzung 10: Abgrenzungsbedürfnisse wahrnehmen • Sitzung 11: Erkennen von Bewältigungsmodi • Sitzung 12: Abgrenzung und Umgang mit Konflikten
Abschluss	• Sitzung 13: Abschlusssitzung – Wohin führt mich mein Interaktionskompass?
Zusatzmodul: Stress in sozialen Situationen	• Sitzung 14: Stress und Störungen der sozialen Interaktion (➤ Kap. 6)

In **Modul 4** wird der Fokus auf die **Abgrenzung in sozialen Interaktionssituationen** gelegt. Dies erfolgt zunächst durch Übungen zur Wahrnehmung von Abgrenzungsbedürfnissen bei sich selbst und beim Gegenüber. Im Anschluss lernen die Gruppenmitglieder auf Grundlage des Schema-Modus-Modells, die Hintergründe von Bewältigungsverhalten in Abgrenzungs- und Konfliktsituationen besser zu verstehen und hilfreiche Denk- und Verhaltensmuster zu entwickeln (Stärkung des gesunden Erwachsenen). Hierauf aufbauend üben die Gruppenmitglieder aktiv Verhalten ein, um in Abgrenzungssituationen ihre Bedürfnisse zu kommunizieren und Konflikte konstruktiv zu bewältigen. Das Modul wird mit einer **Abschlusssitzung** für die Gruppentherapie beendet. Hier haben die Gruppenmitglieder die Gelegenheit, die Therapiefortschritte zu reflektieren und Strategien zu entwickeln, um diese aufrechtzuerhalten.

Das **Zusatzmodul** behandelt die Verbesserung der Stressbewältigung in sozialen Situationen und kann bei Bedarf angewendet werden.

4.1 Modul 1: Einführung in die Störungen der sozialen Interaktion (Sitzungen 1–3)

In diesem Modul wird in die Thematik sozialer Interaktionsstörungen eingeführt sowie ein Erklärungsmodell sozialer Interaktion vorgestellt. Inhaltlich sollen in der ersten Sitzung die Patientinnen und Patienten verstehen, wodurch Störungen der sozialen Interaktion charakterisiert und mit welchen Einschränkungen diese verbunden sind. Weiterhin werden für eine Gruppenbildung formale Aspekte wie Gruppenregeln und Feedback besprochen und gruppendynamische Prozesse reflektiert. In der zweiten Sitzung des Moduls wird das Schema-Modus-Modell aus der Schematherapie (Young et al., 2008) als Erklärungsansatz von Verhaltensmustern und zwischenmenschlichen Konflikten vorgestellt. Ziel ist es, den Teilnehmenden ein Modell anzubieten, das soziale Interaktion verstehbar macht und die Komplexität reduziert. Die Auseinandersetzung mit dem eigenen Bewältigungsverhalten in schwierigen Situationen stellt dafür eine Voraussetzung dar. In einer dritten Sitzung steht das Bewältigungsverhalten des Gegenübers im Vordergrund. So soll anhand von Videos und eigenen Beispielen der Gruppenmitglieder das theoretische Wissen zum Erklärungsmodell sozialer Interaktion für individuelle Konfliktsituationen angewendet werden.

4.1.1 Sitzung 1: Einführungssitzung

Menschen sind soziale Wesen und entwickeln sich in der Interaktion mit anderen über die gesamte Lebensspanne hinweg. Psychische Erkrankungen können Einfluss auf die Fähigkeit haben, mit anderen Menschen in Kontakt zu treten. Umgekehrt können Schwierigkeiten in der sozialen Interaktion auch das Auftreten von psychischen Störungen begünstigen. Fällt es Personen beispielsweise schwer, die Mimik und Gestik anderer Menschen zu verstehen, kann dies zu Missverständnissen und Konflikten führen. Andere Personen wiederum reagieren sehr stark auf solche nonverbalen Signale und empfinden diese als so unangenehm, dass sie in Aufregung geraten und/oder sich zurückziehen. Für manche stellt „Smalltalk" ein besonderes Problem dar und wieder andere meinen zu bemerken, dass sie keinen Einfluss auf andere Personen haben und deshalb der Austausch und die Kommunikation mit anderen unbefriedigend verlaufen.

4

Übersicht

Materialien

- Folien F 1 *Vorstellung Gruppenkonzept*, F 2 *Soziale Interaktionsstörungen* (⊞)
- Beamer
- Flipchart
- Namensschilder
- AB 1 *Soziale Interaktionsstörungen*
- AB 2, 2a, 2b *KOMSSI-Fragebogen* (Kopie für jedes Gruppenmitglied)

Lernziele

- Kennenlernen der anderen Gruppenmitglieder
- Entwickeln eines Verständnisses für soziale Interaktionsstörungen und ihren Beitrag zur Entstehung und Aufrechterhaltung von psychischen Störungen

Leitfragen

- Welche Schwierigkeiten bemerke ich im Alltag im Umgang mit anderen Menschen?
- Welche Konsequenzen haben diese Schwierigkeiten für die Alltagsgestaltung?

Ablauf

Inhalt	Zeit	Kommunikationsform	Materialien
Einstieg: Begrüßung und Vorstellung des Gruppenkonzepts	15 Min.	Vortrag	• F 1 • Beamer • Flipchart
Kennenlernen	15 Min.	Kleingruppe & Plenum	• Namensschilder
Erwartungen an die Gruppe & Gruppenregeln	10 Min.	Plenum	• Flipchart
Austausch zu Interaktionsschwierigkeiten	20 Min.	Plenum	• Flipchart
Psychoedukation zu sozialen Interaktionsstörungen	30 Min.	Vortrag	• F 2 • Beamer
Abschlussrunde	10 Min.	Plenum	• AB 1 • AB 2, 2a, 2b

Einstieg

Die Patientinnen und Patienten werden von der Gruppenleitung begrüßt und das interaktionsorientierte Gruppenkonzept edukativ mithilfe der Präsentationsfolien (F 1,) vermittelt. Hier werden auch essenzielle Rahmenbedingungen (u. a. Schweigepflicht) geklärt und auf dem Flipchart als „Gruppenregeln" festgehalten. Daran schließt eine Gruppenübung zum gegenseitigen Kennenlernen an. Um eine lockere Atmosphäre zu schaffen und ein vertrauensvolles Gruppenklima aufzubauen, werden Kleingruppen empfohlen.

Kennenlernen

Orientierungsrunde, in der sich die Gruppenleitung und die Teilnehmenden mit Namen und ggf. allgemeinen persönlichen Angaben (z. B. Alter, Geburtsort, Beruf) vorstellen. Dies soll zunächst ausführlicher in der Kleingruppe von 2–3 Personen erfolgen. In der Großgruppe werden dann nur noch der Name und wenige Merkmale genannt. Namensschilder mit dem Vornamen können nach dem Einverständnis der Gruppenmitglieder aufgestellt werden.

Gruppenregeln

Im Anschluss an das Kennenlernen werden im Plenum die Gruppenregeln erarbeitet und das Flipchart hierzu ergänzt (➤ Kap. 3.2.3). Weiterhin können die Teilnehmenden Erwartungen und Wünsche an die Gruppe äußern.

Austausch zu Interaktionsschwierigkeiten

Über ein Gruppengespräch wird der Themenbaustein „soziale Interaktionsstörungen" eingeleitet. Hierfür werden im Plenum Schwierigkeiten in der sozialen Interaktion, die individuell ganz verschieden sein können (Ängste, auf andere Menschen zuzugehen, häufig auftretende Missverständnisse, Konflikte etc.), gesammelt und auf dem Flipchart festgehalten. Diese beiden Fragen leiten die Übung ein:

- Welche Schwierigkeiten bemerke ich im Alltag im Umgang mit anderen Menschen?
- Welche Konsequenzen haben diese Schwierigkeiten für meine Alltagsgestaltung?

Die Gruppenleitung unterstützt ggf. mit Hinweisen auf z. B. unterschiedliche soziale Umfelder (Familie, Freunde/Bekannte, Arbeit etc.).

Psychoedukation

Anschließend vermittelt die Gruppenleitung mithilfe der Präsentationsfolien (F 2,) Wissen zum Verständnis und der Bedeutung **sozialer Interaktionsstörungen** für psychische Erkrankungen. Je nach Gruppenzusammensetzung können Folien mit unterschiedlichen Falldarstellungen (aus ➤ Kap. 1.4) gewählt werden. Die Gruppenmitglieder werden ermutigt, Zwischenfragen zu stellen, zu kommentieren und eigene Erfahrungen einzubringen.

Abschlussrunde

Für die Wochenaufgabe werden als Lektüre das Arbeitsblatt zu Interaktionsstörungen (AB 1) sowie der KOMSSI-Fragebogen (AB 2, 2a und 2b) ausgeteilt. Da der Fragebogen Gegenstand von Sitzung 4 ist, sollten die ausgefüllten Bögen spätestens in der 3. Sitzung der Gruppenleitung vorliegen.

Zum Abschluss können die Teilnehmenden die erste Sitzung kommentieren und Erwartungen an den weiteren Verlauf der Gruppe formulieren. Diese werden von den Therapeutinnen und Therapeuten festgehalten und in den folgenden Sitzungen aufgegriffen.

4.1.2 Sitzung 2: Vorstellung des schematherapeutischen Erklärungsmodells sozialer Interaktion

Übersicht

Materialien

- Folien F 3 *Was ist Schematherapie?* (⊞)
- Beamer
- Flipchart
- AB 3 *Fallbeispiel Johannes*
- AB 4 *Analyse zur Situationsbewältigung*
- AB 5 *Was ist Schematherapie?*

Lernziele

- Entwickeln eines Verständnisses für intrapsychische Vorgänge und resultierende Bewältigungsmodi in sozialer Interaktion
- Verstehen gemeinsamer Schwierigkeiten in sozialen Situationen und Entwicklung eines Erklärungsmodells sozialer Interaktionen
- Erwerb von Fähigkeiten für die Gestaltung sozialer Interaktionen

Leitfragen

- Welche zwischenmenschlichen Erfahrungen habe ich im Elternhaus gemacht?
- Wie wirken sich diese Erfahrungen auf meine heutigen Interaktionen aus?

Ablauf

Inhalt	Zeit	Kommunikationsform	Materialien
Einstieg und Wiederholung	15 Min.	Plenum	
Theoretische Einführung Schematherapie (Schema-Modus-Modell)	40 Min.	Vortrag	• F 3 • Beamer
Fallbeispiel	20 Min.	Plenum	• AB 3 • AB 4
Reflexion und Austausch über eigene Bewältigungsstile	15 Min.	Plenum	
Abschlussrunde	10 Min.	Plenum	• AB 5

In der Psychotherapie gibt es verschiedene Erklärungsmodelle für soziale Interaktionen und Kommunikation (z. B. das 4-Seiten-Modell nach Schulz v. Thun, 2013). Auch die Schematherapie bietet ein didaktisch hilfreiches und für Betroffene leicht verständliches Modell an, welches das Erkennen von Verhaltensmustern erleichtert und mit welchem zwischenmenschliche Konflikte besser verstanden werden können. Dabei wird das Schema-Modus-Konzept auf eine neue Art und Weise als ein erweiterter Erklärungsansatz für zwischenmenschliche Kommunikation verwendet. Die Anwendung des Schema-Modus-Modells wurde bereits im Rahmen der Therapie von hochfunktionalem Autismus im ambulanten und teilstationären Setting erprobt (Parpart et al., 2018).

Eingangsrunde

Nach der Begrüßung werden die Inhalte aus der letzten Sitzung von der Gruppenleitung kurz wiederholt und die Brücke zum schematherapeutischen Erklärungsmodell geschlagen. Die Gruppenleitung erklärt:

„In der letzten Sitzung hatten wir uns mit Schwierigkeiten in der sozialen Interaktion beschäftigt. Um diese besser zu verstehen und im Zuge dessen Auslöser und typische zwischenmenschliche Reaktionsmuster zu erkennen, wollen wir Ihnen heute ein Erklärungsmodell sozialer Interaktion vorstellen. Dieses orientiert sich am Konzept der Schematherapie. Wir beginnen mit einer kurzen Einführung in diesen Behandlungsansatz."

Im Anschluss gibt die Gruppenleitung mithilfe der Präsentationsfolien (F 3, ⊞) eine theoretische Einführung in das Konzept der Schematherapie.

Theoretische Einführung

Was ist Schematherapie? Die Schematherapie ist ein integrativer Behandlungsansatz nach Jeffrey Young (2006). Sie vereint Techniken aus der kognitiven Verhaltenstherapie, der psychodynamischen, der Gestalt- und der interpersonellen Psychotherapie sowie der Bindungstheorie. Die Schematherapie geht davon aus, dass die Erfahrungen von Kindern mit nahen

Bezugspersonen in den ersten Lebensjahren prägend für das ganze Leben sein können.

Zentrales Konzept dabei ist die Entwicklung der sogenannten Schemata. Schemata sind komplexe Erlebens- und Verhaltensmuster, welche individuelle Kombinationen aus Gefühlen, Gedanken, Erinnerungen, Wahrnehmungen, Körperempfindungen und Verhaltensweisen beinhalten (➤ Abb. 4.1). Schemata sind im Gehirn in Form von sogenannten neuronalen Netzwerken gespeichert. Besonders leicht werden Schemata im frühen Kindesalter als Folge langanhaltender, starker emotionaler Erregung gebildet, weil die Nerven noch entsprechend formbar sind. In bestimmten Situationen werden Gruppen von Nervenzellen so stark aktiviert, dass sie sich stärker miteinander verbinden und eine feste neuronale Gruppe bilden.

Schemata entstehen in der frühen Kindheit, wenn wiederholt wichtige Grundbedürfnisse des Kindes frustriert, also nicht erfüllt wurden. Young unterscheidet die folgenden emotionalen Grundbedürfnisse:

- Sichere Bindung
- Autonomie
- Selbstkontrolle
- Freiheit im Ausdruck von Bedürfnissen und Emotionen
- Spontaneität und Spiel

So kann beispielsweise jemand das Schema „Emotionale Vernachlässigung" entwickeln, wenn die Eltern sich wiederholt nicht ausreichend feinfühlig um die emotionalen Bedürfnisse des Kindes gekümmert haben (z. B. wenn das Kind keinen Trost bekommen hat).

Eine Schemaaktivierung im Erwachsenenalter erfolgt häufig bei stressigen und emotional fordernden Ereignissen. Erwachsene reagieren dann häufig mit den gleichen eingeschränkten Möglichkeiten, die sie als Kind erlernt haben (dysfunktionale Schemata). Es findet folglich keine Anpassung an das Erwachsenenalter statt.

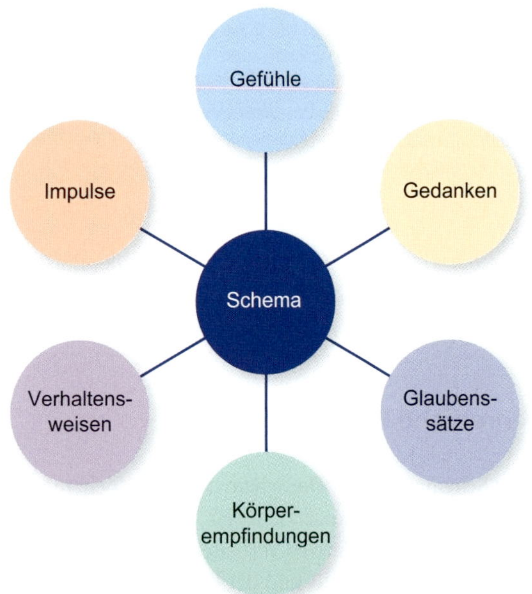

Abb. 4.1 Grafische Darstellung eines Schemas [L231]

Wird ein Schema in einer Situation aktiviert, so geht dies in der Regel mit unangenehmen Gefühlen und Gedanken einher. Sind diese sehr stark, wirken Wahrnehmung und Verhalten häufig kindlich, sog. **Kindmodi** sind aktiviert. Hier wird unterschieden:

- Verletzlicher Kindmodus
- Wütender Kindmodus
- Glücklicher Kindmodus

Hinzu kommen die sog. **dysfunktionalen Elternmodi,** welche als innere Stimmen verstanden werden können, die überhöhte Selbstansprüche stellen oder abwerten und in der Kindheit entstanden sind. Unterschieden wird:

- Fordernder Elternmodus
- Strafender Elternmodus

Um damit umzugehen, wird die Person daher versuchen, diese Situation und die ausgelösten Gefühle zu bewältigen.

Dies erfolgt häufig auf die gleiche Art und Weise, und zwar durch:

- Überkompensation („fight", Schwäche wird versucht durch vermehrte Anstrengung zu kompensieren)
- Vermeidung („flight", schwierige Situationen werden vermieden)
- Unterwerfung/Unterordnung („surrender/follow", unangenehme Situationen werden erduldet).

Diese Bewältigungsstrategien können wechseln, typischerweise greifen jedoch Personen auf bewährte Strategien zurück.

Der Modus des **gesunden Erwachsenen** kann flexibel auf Anforderungen reagieren (in einer Situation kämpfen, in einer anderen Situation sich unterordnen oder auch zurückhaltend sein). Er ist in Kontakt mit seinen Gefühlen (Kindmodi) und kann dysfunktionale Innere-Eltern-Modi entmachten.

Fallbeispiel

Um das Konzept zu verdeutlichen und zu vertiefen, sollte an dieser Stelle relativ schnell das **Fallbeispiel** (AB 3) eingeführt werden.

Fallbeispiel Johannes

Johannes erlebte im Alter von 5 Jahren, dass seine Mutter die Familie verließ. Er verstand es damals nicht und fragte sich insgeheim, ob er zu anstrengend gewesen und die Mama deswegen gegangen sei. Er hörte nie wieder etwas von ihr. Fortan lebte er mit seinem 6 Jahre älteren Bruder und dem Vater allein.

Das Bedürfnis nach sicherer Bindung wurde bei Johannes früh frustriert. Der Vater hatte zwar versucht, die fehlende Mutter zu ersetzen, musste jedoch die ganze Familie versorgen und arbeitete häufig sehr lange. Johannes war deshalb viel mit seinem älteren Bruder allein zu Hause. Es gab Zeiten, da vermisste er die Mutter ganz schmerzlich und fühlte sich sehr einsam. Bei Johannes entwickelte sich deshalb unter anderem das Schema *Verlassenheit*. Folgender Glaubenssatz bildete sich heraus: „Man kann sich auf andere nicht verlassen. Früher oder später steht man sowieso alleine da."

Jetzt ist Johannes 25 Jahre alt, zum ersten Mal richtig verliebt und in einer festen Beziehung mit Anna. Er fühlt sich wohl mit Anna und die beiden überlegen zusammenzuziehen. Heute Abend sind sie verabredet zum Kochen und wollen sich Inserate für Wohnungen im Internet anschauen. Johannes ist gerade dabei, Zutaten für das Rezept zu recherchieren, da ruft Anna ihn an und sagt den Termin ab: „Es tut mir leid, ich kann nicht kommen. Ich habe Kopfweh und ich möchte heute Abend lieber früh ins Bett gehen." Johannes bemerkt plötzlich, wie ein starkes Gefühl von Einsamkeit und ein innerer Schmerz aufkommen. Sein Magen zieht sich zusammen und er kann kaum sprechen. Er fühlt sich kurzzeitig wie gelähmt (Schemaaktivierung, Modus des verletzlichen Kindes).

Um mit den ausgelösten Gefühlen umzugehen, hat Johannes verschiedene Möglichkeiten:

1. Er schreit Anna am Telefon an: „Bin ich dir so wenig wichtig? Dann können wir es ja auch gleich sein lassen mit dem Zusammenziehen!" (Überkompensation/Angreifer)
2. Er legt wortlos auf und geht in die Küche. Er öffnet sich eine Flasche Wein und trinkt diese, während er den Abend vor dem Fernseher verbringt. (Vermeidung/Flucht)
3. Er sagt zu Anna: „Klar, kein Problem Schatz, ich kann den Abend auch allein verbringen." (Erdulden/Unterwerfen)

Nach Vorstellung des Beispiels soll gemeinsam mit der Gruppe das Arbeitsblatt zu Johannes' Situationsbewältigung (AB 4; ➢ Abb. 4.2) ausgefüllt werden.

Frage an die Gruppe: Helfen die Strategien Johannes, mit dem Gefühl der Einsamkeit umzugehen?

Herausarbeiten der Punkte:

- Strategien 1 und 2 helfen kurzfristig, um die negativen Emotionen herunterzuregulieren.
- Strategie 3 hilft, um die Beziehung aufrechtzuerhalten.

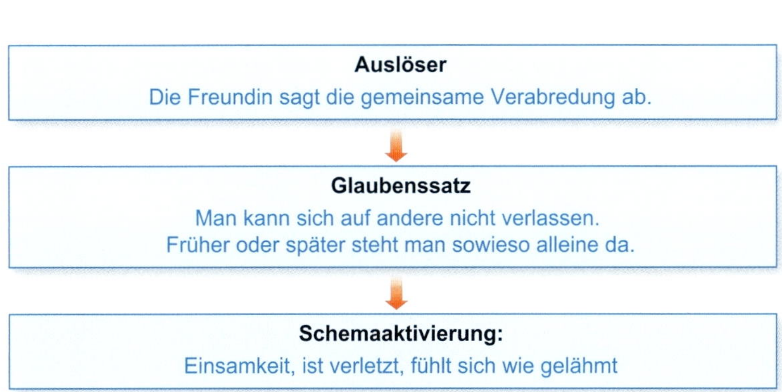

Bewältigungsversuch		
Überkompensierend	Vermeidend	Erduldend
Schreit Anna an.	Trinkt Wein und schaut Serien.	Sagt, dass es kein Problem sei.

Konsequenzen: Wie hat sich das Verhalten auf die eigenen Gefühle und die Beziehungen ausgewirkt?		
Kurzfristig:	Kurzfristig:	Kurzfristig:
Langfristig:	Langfristig:	Langfristig:

Abb. 4.2 Situationsbewältigung Fallbeispiel Johannes [L231]

- Keine der Strategien hilft Johannes in dem Moment, sein Bedürfnis nach Bindung zu befriedigen.
- Johannes hinterfragt seinen Glaubenssatz nicht und wird möglicherweise in ähnlichen Situationen immer wieder sehr starke Emotionen erleben.

Reflexion und Austausch über eigene Bewältigungsstile

Frage an die Gruppe:

„Welche Situationen fallen Ihnen ein, in denen Sie eine der drei Bewältigungsstrategien angewendet haben? Was hat das mit unserem Selbstwert zu tun?"

Schlussfolgerung: In unseren Reaktionen auf andere wird immer auch ein Teil unseres Inneren sichtbar.
Das Erklärungsmodell: Die genannten Bewältigungsmodi veranschaulichen, wie Menschen in zwischenmenschlichen Beziehungen handeln, um mit frustrierten Grundbedürfnissen und verinnerlichten Kind- und Elternmodi umzugehen. Personen unterwerfen sich, um ihr Bindungsbedürfnis zu befriedigen, gehen aus dem Kontakt, um soziale Konflikte zu vermeiden, oder treten dominant auf, um zu kontrollieren (➤ Abb. 2.1). Über die drei Grundkategorien des Verhaltens liegt den Bewältigungsmodi folglich eine interpersonale Definition von Beziehung zugrunde (Roediger, 2016).

Abschlussrunde

Für die Wochenaufgabe wird das Informationsblatt zum Schematherapiekonzept (AB 5) als Lektüre ausgeteilt sowie die KOMSSI-Fragebögen eingesammelt.

Zum Abschluss können die Teilnehmenden die zweite Sitzung kommentieren und Wünsche für die folgenden Sitzungen formulieren.

ÜBUNGEN ZUR VERTIEFUNG

Übungen für die Gruppe

Kleingruppenarbeit: Tauschen Sie sich zu Ihren eigenen Versuchen aus, mit negativen Gefühlen umzugehen. Erkennen Sie Gemeinsamkeiten und Unterschiede, wie Sie z. B. Einsamkeit, Wut, Traurigkeit, Enttäuschung oder Angst bewältigen?

Übungen für die Einzeltherapie

Erkennen Sie typische Bewältigungsmuster in Ihrer Kernfamilie?

4.1.3 Sitzung 3: Das schematherapeutische Erklärungsmodell sozialer Interaktion als Hilfe bei Konflikten

Übersicht

Materialien

- AB 6 *Situationskarten „ohne Worte“*,
- AB 7 *Eigene Bewältigungserfahrungen*
- Flipchart
- Videodateien (V 1–4, ⊞) und Beamer

Lernziele

- Entwickeln eines Verständnisses für intrapsychische Vorgänge und resultierende Bewältigungsmodi in sozialer Interaktion
- Wissenstransfer zum Erklärungsmodell sozialer Interaktion
- Erwerb von Fähigkeiten für die Gestaltung sozialer Interaktionen

Leitfragen

- Wie kann ich Reaktionen meines Gegenübers in Konfliktsituationen einordnen?
- Welche Gestaltungsmöglichkeiten in sozialen Interaktionen kann ich daraus ableiten?

Ablauf

Inhalt	Zeit	Kommunikationsform	Materialien
Einstieg und Wiederholung	10 Min.	Plenum	
Gruppenübung „ohne Worte“ zu den Bewältigungsstilen anhand kurzer Fallbeispiele	15 Min.	Kleingruppe & Plenum	• AB 6
Videoanalyse (4 Videos): Erkennen von Bewältigungsstilen sowie Diskussion von Reaktionsmöglichkeiten anhand der Videobeispiele	50 Min.	Plenum	• Flipchart • Videodateien (V 1–4, ⊞) • Beamer
Diskussion über Reaktionsmöglichkeiten auf das Bewältigungsverhalten des Interaktionspartners	15 Min.	Plenum	
Erläuterung der Wochenaufgabe und Abschlussrunde	10 Min.	Plenum	• AB 7

In der dritten Sitzung des Moduls 1 steht der Transfer der neuen Erkenntnisse zum Erklärungsmodell für soziale Interaktion im Mittelpunkt. Es sollen Fähigkeiten sowohl zum Wahrnehmen verbaler und nonverbaler Kommunikationssignale als auch zur Gestaltung sozialer Interaktion geschult werden. In dieser Sitzung sind der Anwendungsbezug und das interaktive Erarbeiten neuer Fertigkeiten zentral. ➤ Kap. 1.2 dient als Wissensgrundlage für die Gruppenleitung und sollte in die Videoanalyse mit einfließen.

Eingangsrunde

Kurze Wiederholung der Inhalte aus der letzten Sitzung und Klärung von Fragen.

Gruppenübung: Bewältigungsstile „ohne Worte“

Die Gruppenmitglieder bilden Paare und ziehen eine Übungskarte (AB 6). In dieser wird ein sozialer Konflikt beschrieben, der von beiden in der Großgruppe pantomimisch dargestellt werden soll. Die verbleibenden Teilnehmenden haben die Aufgabe, den jeweiligen Bewältigungsstil zu erraten.
Diese Übung dient dazu, die Teilnehmenden für nonverbale Anzeichen der einzelnen Bewältigungsstile zu sensibilisieren. Die Darstellung vor der Großgruppe kann als unangenehm erlebt werden, weshalb die Übung selbstverständlich auf Freiwilligkeit beruht. Die Patientinnen und Patienten sollten in jedem Fall zum Mitmachen motiviert werden. Als Alternative zum pantomimischen Spiel kann im Zuge dessen auch ein „Standbild“ vorgeschlagen werden. Wenn die Darstellenden einwilligen, kann von den anderen Gruppenmitgliedern Feedback gegeben werden. Die Effekte des Feedbacks sollten ebenfalls kurz erfragt werden (➤ Kap. 3.2.3).

Videoanalyse

In der Sitzung wird ein Video über eine Konfliktsituation am Arbeitsplatz zwischen einer Vorgesetzten und einer Angestellten präsentiert. Die Gruppenmitglieder sollen zunächst den Kern des Konflikts zusammenfassen, sodass inhaltliche

Verständnisschwierigkeiten ausgeräumt werden können. Anschließend werden weitere Videosequenzen gezeigt, welche die Vorgesetzte mit unterschiedlichem Bewältigungsverhalten zeigen. V 1–V 3 zeigen dabei die Bewältigungsstile Überkompensation (V 1, ⊞), Unterordnung (V 2, ⊞) und Vermeidung (V 3, ⊞). Abschließend sollte das Video zur gelungen sozialen Interaktion im „gesunden Erwachsenmodus" (V 4, ⊞) gezeigt werden. Die Videos können zur vereinfachten Differenzierung nonverbaler und verbaler Signale in einem ersten Durchlauf ohne Ton gezeigt werden, sodass die Teilnehmenden sich auf die nonverbalen Signale konzentrieren können. In einem zweiten Durchlauf kann dann der Ton angestellt werden, sodass die Herausarbeitung verbaler Signale einfacher wird. Die Gruppenleitung sollte die Hinweise der Teilnehmenden, nach welchen diese die Bewältigungsstrategien erkennen, am Flipchart sammeln und sortieren. Es können verschiedene „soziale Analysefaktoren" differenziert werden und beispielsweise wie in ➤ Tab. 4.2 aufgeführt am Flipchart notiert und in den nachfolgenden Modulen weiter ergänzt werden.

Diskussion

Weiterführende Frage an die Gruppe:

„Welche Möglichkeiten der Konfliktlösung sehen Sie in Abhängigkeit vom (vermeidenden/unterwürfigen/überkompensierenden) Bewältigungsverhalten ihres Gegenübers in der Interaktion? Welche Aspekte gilt es zu beachten?"

Hier soll eine Diskussion entstehen, in welcher die Teilnehmenden sowohl auf das Videobeispiel eingehen als auch persönliche Erfahrungen mit sozialen Konflikten einbringen. Möglicherweise lassen sich besonders hilfreiche Reaktionsmuster auf die einzelnen Bewältigungsstile festhalten. Es können zunächst Reaktionen diskutiert werden, die den Konflikt eher „anheizen" oder aufrechterhalten würden (z. B. Was würde geschehen, wenn ich auf ein vermeidendes Gegenüber ebenfalls vermeidend reagiere?). Anschließend sollen Reaktionen gesammelt werden, welche zu einer kompromissbereiten Lösung führen (Was braucht der/die andere? Was brauche ich in solchen Situationen?). Die therapeutische Leitung sollte auf die Balance zwischen dem empathischen Eingehen auf das Gegenüber in der Interaktion (Vermittlung von Verständnis) und der Wahrung der eigenen Bedürfnisse und des eigenen Anliegens in der Konfliktsituation hinweisen. Ziel des Gruppengesprächs ist es, weiter für die Bewältigungsstile zu sensibilisieren und das Modell als Hilfestellung zu vermitteln, komplexe Situationen zu vereinfachen und damit den eigenen Handlungsspielraum zu erhöhen und das Selbstwirksamkeitserleben zu steigern.

Abschlussrunde

Für die Wochenaufgabe sollen die Gruppenmitglieder mit dem AB 7 persönliche Beispiele für die jeweiligen Bewältigungsstrategien sammeln. Weiterhin werden noch fehlende KOMSSI-Fragebögen von der Gruppenleitung eingesammelt.

Zum Abschluss werden die Teilnehmenden ermuntert, die dritte Sitzung zu kommentieren. Diese schließt mit einer kurzen Runde, in welcher jedes Gruppenmitglied nonverbal seinen Gemütszustand ausdrücken kann.

ÜBUNGEN ZUR VERTIEFUNG

Übungen für die Gruppe

Diskutieren Sie in der Gruppe, wie es zu Missverständnissen in sowohl der nonverbalen als auch verbalen Kommunikation kommen kann.

Übungen für die Einzeltherapie

Bei Schwierigkeiten, nonverbale Signale zu erkennen, sollten in der Einzeltherapie vertiefte Übungen hierzu durchgeführt werden. Nach unserer Erfahrung hat sich hier ein systematisches Vorgehen (Mimik, Gestik, Stimme etc.) bewährt. Sowohl das Therapeutenverhalten aus Rollenspielen als auch Videosequenzen, z. B. aus Filmen, können als „Beobachtungmaterial" herangezogen werden.

Tab. 4.2 Soziale Analysefaktoren

Mimik	Blick	Gestik/Körperhaltung	Art zu sprechen	…
Emotional	Blickkontakt: direkt, abschweifend, vorbeischauend, starrend, vermeidend; über mehrere Sekunden signalisiert Aufmerksamkeit	Nähe und Abstand	Lautstärke	
Kaum Ausdruck	Blickrichtung: Aufmerksamkeit/Interesse, Aufforderungscharakter, Desinteresse	Körperhaltung	Sprechgeschwindigkeit	
…	…	Spezifische Gesten	Betonung	
		…	Aussprache	
			Stimmlage	
			Sprechpausen	
			…	

4.2 Modul 2: Basismodul soziale Interaktionen (Sitzungen 4–6)

THERAPEUTISCHER HINTERGRUND

Soziale Interaktion beginnt mit der **Kontaktaufnahme.** Um diese zu gestalten, ist es notwendig, nicht nur die konkreten verbalen Werkzeuge zu besitzen, sondern auch nonverbale Zeichen der Kommunikation lesen zu können, was als **nonverbale Sensitivität** bezeichnet werden kann. Menschen mit höherer nonverbaler Sensitivität zeigen auch in anderen Bereichen bessere Leistungen. So konnte z. B. gezeigt werden, dass angehende Ärztinnen und Ärzte, welche eine hohe nonverbale Sensitivität besitzen, weniger gestresst und engagierter während einer Visite waren und von Patientinnen und Patienten besser akzeptiert wurden (Hall & Bernieri, 2001). Zudem werden Menschen mit hoher nonverbaler Sensitivität oft leichter Teil von Gruppen und haben mehr positive Interaktionen. Auch auf akademische Leistungen kann eine hohe nonverbale Sensitivität Einfluss haben.

In diesem Therapiemodul geht es um das Erlernen der Basiskompetenzen, die für jede soziale Interaktion benötigt werden. Es ist somit Grundvoraussetzung für alle folgenden (komplexeren) Module. Als Vorbereitung für die 4. Sitzung müssen die KOMSSI-Fragebögen (AB 2) ausgewertet und die Profile erstellt werden (AB 2a,b). Dies kann die Gruppenleitung übernehmen, alternativ können auch die Gruppenmitglieder ihre Fragebögen selbstständig auswerten.

Es erfolgt zunächst eine Erläuterung des Interaktionskompasses (AB 9), der als wichtiges Werkzeug für die weiteren Sitzungen eingeführt wird. Dabei soll die Gruppe sich mit dem Interaktionskompass auseinandersetzen und ihr persönliches Profil aus dem KOMSSI-Fragebogen zur Selbsteinschätzung der interpersonellen Fähigkeiten genauer beleuchten. Im Anschluss daran lernen die Patientinnen und Patienten die wichtigsten Basisvariablen für die nonverbale Kommunikation kennen und üben anhand von Videoanalysen das Erkennen und Deuten nonverbaler Signale. Im dritten Teil des Moduls geht es zudem um das praktische Üben einfacher sozialer Situationen im Rollenspiel mit besonderem Fokus auf dem Training nonverbaler Kompetenzen.

Je nach Interaktionskompetenzen der Teilnehmenden kann dieses Modul abgekürzt dargeboten werden, wenn diese bereits fundiertes Wissen aufweisen. Bei einigen Störungsbildern lohnt es sich trotzdem, genug Zeit einzuplanen, auch wenn zunächst subjektiv kein Kompetenzdefizit in der nonverbalen Interaktion besteht. Beispiele wären hierfür Personen im Autismus-Spektrum, Betroffene mit Persönlichkeitsstörungen (z. B. Interpretation neutraler nonverbaler Signale als feindselig bei der paranoiden Persönlichkeitsstörung), Personen mit sozialen Ängsten (z. B. Hypersensitivität bzgl. Signalen, die auf Ablehnung deuten bei der Sozialen Phobie) usw. Die erste Selbsteinschätzung kann hier einen wichtigen Hinweis geben. Da jedoch die subjektive Wahrnehmung der Teilnehmenden und die objektive Einschätzung der Gruppenleitung divergieren können, sollten Therapeuten und Therapeutinnen spezifische Problembereiche der einzelnen Personen konkret adressieren. Hierfür lohnt sich im Vorhinein auch ein Austausch mit den behandelnden Einzeltherapeutinnen und -therapeuten, um wichtige Bereiche zu identifizieren.

4.2.1 Sitzung 4: Einführung des Interaktionskompasses

Übersicht

Materialien

- AB 8 *Moduskarten*
- Poster Interaktionskompass (⊞)
- AB 9 *Interaktionskompass*
- AB 2 *KOMSSI-Fragebogen*
- AB 2a *Auswertungen KOMSSI-FB*
- AB 2b *Profilbogen KOMSSI-FB*
- AB 10 *Fokusbereiche*

Lernziele

- Sich mit dem Interaktionskompass vertraut machen
- Sich selbst auf dem Kompass einordnen

Leitfragen

- Welche Stärken habe ich im sozialen Miteinander?
- Welche Kompetenzen möchte ich verbessern, woran möchte ich arbeiten?

Ablauf

Inhalt	Zeit	Kommunikationsform	Materialien
Einstiegsrunde	15 Min.	Plenum	• AB 8
Einführung Interaktionskompass	15 Min.	Vortrag	Poster Interaktionskompass ⊞
Selbsteinschätzung interpersoneller Fähigkeiten	30 Min.	Einzelarbeit	• AB 9 • AB 2a, AB 2b
Zielformulierungen	30 Min.	Einzelarbeit	• AB 10
Abschlussrunde	10 Min.	Plenum	

Einstiegsrunde

In der Einstiegsrunde reflektieren die Gruppenmitglieder, wie sie in der letzten Woche mit negativen Gefühlen umgegangen sind (Nachbesprechung AB 7 *Eigene Bewältigungserfahrungen*).

„Welchen Bewältigungsstil (Überkompensation, Vermeidung, Erdulden) haben Sie typischerweise in der letzten Woche im Umgang mit negativen Gefühlen wie z. B. Einsamkeit, Wut, Traurigkeit, Enttäuschung oder Angst angewendet?"

Dabei sollte jedes Mitglied sich möglichst kurz fassen, einen Bewältigungsstil benennen und ein kurzes Beispiel schildern. Ziel der Übung ist es, die Begriffe aus Modul 1 (➤ Kap. 4.1) zu wiederholen und die Introspektionsfähigkeit der Teilnehmenden zu erhöhen.

Einführung des Interaktionskompasses

In diesem Teil geht es darum, die Gruppe mit dem Interaktionskompass vertraut zu machen. Hierzu erhält jede Person ein eigenes Exemplar in DIN A4 (AB 9), zusätzlich sollte zu jeder Therapiesitzung das großformatige Poster (⊞) mit dem Interaktionskompass gut sichtbar für alle im Therapieraum platziert werden. Die Gruppenleitung gibt nun zunächst eine kurze Einführung in den Interaktionskompass (➤ Kap. 2.2). Es hat sich bewährt, zunächst eine grobe Orientierung an den Hauptachsen zu geben.

1. Komponenten *Wahrnehmung – Verhalten* erklären

Die beiden Komponenten Wahrnehmung und Verhalten gehen immer Hand in Hand und bedingen sich wechselseitig. Das bedeutet, bevor ich in Interaktion trete, sollte ich zunächst meine Wahrnehmungskompetenzen schulen. Gleiches gilt für nach der Interaktion: Habe ich in einer Situation ein bestimmtes Verhalten gezeigt, sollte ich danach wieder in die Wahrnehmung gehen und beobachten, wie dieses Verhalten beim anderen ankommt und gegebenenfalls mein Verhalten anpassen.

Beispiel: Frau S. möchte lernen, mit anderen in Kontakt zu treten. Hierfür muss sie zunächst ihr eigenes Kontaktbedürfnis spüren und das Interesse des anderen wahrnehmen, indem sie das nonverbale Verhalten deutet (Wahrnehmung nach innen und außen). Im zweiten Schritt versucht sie zunächst nonverbal und dann auch verbal Kontakt aufzunehmen durch das Herstellen von Blickkontakt und das Äußern einer Begrüßung (Verhalten). Im dritten Schritt muss sie die Reaktion des anderen einordnen (Wahrnehmung) und gegebenenfalls im vierten Schritt Smalltalk beginnen oder das Gespräch beenden (Verhalten).

2. Dimension *Annäherung – Distanzierung* erklären

Soziale Interaktionen sind immer ein Wechselspiel zwischen Annäherung und Distanzierung. Je nach Kontext überwiegen in einigen Situationen eher die Annäherungskomponenten, z. B. beim Führen von Partnerschaften, in anderen eher die Distanzierungskomponenten, z. B. beim Umgang mit Übergriffigkeit. Zudem beinhaltet jedes „normale" Gespräch einen Wechsel zwischen Annäherung (Begrüßung, Interesse zeigen etc.) und Distanzierung (Verabschiedung, Gespräch beenden). Schwierigkeiten können entstehen, wenn der *Einsatz von Annäherung und Distanzierung nicht flexibel ist.*

Beispiel: Herr B. hat in der Kindheit häufig erlebt, dass seine Grenzen nicht respektiert wurden, da er frühzeitig körperlichen Misshandlungen ausgesetzt war. Es fällt ihm daher jetzt schwer, sich abzugrenzen oder mit Übergriffigkeiten umzugehen. Andere Personen kommen ihm häufig viel zu „nah".

3. Einzelne situative Typen sozialer Interaktion erklären

Herausgearbeitet werden sollte zudem, dass es sogenannte „Basiskompetenzen" gibt, die in jeder Interaktion wichtig sind, z. B. eigene Emotionen/Bedürfnisse wahrnehmen oder nonverbal Kontakt aufnehmen. Zusätzlich gibt es je nach Kontext weitere Interaktionskompetenzen, die nur in spezifischen Situationen auftreten können, z. B. mit Übergriffigkeit umgehen, Intimität/Sexualität gestalten. Es ist daher wichtig, das soziale Verhalten auch an den jeweiligen Kontext bzw. die spezifische Situation anzupassen.

Beispiel: Frau A. will lernen, Konflikte besser zu lösen. Hierfür sollte sie im beruflichen Umfeld und in der Partnerschaft jeweils unterschiedliche Kompetenzen anwenden und ihr Verhalten an den jeweiligen Kontext anpassen.

Selbsteinschätzung der interpersonellen Fähigkeiten

Nachdem die Gruppe den Interaktionskompass kennengelernt hat, soll sie sich mit den eigenen interpersonellen Kompetenzen auseinandersetzen. Zunächst erfolgt eine spontane Abfrage durch die Therapeuten und Therapeutinnen. Ziel sollte es sein, eine offene Diskussion unter den Teilnehmenden entstehen zu lassen. Dies kann durch die folgenden Fragen angeregt werden:

- *„Mit welchen Situationen haben Sie keine Schwierigkeiten?"*
- *„Welche sozialen Situationen vermeiden Sie, wenn es möglich ist?"*
- *„Wo bemerken Sie, dass Sie mit anderen Personen in Konflikte geraten?"*
- *„In welchen Situationen fühlen Sie sich häufig unwohl?"*

Die Aufgabe der Gruppenleitung liegt hierbei darin, möglichst jede Person zu Wort kommen zu lassen, Gemeinsamkeiten und Unterschiede in der Gruppe hervorzuheben und zu verdeutlichen, dass kein Mensch in allen Bereichen perfekte interpersonelle Fähigkeiten aufweist. Um die Änderungsmotivation zu stärken, können Therapeutinnen und Therapeuten im Sinne einer MiniMax-Intervention (Prior, 2019) das Gesagte mit einer kleinen inhaltlichen Änderung paraphrasieren.

„Es fällt Ihnen **aktuell** *noch schwer, neue Kontakte zu knüpfen und Sie haben den Wunsch, dies zu verändern."*

Es hat sich bewährt, wenn Therapeuten und Therapeutinnen hier zu einem gewissen Punkt ebenfalls in die Selbstoffenbarung gehen und persönliche Beispiele einbringen.

„Mir fällt es schwer, mich in der Arbeit von zu vielen Aufgaben abzugrenzen. Besonders, weil ich meine Kolleginnen und Kollegen sehr mag und ich ihnen Wünsche selten abschlagen kann …"

Diese weitere kleine Intervention kann bereits helfen, dichotomem Denken bei den Teilnehmenden vorzubeugen (z. B. „Man muss in allen Situationen souverän reagieren können.") und hebt den dimensionalen Aspekt weiter hervor. Es geht darum, eine differenzierte Sichtweise auf die eigenen Stärken und Schwächen in sozialen Interaktionen zu fördern, zu normalisieren und zu entpathologisieren, egal ob eine psychische Störung vorliegt oder nicht.

Im Anschluss daran werden die KOMSSI-Fragebogenergebnisse besprochen. Die Gruppenleitung sollte nun erneut eine Diskussion anregen:

- *„Entspricht das Ergebnis Ihren Selbsteinschätzungen?"*
- *„Was passt gut, was überrascht Sie an den Ergebnissen?"*

Gegebenenfalls sollten große Diskrepanzen zwischen Selbsteinschätzung und den Fragebogenergebnissen aufgeklärt werden, indem die Vor- und Nachteile von Fragebögen beleuchtet werden. Zum Beispiel sind Fragebögen gute Instrumente, um schnell und unkompliziert eine Diagnostik zu machen. Sie haben jedoch auch den Nachteil, dass sie nie alle Verhaltensvariationen abdecken können und Personen sich möglicherweise nicht in den festgelegten Formulierungen wiederentdecken.

Zielformulierungen

Im letzten Teil der Übung sollen alle Gruppenmitglieder konkrete Ziele für das Training festlegen. Es sollten nicht mehr als drei Ziele ausgewählt werden. Idealerweise haben die Mitglieder bereits ein Gespür, in welchen Kontexten die neu zu erlernenden Kompetenzen am besten einsetzbar sind, z. B. in der Arbeit. Gegebenenfalls sollte gemeinsam geschaut werden, dass die Zielformulierung nicht zu global ist.

Beispiel: Frau A wählt die drei Fokusbereiche: *1) eigene Emotionen/Bedürfnisse wahrnehmen, 2) aversive Emotionen bei sich selbst/bei anderen wahrnehmen, 3) einen Abgrenzungswunsch durchsetzen.* Als relevante Kontexte wählt Frau A die Bereiche Partnerschaft und Arbeit aus.

Als Hilfestellung soll das Arbeitsblatt *Fokusbereiche* (AB 10) verwendet werden. Die Ziele sollten in Einzelarbeit erarbeitet werden. Die Gruppenleitung kann unterstützend einzelnen Mitgliedern zur Seite stehen. Bei Patientinnen und Patienten, die sich mit der Priorisierung und/oder Zielfestlegung sehr schwer tun, kann der Impuls gegeben werden, dieses Thema mit in die begleitende Einzeltherapie zu nehmen.

Abschlussrunde

Als Wochenaufgabe soll die Gruppe das AB 10 beenden und gegebenenfalls (z. B. in der Einzeltherapie) ergänzen.

In den letzten Minuten soll eine Take-Home-Message bzw. Kernsätze der wichtigsten Punkte der Sitzung erarbeitet werden. Die Teilnehmenden werden gebeten, in ein bis zwei Sätzen zu formulieren, was für sie in der heutigen Sitzung wichtig war. Für das Formulieren haben sie ca. 3–5 Minuten Zeit. Im Anschluss werden die Sätze reihum vorgelesen.

4.2.2 Sitzung 5: Nonverbale Signale verstehen

Übersicht

Materialien

- Flipchart
- Folien F 4 *Nonverbale Signale* (+) und Beamer
- Lautsprecher
- Video 5 *Interaktion mit Fremden* (+)
- AB 11 *Nonverbale Signale*

Lernziele

- Nonverbale Signale erkennen und interpretieren lernen
- Verständnis für das emotionale Erleben und (nonverbale) Verhalten des Interaktionspartners erlangen

Leitfragen

- Woran erkenne ich, wie es meinem Gegenüber geht?
- Wie entstehen Verständigungsprobleme in der sozialen Interaktion mit meinem Gegenüber?

Ablauf

Inhalt	Zeit	Kommunikationsform	Materialien
Einstiegsrunde	10 Min.	Plenum	
Kennenlernen nonverbaler Signale	30 Min.	Vortrag/Plenum	• Flipchart • Beamer • F 4
Videoanalysen	50 Min.	Plenum	• Beamer • Lautsprecher • Video 5 (+) • AB 11
Abschlussrunde	10 Min.	Plenum	

Einstiegsrunde

Passend zum Thema „Nonverbale Kommunikation“ der heutigen Sitzung sollen die Gruppenmitglieder in der Einstiegsrunde ihr aktuelles Befinden nonverbal darstellen. Dazu können Mimik, Gestik und Körperhaltung eingesetzt werden. Auf eine lange Erklärung oder verbale Interpretation sollte wie beim bekannten verbalen Blitzlicht verzichtet werden.

Danach sollte die Gruppenleitung nachfragen, ob alle Mitglieder für sich die Fokusbereiche (AB 10) festgelegt haben.

Kennenlernen der nonverbalen Signale

Zum Einstieg in das Thema sollten Therapeuten und Therapeutinnen erklären, was die Begriffe nonverbal und verbal bedeuten. Es sollte herausgearbeitet werden, dass auch über nonverbale Signale viel „gesagt“ und eine Botschaft übermittelt werden kann. Gemeinsam soll im Rahmen eines Brainstormings am Flipchart gesammelt werden, welche nonverbalen Signale die Gruppe kennt.

- Blickkontakt
- Blickrichtung
- Körperhaltung (z. B. aufrecht/gebeugt, angespannt/gelöst)
- Gesichtsausdruck/Mimik
- Gestik
- Vegetative Symptome
- Bewegungsmuster (hektisch, ruhig, koordiniert)

Hierbei geht es nicht um Vollständigkeit, sondern um eine Annäherung an das Thema. Die Gruppenleitung kann zudem auf die in Sitzung 3 (➤ Kap. 4.1.3) erarbeiteten Inhalte mit verweisen. Gegebenenfalls kann bereits auf die Interpretation der nonverbalen Signale eingegangen werden, z. B.:

„Was können wir an der Körperhaltung eines Menschen ablesen?“

Im zweiten Schritt werden die einzelnen nonverbalen Komponenten näher beleuchtet und deren Interpretation herausgearbeitet. Als Hilfestellung zur Veranschaulichung sollte hier die PowerPoint-Präsentation mit den Bilddateien verwendet werden (F4 *Nonverbale Signale*). Die Gruppenleitung sollte darauf achten, dass dieser Teil kein Frontalunterricht wird, vielmehr sollten die Teilnehmenden durch geleitetes Entdecken die wichtigsten Punkte selbst erarbeiten. Die Gruppenleitung kann mit weiteren interessanten Interpretationen das Gesagte ergänzen.

Blickkontakt

Wird ein Objekt oder eine Person für mehrere Sekunden angeschaut, so signalisiert dies Interesse und Aufmerksamkeit (➤ Abb. 4.3). Im sozialen Kontext kann ein zu langer Blickkontakt („Starren“) negativ aufgefasst werden (z. B. als

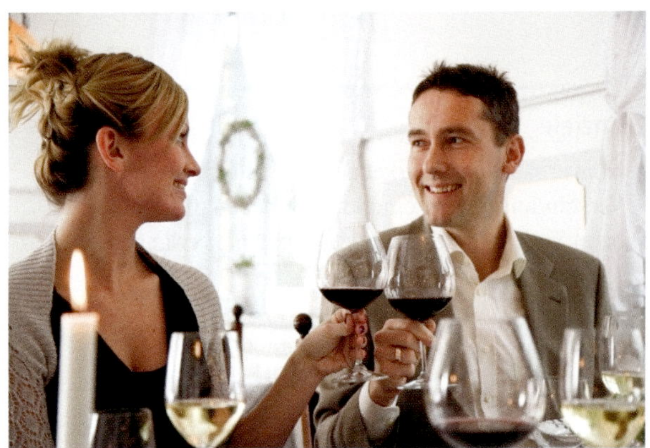

Abb. 4.3 Beispielbild Blickkontakt [J787]

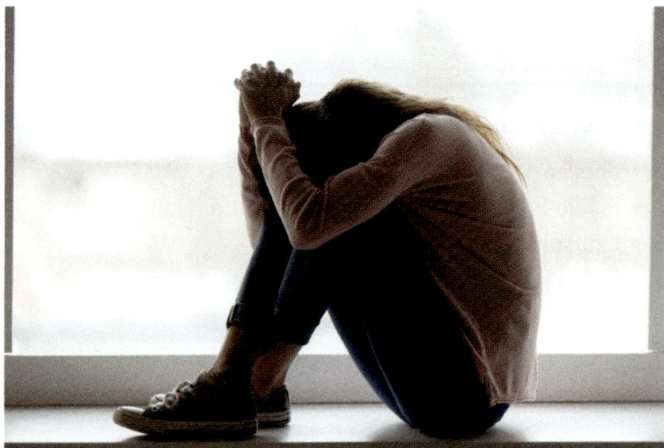

Abb. 4.5 Beispielbild Körperhaltung [J787–122]

Dominanzgebärde, Bedrohung). Blickkontakt kann interpretiert werden als direkt, unstet/abschweifend, vorbeischauend, starrend oder vermeidend (Ebert et al., 2013).

Blickrichtung

Das Augenweiß beim Menschen ist dreimal so groß wie bei anderen Tieren, dadurch ist die Blickrichtung gut erkennbar. Die Lenkung der Blickrichtung hat eine wichtige Zeigefunktion und soll die Aufmerksamkeit einer anderen Person lenken und eine gemeinsame Aufmerksamkeit erzeugen („joint attention"; ➤ Abb. 4.4).

(Vorstellungs-)Übung: *„Stellen Sie sich allein oder zu zweit auf die Straße und schauen Sie in den Himmel. Was glauben Sie passiert bei Ihren Mitmenschen, die an Ihnen vorbeigehen?"*

Körperhaltung und -abstand

Die Körperhaltung und der Abstand zu einer anderen Person können unser eigenes Befinden und die Beziehung zu einer anderen Person anzeigen. Je besser wir jemanden kennen und je vertrauter wir miteinander sind, umso geringer ist in der Regel der Abstand. Die Körperhaltung kann zudem anzeigen, ob jemand gesprächsbereit ist (z. B. abwenden des Körpers/Kopfes bekundet Desinteresse).

Unsere eigene Körperhaltung gibt dem Gegenüber zudem mögliche Hinweise auf unser inneres Befinden (➤ Abb. 4.5). So wird eine aufrechte Körperhaltung als Selbstsicherheit interpretiert, wohingegen eine gekrümmte Haltung eher Unsicherheit ausdrückt. Gern können Therapeutinnen und Therapeuten mit der Gruppe noch weitere Interpretationen erarbeiten.

Z. B.: *„Wie kann man verschränkte Arme interpretieren?"*

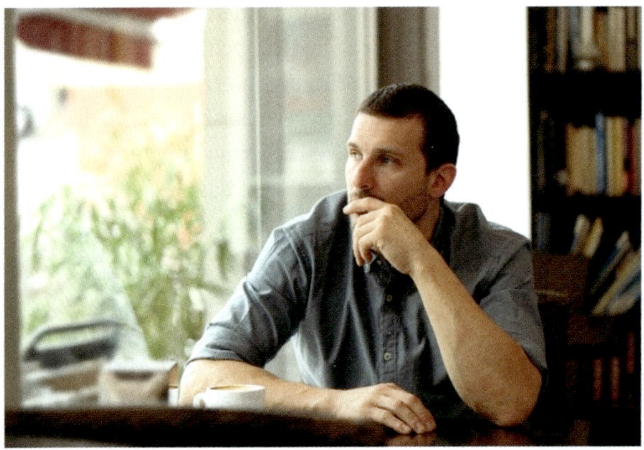

Abb. 4.4 Beispielbild Blickrichtung [J787]

Gestik

Unter Gestik verstehen wir bestimmte Bewegungen, insbesondere der Arme, Beine und des Kopfes, die eine Bedeutung haben. Es wird zwischen unterstreichenden und symbolhaften Gesten unterschieden. Erstere werden eher unbewusst eingesetzt, um im laufenden Gespräch das Gesagte zu betonen (z. B. „auf der einen und auf der anderen Seite"). Letztere haben einen eigenen Symbolgehalt und sind häufig ein kulturspezifischer Ausdruck. Sie können je nach Kulturkreis in ihrer Bedeutung variieren (Kendon, 2003). Beispiele hierfür wären Kopfnicken/Kopfschütteln (Zustimmung/Ablehnung), Winken (Begrüßungs- oder Abschiedsgeste), Klatschen (Begeisterung ausdrücken). Gern kann die Gruppe an dieser Stelle gemeinsam noch weitere Gesten erarbeiten.

Gesichtsausdruck

Der Gesichtsausdruck (Mimik) ist ein komplexes Zusammenspiel verschiedener Partien unseres Gesichtes, u. a. der Augen, Stirn, Augenbrauen, Nase, Mund und Lippen etc. Hierbei spielen 44 Einheiten der Gesichtsmuskulatur eine Rolle (Ekman, Friesen und Ancoli 1980). Die Kombinationen der unterschiedlichen Partien lassen sich als unterschiedliche Mimik interpretieren. Die Mimik ist Ausdruck einer bestimmten Emotionalität und manchmal auch Intentionalität. Sie ist ein wichtiges Kommunikationsmittel, da sie eine Ausdrucks- und Appellfunktion hat.

Hier können Therapeutinnen und Therapeuten einen kurzen Exkurs in die Welt der Emotionen unternehmen. Zunächst kann

gesammelt werden, welche Emotionen es gibt. Es kann auf die Unterscheidung zwischen Basisemotionen (Ekman, Friesen und Ancoli 1980) und komplexen Emotionen eingegangen werden. Die Beispielbilder zu verschiedenen Emotionen (➤ Abb. 4.6) sollten eingeblendet werden und gemeinsam mit den Teilnehmenden die typische Mimik je nach Emotion erarbeitet werden.
Basisemotionen:

- Freude
- Trauer
- Angst
- Ekel
- Überraschung
- Wut

Komplexe Gefühle:

- Enttäuschung
- Neid
- Zuneigung

Sprachliche Komponenten

Neben der expliziten inhaltlichen Sprache (*Was* wird gesagt?), gibt es noch einige sprachliche Komponenten, die in der Interpretation des nonverbalen Verhaltens eine wichtige Rolle spielen. Dahinter steht häufig die Frage: *Wie* wird etwas gesagt? Diese Komponenten transportieren zusätzliche Informationen über Emotionalität und Gemütslage des Gegenübers und werden häufig implizit mit in das Urteil aufgenommen. Beispiele für sprachliche Komponenten sind:

- Lautstärke
- Sprechgeschwindigkeit
- Betonung
- Tonfall
- Aussprache
- Sprechpausen
- Tonlage

Es kann an dieser Stelle interessant für die Gruppe sein, den **Sonderfall Ironie** zu besprechen. Gerade Personen mit einer Autismus-Spektrum-Störung haben häufig Schwierigkeiten, Ironie zu erkennen, da sie sich im Wesentlichen auf den Inhalt fokussieren (*Was* wird gesagt?) und den Tonfall (*Wie* wird es gesagt?) außer Acht lassen (➤ Kap. 1.3.2). Dies kann zu Missverständnissen in der Kommunikation führen.

Als kleine Übung können die Therapeutinnen und Therapeuten die Gruppe animieren, einen Satz auf unterschiedliche Arten auszusprechen und Ironie einzubauen oder nicht. Beispiel: „Das ist ja nett von dir!" Die anderen dürfen raten, ob es ironisch gemeint ist oder nicht.

Zusätzliche Informationen

Für Personen, die große Schwierigkeiten dabei haben, nonverbale Signale auszulesen, kann es hilfreich sein, einige zusätzliche Informationen zu berücksichtigen. So können sich die Teilnehmenden in jeder Interaktion selbst die folgenden drei Fragen stellen:

- Was weiß ich über die Person? (z. B. Beruf)
- Was weiß ich über die Situation, in der sich die Person gerade befindet? (z. B. fremde Person im Supermarkt)
- Was empfinde und zeige ich in der gleichen Situation? (z. B. Nervosität vor Vorstellungsgespräch)

Diese Fragen sollen helfen, einen Perspektivwechsel vorzunehmen und mithilfe der systematischen Analyse „Theory of mind" zu üben (➤ Kap 1.2.2)

Videoanalyse

Im Folgenden sollen die theoretisch erarbeiteten nonverbalen Signale in einer Filmsequenz wiedererkannt und vertieft werden. Als Hilfestellung kann hierzu das AB 11 Nonverbale Signale verwendet werden.

Die Gruppenleitung verteilt zunächst die Aufgabenbereiche. Idealerweise erfolgt eine Aufgabenteilung, indem jedes Gruppenmitglied auf einen Teilaspekt nonverbalen Verhaltens (z. B. nur Mimik) achtet. Damit kann eine Überforderung durch zu viele soziale Signale vermieden werden und jedes Mitglied kann sich aktiv beteiligen. Das Video 5 (⊞) sollte mehrmalig angesehen werden. Therapeutinnen und Therapeuten sollten bei der Auswertung bereits darauf achten, dass (non-)verbale Signale nicht nur korrekt benannt, sondern auch interpretiert werden, z. B. vermeidender Blickkontakt. Zum vertieften Verständnis kann es auch wichtig sein, als Gruppenleitung konkret nochmal nachzufragen, z. B.:

„Woran genau erkennen Sie, dass das Gesicht freundlich ist?"

Miteinander können dann die beobachteten Teilaspekte zu einem gemeinsamen „Bild" zusammengesetzt werden und eine gemeinsame Interpretation der Situation erarbeitet werden.
Video 5: *Interaktion mit Fremden: Wo geht es zur Kardiologie?* (⊞)

Abschlussrunde

Für die Wochenaufgabe soll jedes Gruppenmitglied eine aktuelle soziale Situation wählen und das Gegenüber in der Interaktion hinsichtlich der verbalen und nonverbalen Signale beobachten. Dabei sollte möglichst eine sehr kurze Interaktion gewählt werden, ähnlich zu der basalen Situation in der Videoanalyse oben.

In der Abschlussrunde soll die **Barometer-Übung** durchgeführt werden. Dies ist eine visuelle Übung zum Einholen von Feedback der Gruppe. Am Flipchart wird hierfür ein senkrechtes Barometer gezeichnet, welches einen negativen (---) und einen positiven Pol (+++) aufweist. Anhand der folgenden Fragen kann die Gruppe die Sitzung einschätzen:

- *„Wie viel Neues haben Sie in der heutigen Sitzung gelernt?"*
- *„Wie gut können Sie das Gelernte auf Ihren Alltag übertragen?"*
- *„Wie ist Ihre Stimmung am Ende der Sitzung?"*

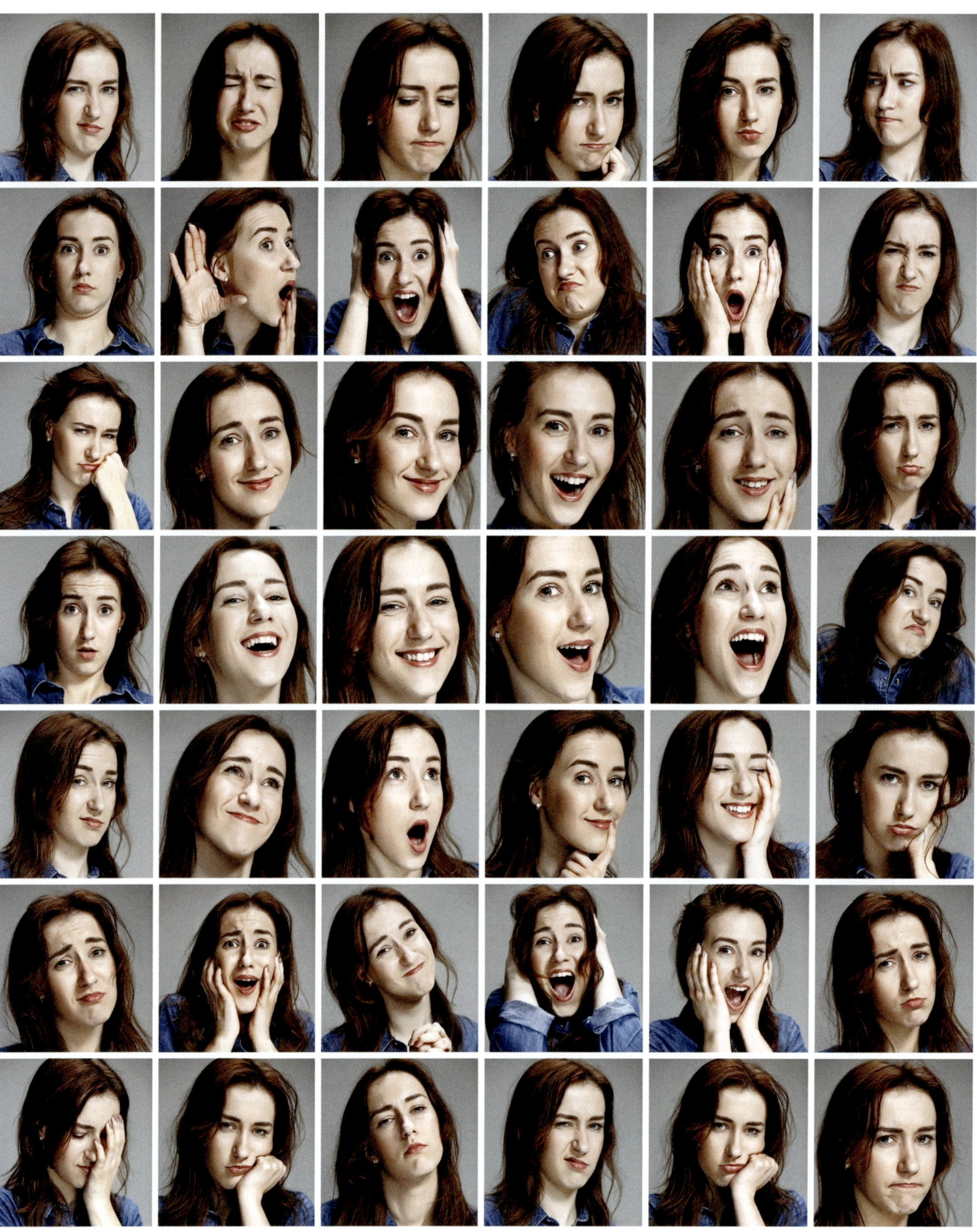

Abb. 4.6 Emotionen Beispielbild [J787]

4.2.3 Sitzung 6: Basale Interaktionen führen

Übersicht

Materialien
- AB 12 *Feedbackregeln*
- AB 13 *Rollenspielkarten*
- AB 14 *Nummernkarten*

Lernziele
- Praktisches Üben der zuvor erlernten Kompetenzen
- Feedback zu eigenem Interaktionsverhalten aus der Gruppe erhalten

Leitfragen
- Wie kann ich verbal und nonverbal Kontakt zu einer fremden Person aufnehmen?
- Wie wirke ich in der Interaktion auf andere?

Ablauf

Inhalt	Zeit	Kommunikationsform	Materialien
Einstiegsrunde	15 Min.	Plenum	
Einführung Feedbackregeln	10 Min.	Vortrag/Plenum	• AB 12
Rollenspiele Basale Interaktionen	65 Min.	Plenum	• AB 13 • AB 14
Abschlussrunde	10 Min.	Plenum	

4

Einstiegsrunde

Emotionsblitzlicht: Bitten Sie die Gruppe, in sich hineinzuspüren. Reihum soll jedes Gruppenmitglied mit einigen Worten oder Sätzen beschreiben, wie er oder sie sich gerade fühlt, ohne die Worte „gut“ oder „schlecht“ zu benutzen. Zum Beispiel: gespannt, unruhig, müde, aufgeregt. Dies gibt der Gruppe und der Gruppenleitung die Möglichkeit, sich aufeinander einzustellen, und vertieft das Thema Emotionen der letzten Stunde.

Zudem erfolgt eine kurze Nachbesprechung der Wochenaufgabe:

„Welche Situation haben Sie gewählt? Was war leicht oder schwierig zu beobachten?“

Einführung Feedbackregeln

Nachdem die letzten beiden Sitzungen vor allem theoretischer Natur waren, geht es in der heutigen Sitzung um das praktische Üben der basalen Kompetenzen im Rollenspiel. Wichtiges Ziel der Rollenspiele ist es, ein erstes Feedback über das eigene Kommunikationsverhalten zu bekommen. Dafür sollten zu Beginn die Feedbackregeln für die Rollenspiele vorgestellt werden. Alle Gruppenmitglieder erhalten ein Arbeitsblatt zu den Feedbackregeln (AB 12). Danach sollten schrittweise die einzelnen Regeln vorgestellt und bei Bedarf Fragen beantwortet werden. Die Therapeuten und Therapeutinnen sollten bei allen Rollenspielen (auch in den späteren Modulen) immer wieder auf die Einhaltung der Feedbackregeln achten, um einen wertschätzenden Rahmen für die herausfordernden Übungen zu schaffen. Das Durchführen von Rollenspielen kann zu schwierigen Therapiesituationen in der Gruppe führen, da hier problematische Interaktionsstile der Teilnehmenden aktiviert werden können. Zur Vorbereitung auf die Sitzung können Therapeutinnen und Therapeuten daher das ➤ Kap. 5 zu schwierigen Therapiesituationen lesen.

Rollenspiele Basale Interaktionen

In den Rollenspielen sollte der Fokus auf das nonverbale Verhalten gelegt werden. Zusätzlich können auch bei Bedarf basale Kommunikationsfertigkeiten (z. B. Beginn eines Gesprächs, Verabschiedung) vertieft werden. Jedes Gruppenmitglied zieht verdeckt jeweils eine Rollenspielkarte (AB 13) und eine Nummernkarte (AB 14) vom Stapel. Die **Rollenspielkarte** beinhaltet die für die Teilnehmenden zu spielende Situation inklusive der Instruktionen und sollte vor Beginn eines jeden Rollenspiels laut vorgelesen werden. Auf der **Nummernkarte** befindet sich die Instruktion des jeweiligen Gegenübers für das Rollenspiel. Hiermit erfolgt somit die Zuteilung der beiden Rollenspielparteien. Zum Beispiel: Frau C. zieht die Rollenspielkarte Nr. 1 „Nach dem Weg fragen“. Frau L. hat die dazu passenden Nummernkarte 1 gezogen, sodass Frau C. und Frau L. Rollenspielpartnerinnen sind. Die Rollenspiele werden nun der Reihenfolge nach bearbeitet; somit entscheidet der Zufall, wer beginnt. Vor dem Rollenspiel kann die Gruppenleitung das jeweilige Gruppenmitglied befragen, in welchem Modus er oder sie typischerweise in dieser Situation reagieren würde. Am Ende der Übung sollten alle eine Rollenspielsituation gespielt haben. Die Gruppenleitung achtet dabei auf die Zeit und begrenzt die **Rollenspiele** auf **maximal drei Minuten** sowie die **Feedbackrunde** auf **maximal fünf Minuten.**

Abschlussrunde

Als Wochenaufgabe soll die Gruppe die Inhalte der letzten Sitzungen wiederholen, gegebenenfalls entstehende Fragen notieren und in die nächste Sitzung mitbringen.

In der Abschlussrunde soll eine erneute Reflexion und Zusammenfassung angeregt werden. Hierfür kann die folgende Satzergänzungsübung verwendet werden.

- *„Ich bin stolz darauf, dass ich heute …"*
- *„Ich habe bei mir selbst erkannt, dass …"*
- *„Ich möchte nochmal nachdenken über …"*

Jedes Gruppenmitglied sollte reihum die Sätze für sich passend ergänzen und den anderen laut vorlesen. Die Übung sollte Blitzlicht-Charakter haben, das bedeutet, dass Gesagtes möglichst kurz dargestellt und nicht weiter diskutiert werden sollte.

ÜBUNGEN ZUR VERTIEFUNG

Weitere Übungen für die Gruppentherapie

1. **Nonverbale Kontaktaufnahme:** Die Gruppe läuft im Raum herum, ein Gruppenmitglied beobachtet, drei weitere sollen versuchen, mit ihm oder ihr Blickkontakt aufzunehmen (wird vorher ohne Wissen des Gruppenmitglieds ausgelost). Das jeweilige Gruppenmitglied soll bemerken, welche es sind.
2. **Pantomime-Spiel:** Ein Gruppenmitglied soll eine Emotion körperlich darstellen und dabei auf Gestik, Mimik und Körperhaltung achten. Die anderen Gruppenmitglieder sollen die aktuelle Gemütslage beschreiben und erraten.
3. **Übung für zu Hause:** Die Gruppe soll im Spiegel üben, Blickkontakt mit sich selbst zu halten, und beobachten, wie es ihnen dabei geht: Welche Gedanken, Gefühle und Impulse treten auf?

Übungen für die Einzeltherapie

1. **Beobachtung anderer im Alltag:** Der Patient oder die Patientin soll sein oder ihr Gegenüber in der Interaktion hinsichtlich nonverbaler Interaktionsparameter dokumentieren und Schlüsse auf die Befindlichkeit und Emotionalität ziehen.
2. **Emotionen sammeln:** Sammlung verschiedener dargestellter Emotionen aus Zeitschriften, Internet und Filmen. Der Patient oder die Patientin soll diese in der Einzelsitzung hinsichtlich der nonverbalen Parameter analysieren.

4.3 Modul 3: Annäherung in sozialer Interaktion

4.3.1 Sitzung 7: Emotionen und Bedürfnisse wahrnehmen

Übersicht

Materialien

- Flipchart
- AB 15 *Bedürfnisse führen zu zielgerichtetem Handeln*
- AB 16 *Eigene soziale Bedürfnisse herausfinden*
- AB 17 *Soziale Bedürfnisse*

Lernziele

- Sensibilisierung für menschliche soziale Grundbedürfnisse
- Eigene Bedürfnisse und Gefühle in sozialen Interaktionen wahrnehmen und einordnen lernen

Leitfragen

- Was möchte ich in einer bestimmten Situation? Was ist mir wichtig? Was möchte ich nicht?
- Was löst eine bestimmte Person in mir aus? Möchte ich mit ihr Kontakt haben?

Beispielsituationen, in denen diese Kompetenzen wichtig sind

- Interesse haben, mit einer Person auf einer Party ins Gespräch zu kommen
- Wahrnehmen, dass das, was mein Kollege erzählt, mich interessiert
- Wünsche nach einer intensiveren Beziehung spüren
- Wahrnehmen, dass ich mich nach Geborgenheit sehne
- Wahrnehmen, dass es mir wichtig ist, in der Arbeit/Uni/Schule besonders gut zu sein

Ablauf

Inhalt	Zeit	Kommunikationsform	Materialien
Einstiegsrunde	5 Min	Soziogramm	
Psychoedukation zu Bedürfnissen	20 Min.	Plenum	• AB 15
Wahrnehmen eigener Bedürfnisse	20 Min.	Plenum	• Flipchart • Übung 1
Annäherungsbedürfnisse einordnen lernen	50 Min.	Plenum oder Kleingruppe	Übung 2, 3 und 4 sind Vorschläge und können spezifisch ausgesucht werden
Abschlussrunde	5 Min.	Plenum	• AB 16 • AB 17

THERAPEUTISCHER HINTERGRUND

Jeder Mensch hat Bedürfnisse und die Identifikation von grundlegenden Bedürfnissen stellt eine zentrale Aufgabe jeder Psychotherapie dar. Viele Patientinnen und Patienten haben einen erschwerten Zugang zu Bedürfnissen oder können sie nicht adäquat äußern. Klaus Grawe (2004) definierte **vier Grundbedürfnisse:** Bindung, Selbstwerterhöhung bzw. -schutz, Orientierung und Kontrolle sowie Lustgewinn bzw. Unlustvermeidung. Auch wenn die Anzahl, Art und Begrifflichkeit der einzelnen Grundbedürfnisse in unterschiedlichen theoretischen Ansätzen variieren, so findet sich in jeder Theorie das zentrale „soziale" Bedürfnis nach Zwischenmenschlichkeit und Bindung. In der Bedürfnishierarchie nach Maslow (1943) stehen soziale Bedürfnisse direkt nach den physiologischen und Sicherheitsbedürfnissen. Dazu zählen Bedürfnisse nach einer Familie, Freundschaften, sozialem Austausch, Zugehörigkeitsgefühl, Beziehung, Zuneigung, Liebe und Intimität. In der Selbstbestimmungstheorie (Deci & Ryan, 2012) werden die Grundbedürfnisse nach Kompetenz (engl. „competence"), Autonomie (engl. „autonomy") und sozialer Eingebundenheit (engl. „social relatedness") bestimmt. Das Bedürfnis nach sozialer Interaktion kann also als ein ganz grundlegendes menschliches Bedürfnis betrachtet werden. Einsamkeit als emotionaler Ausdruck von unbefriedigten sozialen Bedürfnissen kommt ein hoher Stellenwert in der Entstehung und Aufrechterhaltung psychischer Erkrankungen zu. Patientinnen und Patienten dabei zu unterstützen, die eigenen (sozialen) Bedürfnisse wahrnehmen zu lernen, kann zielgerichtetes Verhalten zur befriedigenden Gestaltung sozialer Interaktion einleiten. Dabei sollte ebenfalls eine Sensibilisierung für eigene Gefühle stattfinden, da Gefühle als Hinweisgeber für befriedigte oder unbefriedigte Bedürfnisse gelten können.

Einstiegsrunde

1. *„Wie geht es Ihnen heute?"*
2. Im Raum aufstellen: *„Wie viel Lust haben Sie aktuell, mit anderen Menschen zu interagieren? (0–100 %, 0 % = Lasst mich alle in Ruhe, ich möchte allein sein, 100 % = Ich bin gesprächsbereit und sehne mich nach sozialem Kontakt)"*

4

1. Nachbesprechen der Wochenaufgabe aus Sitzung 6: Die Gruppenleitung sollte zu Beginn der Sitzung bei den Teilnehmenden nachfragen, ob es noch Fragen zu den letzten beiden Modulen gibt. Wenn ja, sollten diese geklärt werden, bevor in das nächste Modul übergegangen wird.

Psychoedukation

Psychoedukation zum Thema Bedürfnisse anhand des Modells in ➤ Abb. 4.7. Die Patientinnen und Patienten sollen lernen, dass die Wahrnehmung eigener Bedürfnisse wichtig ist, um das richtige Verhalten zur Befriedigung der Bedürfnisse einzuleiten. Der Fokus soll in dieser Stunde dabei auf den sozialen Bedürfnissen liegen. Wichtig ist, immer wieder zu verdeutlichen, dass sowohl **„Ich"** als auch mein **„Interaktionspartner"** oder meine **„Interaktionspartnerin"** eigene (soziale) Bedürfnisse haben und dass sich die eigenen Bedürfnisse von denen des Interaktionspartners unterscheiden können und dies zu sozialen Schwierigkeiten führen kann. Insbesondere, wenn die Perspektivübernahme bei Patienten eingeschränkt ist, sollte dies anhand eines Beispiels erarbeitet werden.

Erklärung

Jeder Mensch hat Bedürfnisse, dabei fängt es mit körperlichen Grundbedürfnissen an und steigert sich zu psychischen Grundbedürfnissen. Diese können in der Gruppe gesammelt werden. Bedürfnisse äußern sich auf den Ebenen der Gefühle, der Gedanken, des Körpers und der Wahrnehmung.

Beispiel: Ich habe Hunger – *Körper:* Magenknurren, Bauchweh. *Wahrnehmung:* richtet sich aufs Essen, Gerüche werden verstärkt wahrgenommen. *Gedanken:* ans Lieblingsessen denken. *Gefühl:* Unruhe. Nur wenn ich über diese Hinweise mein Bedürfnis richtig identifiziere, kann ich die richtige *Handlung* einleiten: Mir etwas zu Essen machen, bestellen oder kaufen. Wenn ich meine Bedürfnisse nicht kenne oder

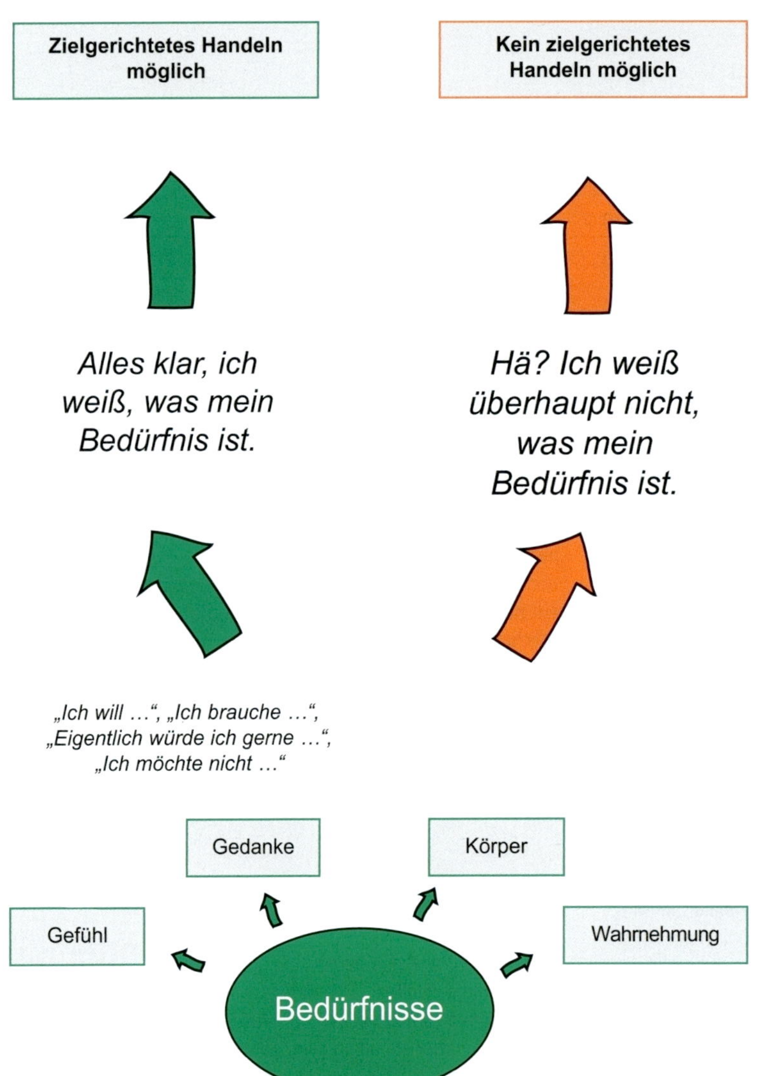

Abb. 4.7 Modell zur Verdeutlichung des Zusammenhangs von Bedürfnissen und zielgerichtetem Handeln. Dies kann am Flipchart entwickelt werden. [M1038]

die Signale fehlinterpretiere, kann ich nicht die richtigen Dinge tun: Ich denke, ich habe eine Magenverstimmung und esse lieber nichts mehr.

Fallbeispiel

Beispiel für geringe Wahrnehmung eigener (sozialer) Bedürfnisse

Anna hatte einen anstrengenden Arbeitstag mit vielen Telefonaten und spontanen Anfragen, sodass sie für ihre eigentlich geplante Arbeit nur wenig Zeit hatte. Nach Feierabend geht sie noch einkaufen und ist mit zwei Freundinnen zum Abendessen verabredet. Sie merkt bereits beim Verlassen des Büros, dass sie müde ist. Im Supermarkt reagiert sie gereizt auf die vielen Menschen. Sie denkt: „Jetzt reiß dich mal zusammen, du bist nachher noch verabredet." Sie macht es trotzdem wie geplant, kann beim Abendessen ihren Freundinnen nicht richtig zuhören und schweift mit ihren Gedanken ab. Als sie nach Hause kommt, fängt sie an zu weinen und fragt sich: „Was ist eigentlich mit mir los?"

Fragen ans Plenum:

1. *„Welche Bedürfnisse könnte Anna beim Verlassen des Büros gehabt haben?"*
2. *„Woran hätte Sie merken können, dass der geplante Abend nicht zu ihrem Bedürfnis passt?"*
3. *„Wie hätte Sie ihrem eigentlichen Bedürfnis nachgehen können?"*
4. *„In welchem Modus war Anna vermutlich?"*

Beispielantworten:

1. *„Sie war müde und hätte eigentlich gerne den Abend allein vor dem Fernseher verbracht."*
2. *„Müdigkeit, Gereiztheit, Zusammenreißen, spätestens beim Essen mit den Freundinnen hätte sie an der Unkonzentriertheit merken können, dass es ihr ‚zu viel' ist."*
3. *„Das Einkaufen verschieben, den Freundinnen absagen oder auf später verschieben."*
4. *„Vermeidung, weil sie eine Auseinandersetzung mit ihren Freundinnen vermieden hat, aber auch im Gespräch mit ihnen vermieden hat, indem sie nicht zugehört hat und mit den Gedanken abgeschweift ist."*

Wichtige Aspekte zum Herausarbeiten:

1. Bedürfnisse können manchmal entgegengesetzt sein und scheinen dann *„nicht zu vereinbaren"* zu sein, z. B. nach Ruhe auf der einen Seite und sozialem Kontakt auf der anderen Seite.
2. Für die Einleitung einer *„zielgerichteten Verhaltensweise"* muss eine Abwägung, Priorisierung und Entscheidung getroffen werden, welche Bedürfnisse aktuell einen höheren Stellenwert haben.
3. Auf Verhaltensebene kann dann relevant sein, was Annäherungs- (Anna: Erholung, Ruhe) und was Vermeidungsziele sind (Anna: Freundinnen nicht enttäuschen, Ablehnung vermeiden), um dann annäherungsorientiert zu entscheiden.

Übung 1: Wahrnehmung eigener Bedürfnisse

In der Gruppe soll gesammelt werden, welche aktuellen Bedürfnisse der Teilnehmenden bestehen, und auf dem Flipchart festgehalten werden. Ziel ist es, den Blick nach innen zu richten und für eigene Bedürfnisse ganz allgemein zu sensibilisieren.

Fragen an die Gruppe:

„Schließen Sie kurz die Augen und gehen Sie den Körper von Kopf bis Fuß durch – welche körperlichen und sozialen bzw. psychischen Bedürfnisse haben Sie jetzt hier im Moment?"

Anschließend sammeln am Flipchart, z. B.:

Körperliche Bedürfnisse	Psychische Bedürfnisse
• Fenster öffnen • Auf die Toilette gehen • Schlafen • Herumlaufen • Etwas trinken oder essen	• Ruhe und Erholung • Aktivierung • Unterhaltung • Neugier • Alleinsein

„Welche sozialen Bedürfnisse kennen Sie? Was verstehen Sie unter sozialen Bedürfnissen?"

Am Flipchart sammeln, z. B.:
- Jemanden anrufen, wenn es mir schlecht geht
- Freitagabend nicht allein verbringen
- Eine Umarmung bekommen
- Mich mit jemandem austauschen, der mich versteht
- Über Themen sprechen, die mich interessieren
- Gemeinsam in den Urlaub fahren
- …

Als offene Frage in die Gruppe stellen:

„Inwieweit werden Ihre sozialen Bedürfnisse befriedigt bzw. wodurch werden sie frustriert?"

Gemeinsamer Austausch der Patienten, Aktivierung des Wirkfaktors „Universalität des Leidens" sowie „Modelllernen".

Annäherungsbedürfnisse einordnen lernen

Übung 2: Eigene Annäherungsbedürfnisse wahrnehmen und einordnen

In der folgenden Übung kann auf den Interaktionskompass verwiesen werden.

„Wir befinden uns im Bereich der Annäherung. Es soll geübt werden, woran Sie merken, dass Sie Bedürfnisse der Annäherung in Interaktionen spüren."

Die Patientinnen und Patienten finden sich in Zweier-Gruppen zusammen und sprechen 3–5 Minuten über Hobbies und ihren Alltag. Der Zuhörende soll bei sich beobachten, welche Merkmale bei ihm oder ihr Interesse entfachen und was ihn oder sie zu einer anderen Person hinzieht.

Fragen, die die Patientinnen und Patienten für sich beantworten sollen:

1. Was finde ich an dem gerade geführten Gespräch interessant?
   - Inhalt (Thema, über das gesprochen wurde)
   - Erzählweise des Gegenübers (lustig, anregend, spannend)
   - Stimme des Gegenübers (angenehm)
   - Stimmung zwischen uns (fühle mich ernst genommen, gesehen)
2. Wie fühle ich mich im Kontakt?
   - Angespannt
   - Interessiert
   - Unsicher
   - Gelöst

4

Übung 3: Annäherungsbedürfnisse und Emotionen des anderen einordnen lernen

Nachdem die Teilnehmenden den Blick auf eigene Bedürfnisse und Emotionen gerichtet haben, geht es im letzten Teil der Stunde darum, den Blick auf die Bedürfnisse und Emotionen des Gegenübers zu richten. Anhand der Sammlung von verbalen und nonverbalen Signalen, die die Teilnehmenden bereits aus den vorherigen Sitzungen kennen, können Rückschlüsse auf die Befindlichkeit und die Bedürfnisse des Gegenübers gezogen werden.

„Woran merke ich, dass mein Gegenüber Interesse an mir hat?"

Körperhaltung	Offen, mir zugewandt
Mimik	Freundlich
Gestik	Unterstreichend, offene Armhaltung
Inhalt	Stellt Nachfragen, kommt auf vorher Besprochenes zurück, merkt sich Informationen

Übung 4: Annäherungsbedürfnisse und Emotionen in der Gruppe nutzen

Annäherungssituationen und Bedürfnisse, die in der Gruppe entstehen, können nutzbar gemacht werden. Folgende Situationen können von der Gruppenleitung vorgeschlagen oder von der Gruppe generiert werden zur Operationalisierung der Frage:

„Welche Art der Annäherung können Sie sich in der Gruppe vorstellen?"

Diese Situationen können sowohl auf der Wahrnehmungs- als auch auf der Verhaltensebene durchgesprochen oder sogar durchgespielt werden.

Annäherungssituationen:

A) Ich merke, dass ich jemanden in der Gruppe nett finde und mit ihm einen Kaffee trinken gehen möchte.
   - *Wahrnehmung:* Woran merke ich das? Woran merke ich, dass es meinem Gegenüber auch so geht?
   - *Verhalten:* Wie kann ich das vorschlagen?

B) Ich hätte Lust, nach der Gruppe noch gemeinsam Zeit zu verbringen, z. B. bei einem gemeinsamen Kaffeetrinken.
   - *Wahrnehmung:* Woran nehme ich diese Lust wahr und woran das Gruppenklima?
   - *Verhalten:* Wie kann ich das in der Gruppe vorschlagen?

C) Ich nehme wahr, dass es einem Mitpatienten nicht gut geht und möchte ihm meine Hilfe anbieten.
   - *Wahrnehmung:* Was löst es in mir aus und woran merke ich das beim Mitpatienten?
   - *Verhalten:* Was kann ich tun, um zu helfen?

Abschlussrunde

Die Patientinnen und Patienten werden befragt, mit welchen aktuellen Bedürfnissen sie aus der Stunde gehen und wie sie diesen gerecht werden möchten.

Als Wochenaufgabe wird das AB 17 *Soziale Bedürfnisse* zur Information ausgeteilt und das AB 16 *Eigene soziale Bedürfnisse herausfinden* besprochen, auf welchem die Gruppenmitglieder mindestens eine Situation notieren sollen.

ÜBUNGEN FÜR DIE EINZELTHERAPIE

In der Einzeltherapie kann das Thema psychoeduaktiv vermittelt werden und ein Bewusstsein für die eigenen sozialen Bedürfnisse über Selbstbeobachtung im Alltag (AB 16) gefördert werden. Auch über die Analyse der vom Patienten oder der Patientin beschriebenen sozialen Interaktionen können eigene soziale Bedürfnisse aufgespürt werden.

Im Sinne einer Verhaltensanalyse kann das AB 16 *Eigene soziale Bedürfnisse herausfinden* genutzt werden, um eine erlebte Situation möglichst genau zu beschreiben und darüber zu den zugrunde liegenden Bedürfnissen kommen. Im zweiten Schritt können Verhaltensschritte zur Befriedigung dieser Bedürfnisse generiert werden.

4.3.2 Sitzung 8: Kontakte knüpfen

Übersicht

Materialien

- Folien F 5 *Kontakte knüpfen* (⊞)
- AB 18 *Wie knüpfe ich Kontakte*
- AB 19 *Wie knüpfe ich Kontakte: eigene Erfahrungen*
- AB 20 *Gespräche intensivieren*
- Flipchart
- Ball
- Ggf. für diverse Übungen: Bastelmaterial (Zeichenkarton, Kataloge, Buntstifte, Klebstoff), Klingeln, farbige Kartonkärtchen, AB 16 *Eigene soziale Bedürfnisse herausfinden*, AB 17 *Soziale Bedürfnisse*

Lernziele

- Die Funktionen der einzelnen Schritte im Kontakte knüpfen verstehen
- Kontakte aufnehmen, vertiefen und aufrechterhalten
- Beim gegenseitigen Kennenlernen Fragen und Selbstoffenbarung gezielt einsetzen können

Leitfragen

- Was hindert mich daran, mit anderen in Kontakt zu treten?
- Wie kann ich mein Interesse an anderen kommunizieren?
- Wie lernt man einander besser kennen?
- Wie bleibt man längerfristig in Kontakt?

Beispielsituationen, in denen diese Kompetenzen wichtig sind

- Auf einer Veranstaltung mit Leuten ins Gespräch kommen
- In Schwellensituationen das neue Umfeld kennenlernen (z. B. Start in neuen Beruf/Ausbildungsgang, Eintritt in einen neuen Verein)
- Wunsch nach mehr Kontakt zu bereits bekannten Personen wie z. B. die Nachbarschaft, Arbeitskolleginnen und -kollegen, Mitstudierende

Ablauf

Inhalt	Zeit	Kommunikationsform	Materialien
Einstiegsrunde	5 Min.	Plenum	• Ball
Psychoedukation zum Knüpfen von Kontakten + Diskussion des Beispiels	20 Min.	Plenum	• AB 18
Geleiteter Erfahrungsaustausch zu erlebten Schwierigkeiten	20 Min.	Plenum, Einzelarbeit	• AB 19 • Flipchart
Einzelne Schritte des Kontaktknüpfens einüben	50 Min.	Kleingruppen, ggf. Rollenspiele	Übungen 1, 2 und 3 sind Vorschläge und können spezifisch ausgesucht bzw. kombiniert werden Übung 1: Zeichenkarton, Kataloge, Buntstifte, Klebstoff; ggf. AB 16 und AB 17 Übung 2: Klingel, farbige Kartonkärtchen, AB 20
Abschlussrunde	5 Min.	Plenum	

THERAPEUTISCHER HINTERGRUND

Während sich die vorangegangene Sitzung vor allem auf den Wahrnehmungs-Aspekt von Annäherung konzentrierte, geht es in dieser Sitzung um den **Aufbau und die Verbesserung von Annäherungsverhalten.** Um einen engen Bezug zum Verhalten im Alltag herzustellen, sollen zuerst die von Patientinnen und Patienten erlebten Schwierigkeiten in der Kontaktaufnahme identifiziert werden (➤ Übung 1: Geleiteter Erfahrungsaustausch). Der Austausch in der Gruppe soll entlastend wirken und die Gruppenmitglieder dazu motivieren, sich in den darauffolgenden Übungen auf die eigenen Schwierigkeiten einzulassen. Auch werden damit schon Beispiele gesammelt, die in den Übungen durchgespielt werden können.

Das Knüpfen von Kontakten ist als **mehrstufiger Prozess** zu sehen, in dem jeweils unterschiedliche Formen von Annäherungsverhalten eingesetzt werden. Dieser Prozess beginnt oft beim sogenannten Smalltalk, intensiviert sich dann durch das Finden von Gemeinsamkeiten sowie schrittweisem Kennenlernen, wofür auch ein gewisses Maß an Selbstoffenbarung vonnöten ist. Zu guter Letzt können die entstandenen Kontakte nur dann bestehen bleiben, wenn man imstande ist, Kontakt zu halten. Bei all diesen Schritten können Betroffenen sowohl innere Widerstände als auch mangelnde Kompetenzen im Wege stehen, die die Aufnahme und Vertiefung von Kontakten erschweren.

Personen mit sozialen Interaktionsstörungen verspüren manchmal – bewusst oder unbewusst – Widerstände gegenüber Strategien wie Smalltalk und Selbstoffenbarung. Aus unserer klinischen Erfahrung zweifeln viele von ihnen, und besonders Autistinnen und Autisten, den Sinn von Smalltalk an und vertreten die Vorstellung, man könne das doch auslassen und direkt zu interessanteren Teilen einer Unterhaltung übergehen (Proft et al., 2016). Dabei kommen dem **Smalltalk** wichtige soziale Funktionen zu. Er strukturiert Interaktionen und macht sie dadurch vorhersagbarer, er kann auf unverbindliche Weise interpersonelle Signale wie Sympathie kommunizieren und führt zu stärkerer sozialer Verbundenheit in öffentlichen Bereichen wie dem Arbeitsumfeld (Coupland, 2003). Ein weiteres Beispiel einer Strategie, der mit Widerständen begegnet werden kann, ist die **Selbstoffenbarung.** In beiden Fällen ist es daher wichtig, im psychoedukativen Teil über die Funktionen dieses Verhaltens aufzuklären, bevor seine Anwendung trainiert wird.

Mangelnde Kompetenzen, die das Knüpfen von Kontakten besonders einschränken, betreffen vor allem die folgenden Bereiche:

- Mangel an Verhaltensfertigkeiten wie Smalltalk, Intensivierung von Gesprächen (u. a. durch Kennenlernfragen, Selbstoffenbarung, adäquates Ausdrücken von Interesse), Halten von Kontakt
- Mangel an Wahrnehmungsfertigkeiten wie das Erkennen von Interesse bzw. das Finden von Gemeinsamkeiten

Ein typisches Problem bei Betroffenen mit sozialen Interaktionsstörungen kann auch darin bestehen, kein angemessenes Maß darin zu finden, über die eigene Person zu sprechen. Sowohl die Vermeidung als auch ein Überschuss von Selbstoffenbarung können darin hinderlich sein, andere kennenzulernen (zur Rolle von Selbstoffenbarung in der Entwicklung von Beziehungen nach der Sozialen Penetrationstheorie siehe Carpenter & Greene, 2015).

Auch **Persönlichkeitstendenzen** und **Lernerfahrungen** können die oben genannten Kompetenzbereiche beeinflussen. So wird jemand mit stärkerer Schüchternheit oder sozial-ängstlichen Tendenzen die Interaktionssignale anderer eher negativ deuten bzw. potenzielle Anzeichen für Desinteresse stärker wahrnehmen. Diese Missverständnisse können zu aversiven sozialen Interaktionen führen und Bewältigungsmodi wie Vermeidung oder Unterordnung, aber auch Überkompensation, begünstigen. Im geleiteten Erfahrungsaustausch sollen daher auch häufig eingesetzte **Bewältigungsmodi** identifiziert werden, um danach in den Übungen funktionalere Verhaltensweisen zu trainieren.

Einstiegsrunde

Ein Ball wird zwischen den Teilnehmern hin- und hergeworfen. Die Person, die den Ball wirft, stellt eine Frage, auf die die Person, die den Ball empfängt, eine kurze Antwort gibt. Beispielfragen:

„Wie geht es dir heute?", „Was ist deine Lieblingsfarbe?", „Was machst du am kommenden Wochenende?"

Jede Person sollte mindestens einmal den Ball empfangen und werfen.

Psychoedukation

Annäherung als mehrstufiger Prozess:

1. Smalltalk
2. Gespräche intensivieren:
   - Kennenlernfragen
   - Selbstoffenbarung
   - Gemeinsamkeiten identifizieren und darauf reagieren
3. Kontakt halten

Definition und Funktionen von Smalltalk

Als Smalltalk bezeichnet man Gespräche über unverfängliche Themen, die nicht den intimeren persönlichen Kreis betreffen. Indem die Themen beschränkt werden, können Konflikte und Missverständnisse eher vermieden werden. Im Smalltalk gibt es Tabuthemen, die man nicht besprechen sollte. Hierzu gehören z. B. Krankheit, Tod, Politik, Religion, Kritik (aneinander oder an außenstehenden Personen).

Auch wenn Smalltalk auf den ersten Blick oberflächlich erscheinen mag, hat er viele wichtige Funktionen. Zum einen folgt Smalltalk einer recht einfachen Struktur, die sich einüben lässt und die einem Sicherheit bieten kann. Zwischen weniger vertrauten Personen schafft Smalltalk eine angenehme Atmosphäre. Man kann mit Smalltalk auf recht unkomplizierte Weise zeigen, dass man einander sympathisch ist. Zu guter Letzt bietet Smalltalk einen lockeren Einstieg in persönlichere Gespräche.

Themen, die sich gut für Smalltalk eignen sind z. B. das Wetter, Sport, aktuelle Ereignisse, Urlaube oder Kulinarik. Eine besondere Herausforderung im Smalltalk besteht darin, spontan ein geeignetes und situativ passendes Thema zu finden (➤ Übung 2).

Definition und Funktionen von Selbstoffenbarung

Selbstoffenbarung bedeutet, eigene Gefühle, Gedanken und Erfahrungen, die für andere nicht offen ersichtlich sind, mit anderen zu teilen. Indem ich diese Inhalte von mir preisgebe, helfe ich anderen dabei, sich besser in mich hineinzuversetzen. Das kann Nähe und Sympathie erzeugen. Ich kann dadurch auch Missverständnissen vorbeugen. Zusätzlich bietet Selbstoffenbarung anderen wichtige Anhaltspunkte dafür, gemeinsame Vorlieben und Interessen zu entdecken. Somit ist Selbstoffenbarung ein wichtiger Schritt im Knüpfen und Vertiefen von Kontakten.

Grenzen wahren: Es gibt auch ein „Zuviel" an Selbstoffenbarung. Zu persönliche Inhalte oder lange Monologe über eigene Themen können andere Menschen überfordern. Hier ist es wichtig, ein gesundes Gleichgewicht zwischen Selbstoffenbarung und dem Wahren eigener und anderer Grenzen zu finden. Wie erkenne ich, wann ich die Grenzen anderer überschreite? Dabei können die im vorhergehenden Modul eingeübten Basiskompetenzen nützlich sein.

Andere kennenlernen: Selbstoffenbarung kann andere auch dazu ermutigen bzw. motivieren, mehr von sich selbst zu berichten. Das kann man zusätzlich fördern, indem man durch Fragen dem Gegenüber die Gelegenheit bietet, sich ebenfalls zu einem Thema zu äußern, und indem man gezielte „Kennenlernfragen“ stellt (➤ Übungen 2 und 3).

Wie zeigen sich Bewältigungsmodi im Knüpfen von Kontakten?

Das Knüpfen von Kontakten wird dann schwierig, wenn es in einem oder mehreren der oben genannten Schritte an Kompetenzen mangelt. Zusätzlich kann es auch vorkommen, dass man gegen eine dieser Kontaktknüpfungsstrategien bewusste oder unbewusste Widerstände verspürt. Zum Beispiel ist vielen Menschen Smalltalk nicht geheuer. Das kann damit zu tun haben, dass einem der Zweck von Smalltalk nicht klar ist. Auch kann die scheinbare Banalität von Smalltalk Gefühle von Unsicherheit hervorrufen. Ähnlich geht es anderen Menschen mit Kennenlernfragen, Selbstoffenbarung oder auch dem Halten von Kontakt über die Zeit. Gemeinsam führen mangelnde Kompetenzen und Widerstände zum Einsatz von Bewältigungsmodi (Überkompensation, Vermeidung, Unterwerfung). Alle diese Bewältigungsmodi erschweren das Knüpfen von Kontakten. Daher ist es wichtig, sich diese bewusst zu machen und alternative Strategien zu entwickeln.

Fallbeispiel

Kontaktaufnahme schiefgelaufen

Severin begegnet in der Kaffeeküche seinem Arbeitskollegen (Markus), der ihm bereits seit längerer Zeit sympathisch ist. Als Gesprächseinstieg spricht er den Kälteeinbruch an, der für das Wochenende vorhergesagt wurde. Markus springt sofort auf das Thema an und erzählt, dass er aufgrund des Wetters leider seinen Camping-Trip absagen musste. Dabei rollt Markus genervt die Augen und schüttelt den Kopf. Severin denkt sich: „Oje, jetzt habe ich ihn aufgebracht. Ich hätte dieses Thema nicht ansprechen sollen. Warum tappe ich auch immer in diese Fettnäpfchen!“ Er ist so von diesen Gedanken abgelenkt, dass ihm keine passende Antwort einfällt. Beide schweigen. Schließlich verabschiedet sich Markus und geht mit seiner Kaffeetasse zurück an seinen Arbeitsplatz. Severin denkt sich: „Markus hat doch gar kein Interesse an mir, sonst würde er seinen Kaffee hier trinken. Er geht mir aus dem Weg.“

Fragen an die Gruppe:

„In welchen Bewältigungsmodus verfällt Severin hier? Warum? Wie hätte er besser reagieren können?“

Beispielantworten:
- Unterordnung
- Übertriebene negative Selbstaufmerksamkeit
- Übertriebene Aufmerksamkeit für negative Signale (Kopfschütteln, Augenrollen) und Fehldeutung als Ablehnung

Geleiteter Erfahrungsaustausch in der Gruppe

Als Anstoß zur Diskussion sollen die Gruppenmitglieder direkt nach der psychoedukativen Einleitung für sich selbst sammeln, welche Schwierigkeiten in der Kontaktaufnahme sie erleben. Im Anschluss werden die Erfahrungen gemeinsam im Plenum gesammelt und von einer Person aus der Gruppe auf dem Flipchart zusammengefasst.
Fragen:
- Wo erlebe ich Widerstände oder mangelnde Kompetenzen in der Kontaktaufnahme?
- Welche Bewältigungsmodi sehe ich in der Kontaktaufnahme am häufigsten bei mir selbst?

In der Diskussion im Plenum sollen Widerstände auch hinterfragt werden (z. B. in Anlehnung an die Psychoedukation: „Ist Smalltalk denn wirklich nur oberflächliches Gerede? Was kann man durch Smalltalk kommunizieren?“)

Übung 1: Spontaneität in Smalltalk-Gesprächen (50 Min.)

In dieser Übung soll trainiert werden, das eigene Umfeld zur Produktion von spontanem Smalltalk zu nutzen. Dafür werden zwei Teams von jeweils mindestens zwei Personen gebildet. Die Teams werden räumlich voneinander getrennt und basteln jeweils ein Gesprächsumfeld mit visuellen Hinweisreizen, die sich als Gesprächsinhalte eignen, z .B. ein Poster an der Wand, das ein Meet & Greet mit Helene Fischer bewirbt; ein offenes Fenster mit Sonne/Regen im Hintergrund; ein Bild von Strand und Meer. Dann wird das andere Team eingeladen, im gebastelten Gesprächsumfeld ein spontanes Smalltalk-Gespräch zu führen. Zum Schluss geben die Teams einander Feedback.

Wichtig: Beim Basteln steht natürlich nicht die perfekte künstlerische Umsetzung im Vordergrund. Vielmehr soll den Gruppenmitgliedern durch das aktive Schaffen eines Umfelds, das zu Smalltalk anregt, bewusst werden, wie man seine Umgebung für die Initiierung von Gesprächen nützen kann. Auch kann durch die kreative Interaktion die Gruppenkohäsion zusätzlich gestärkt werden.

Variante: Hier können auch die Widerstände und Schwierigkeiten durchgespielt werden, die im geleiteten Erfahrungsaustausch besprochen wurden. Zum Beispiel kann eine Person den Smalltalk unterbrechen, indem gezielt Tabuthemen oder persönlichere Inhalte angesprochen werden. Im Anschluss wird gemeinsam darüber diskutiert, wie das die Gesprächsatmosphäre veränderte und was das beim Gegenüber jeweils auslöste. Hilfreich können dabei die Arbeitsblätter aus Sitzung 7 (➤ Kap. 4.3.1) sein (AB 16 *Soziale Bedürfnisse* bzw. AB 18 *Eigene soziale Bedürfnisse herausfinden*).

Übung 2: Gespräche intensivieren und Gemeinsamkeiten finden (30–50 Min.)

In dieser Übung soll in Teams von 2–3 Personen trainiert werden, geeignete Fragen zum Kennenlernen der anderen Person zu stellen und darauf mit weiterführenden Fragen bzw. Selbstoffenbarungen zu reagieren. Als Hilfsmittel können Teilnehmende auf ein Arbeitsblatt zugreifen, das Beispiele für Kennenlernfragen und Selbstoffenbarung auflistet. Wenn drei Personen zusammenarbeiten, übernimmt immer eine davon eine beobachtende Rolle und gibt den anderen im Anschluss an ein Gespräch Feedback.

Variante: Die Patientinnen und Patienten sollen dafür sensibilisiert werden, auf Gesprächsmomente, in denen sich Gemeinsamkeiten andeuten, angemessen zu reagieren. Dafür wird ein Hinweisreiz vereinbart, den eine der interagierenden Personen auslösen kann, wenn er oder sie eine solche Situation erkennt (z. B. Klingel, grüne Karte hochhalten, aufstehen). Sobald der Hinweisreiz ausgelöst wurde, soll diese Gemeinsamkeit angesprochen werden und dann a) weiterführende Fragen gestellt oder b) ein Vorschlag für eine gemeinsame Unternehmung gemacht werden.

Variante: In einer fortgeschrittenen Version soll die beobachtende Person den Hinweisreiz überraschend auslösen, ungeachtet dessen, ob die interagierenden Personen in einem Thema tatsächlich Gemeinsamkeiten zeigen. Die interagierenden Personen verhalten sich dann so, *als ob* sie bei diesem Thema eine Gemeinsamkeit hätten.

Übung 3: Balance von Selbst- und Fremdoffenbarung (50 Min.)

In dieser Übung soll es darum gehen, ein richtiges Maß zwischen dem Stellen von Kennenlernfragen und der Selbstoffenbarung zu finden. Dabei soll in Teams von 2–3 Personen ausprobiert werden, wie sich die Interaktion verändert, wenn man längere Zeit nur eine der beiden Techniken verwendet. Bei drei Personen übernimmt eine davon eine beobachtende Rolle und gibt den anderen im Anschluss Feedback aus der Außenperspektive. Nach jedem Gespräch werden die folgenden Leitfragen unter den Teilnehmenden diskutiert:

Was löst das bei mir aus, wenn ich

a) ausschließlich Fragen gestellt bekomme und nichts über das Gegenüber erfahre?
b) kaum zu Wort komme und das Gegenüber nur von sich selbst spricht?

Was fühle ich? Was möchte ich gerne tun? Bekomme ich den Eindruck, dass mein Gegenüber Interesse an mir hat? Habe ich nach diesem Gespräch Lust, den Kontakt zur anderen Person zu vertiefen?

Abschlussrunde

Diskussion im Plenum:

- *„Was sind die wichtigsten Dinge, die ich heute gelernt habe?"*
- *„Wo möchte ich mich weiter verbessern?"*

ÜBUNGEN FÜR DIE EINZELTHERAPIE

In der Einzeltherapie kann die Auseinandersetzung mit Schwierigkeiten und Widerständen vertieft werden. Dabei können konkrete Situationen analysiert werden, in denen das Knüpfen von Kontakten gescheitert oder besonders gut gelungen ist. Auch können Lernerfahrungen aus der Biografie reflektiert werden, die zu Widerständen beigetragen haben.

Übung: Kontakthalteplan erstellen

Gerade selbstunsicheren Patientinnen und Patienten, die nicht wissen, wie ein angebrachtes Maß an Kontakt aussieht, kann es helfen, einen Plan zu erstellen, wann und in welcher Form sie sich bei neuen Kontakten melden werden. Da nicht vorhersagbar ist, ob bzw. wann sich die andere Person melden wird, können hier verschiedene Varianten durchgeplant werden. Durch das systematische Vorgehen können Betroffene typische Vermeidungsstrategien umgehen und stattdessen schrittweise einen routinierten Umgang im Halten von Kontakten entwickeln.

Beispiel für einen Kontakthalteplan, 1. Treffen mit Person A, einem Arbeitskollegen, ist erfolgt, die ersten Gemeinsamkeiten wurden gefunden (Hockeyspiele schauen, Pizza backen):

- Wenn sich A nach 3 Tagen nicht bei mir gemeldet hat, schicke ich ihm eine SMS (Inhalt: Reaktion auf das Hockeyspiel vom Samstag; Vorschlag, sich nächste Woche zum Mittagessen zu treffen)
- Es kann sein, dass A auf meine SMS nicht antwortet. Das muss nicht bedeuten, dass er kein Interesse an weiterem Kontakt hat. Vielleicht hat er viel zu tun oder vergisst es einfach. Wenn er nicht antwortet, werde ich in der Arbeit unverbindlichen Smalltalk mit ihm starten (mögliche Inhalte: Wochenende, die neue Kaffeemaschine). Dann wiederhole ich nochmals den Vorschlag, gemeinsam zu Mittag zu essen (genauer Wortlaut: „…").

4

4.3.3 Sitzung 9: Freundschaften und Partnerschaften führen

Übersicht

Materialien

- Flipchart
- AB 21 *Beziehungen*

Lernziele

- Freundschaftliche und partnerschaftliche Bedürfnisse auf beiden Seiten wahrnehmen lernen
- Flirten einschätzen lernen
- Grundlagen freundschaftlicher und partnerschaftlicher Kommunikation erlernen

Leitfragen

- Was brauchen ich und mein Gegenüber in Freundschaften? Welche Bedürfnisse hat mein Gegenüber? Wie kann ich eigene Bedürfnisse gut kommunizieren?
- Was brauche ich in der Partnerschaft? Wie kann ich über Intimitätswünsche sprechen?

Beispielsituationen, in denen diese Kompetenzen benötigt werden

- Partnerschaften, dem Partner zeigen, dass man ihn gernhat
- Einen losen Kontakt in eine Beziehung überführen
- Über Sexualität reden
- Freunden zeigen, dass sie einem wichtig sind

Ablauf

Inhalt	Zeit	Kommunikationsform	Materialien
Einstiegsrunde	10 Min.	Beziehungsbarometer	
Beziehungserfahrungen	30 Min.	Plenum	• Übung 1 • Flipchart oder Zettel für die Teilnehmenden
Perspektivübernahme in Beziehungen	35 Min.	Plenum	• AB 21
Kommunikation in Beziehungen	20 Min.	Plenum	Übung 2 und 3 sind Vorschläge und können spezifisch ausgesucht werden
Abschlussrunde	5 Min.	Plenum	

THERAPEUTISCHER HINTERGRUND

Das Führen von Freundschaften und Partnerschaften ist elementarer Lebensbestandteil der meisten Menschen. Patientinnen und Patienten sollen in dieser Sitzung eigene Bedürfnisse in Beziehungen kennenlernen, den eigenen Bewältigungsmodus in Beziehungen erkennen können und Fertigkeiten erlernen, um freundschaftliche und partnerschaftliche Beziehungen erfolgreich zu führen. Die Sitzung kann thematisch ähnlich dem Aufbau eines „Lebenslaufs einer Beziehung" gestaltet werden (➤ Abb. 4.8).

Im „Lebenslauf" einer Beziehung werden viele Kompetenzen des Interaktionskompasses benötigt, um sich anderen Menschen anzunähern:

- Kennenlernen – wahrnehmen, was gefällt mir am anderen (analog zu Sitzung 5 „Nonverbale Signale verstehen" [➤ Kap. 4.2.2], z. B.: Woran erkenne ich, dass jemand Interesse an mir hat? – langer Blickkontakt, Lächeln, etc.)
- Bedürfnisse in einer Beziehung an sich selbst und am anderen wahrnehmen, z. B. nach körperlicher Nähe, nach Unterstützung, nach Sich-fallen-lassen
- Kommunikation in Beziehungen: Welche Schwierigkeiten treten dabei auf im Vergleich zu Kommunikation mit Fremden oder Bekannten? Wie kann ich meine Bedürfnisse gut kommunizieren?
- Gefühle in Beziehungen: Mit welchen Gefühlen muss ich mich in Beziehungen auseinandersetzen? Wie hemmen oder beeinflussen diese Gefühle mein Verhalten?
- In dieser Sitzung werden viele Themenbereiche besprochen. Je nach Bedürfnislage kann das Modul auch anders aufgebaut werden. Vorschläge für weitere Themen und Übungen finden sich am Ende der Sitzung und in den Exkursen zu den Themen: Flirten und Einsamkeit.

Exkurs: Flirten als soziale Kompetenz in der Psychotherapie?

Das Thema „Flirten" stellt einen „Sonderfall" in psychotherapeutischen sozialen Kompetenztrainings dar. Insbesondere in gegengeschlechtlichen therapeutischen Settings kann es zu Irritationen oder Spannung führen. Gehört solch ein Thema in eine Psychotherapie? In Anbetracht der Tatsache, dass bei einer Störung der sozialen Interaktion auch die romantische Kontaktaufnahme gestört sein kann, sollte in einer Psychotherapie Raum dafür geschaffen werden. Aus der Erfahrung unserer Ambulanz zeigt sich, dass das Thema z. B. bei Autisten wiederholt aufkommt. Andere pseudowissenschaftliche Angebote zum Thema Flirten haben oft nicht das „Beste" für Betroffene sowie deren Interaktionspartner im Blick. Wir plädieren dafür, Flirten zum Bestandteil im Training zu machen und die Schwierigkeit dabei zu explizieren. Dies kann entpathologisierend wirken und insbesondere in der Gruppe zum konstruktiven Austausch führen. Die erotisch konnotierte Annäherung des Flirtens ist bei Personen mit sozialen Schwierigkeiten häufig noch stärker mit Scham oder Angst vor Ablehnung verbunden, was in der Gruppe reflektiert werden kann. Auch Flirten kann im Rahmen der Bewältigungsmodi (Vermeidung, Überkompensation, Erduldung) reflektiert werden. Für Interessierte finden sich therapeutische Vorschläge und Interventionen am Ende dieser Sitzung.

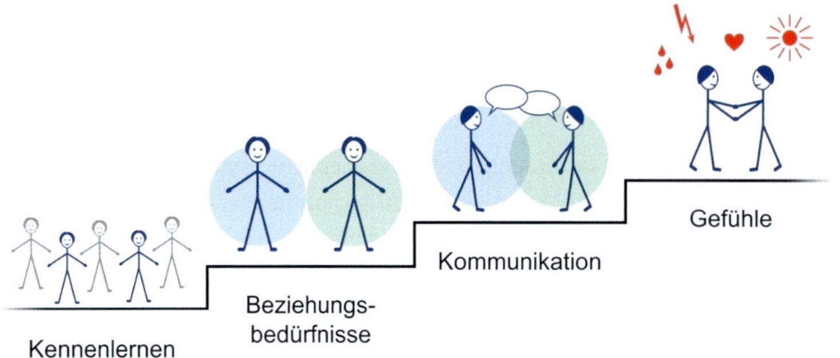

Abb. 4.8 Lebenslauf einer Beziehung [L231]

4

Orientierungsrunde – Beziehungsbarometer

Die Gruppenmitglieder werden gebeten, sich im Raum aufzustellen, auf einer imaginären Skala von 0–100 %:

- Wie zufrieden bin ich mit meinen Freundschaften?
- Wie zufrieden bin ich mit meinem Flirtverhalten?
- Wie stark schätze ich meine Schwierigkeiten in Beziehungen ein?

Die Auseinandersetzung mit unbefriedigenden sozialen Beziehungen kann an sich schon starke Scham und Traurigkeit auslösen. Die entstehenden Emotionen können wiederum direkt in Bezug zu den dahinterliegenden sozialen Bedürfnissen gesetzt werden, z. B. Patient Herr W. wird bei der Übung traurig, als er sieht, dass andere Teilnehmer große Zufriedenheit in ihren Freundschaften haben, während er selbst nur wenig Zufriedenheit spürt. Die Traurigkeit könnte auf ein frustriertes Zugehörigkeitsbedürfnis hindeuten.

Im Plenum könnte anschließend freiwillig ergänzt werden:

- Wie viele Freundschaften habe ich?
- Wie viel Beziehungserfahrung habe ich?

Dabei gilt es jedoch zu beachten, dass dies schambehaftet sein kann.

Übung 1: Besprechen von Beziehungserfahrungen

Austausch über die Erfahrungen, die Patientinnen und Patienten in Beziehungen haben

Dies kann am Flipchart notiert werden oder die Gruppenmitglieder schreiben ihre Schwierigkeiten und Stärken auf Zettel, welche im Raum verteilt werden. Stärken auf der einen, Schwierigkeiten auf der anderen Seite, so können die anderen einen Überblick über Gemeinsamkeiten und Unterschiede bekommen. Um Scham zu reduzieren, können die Zettel gemischt an den Therapeuten zurückgegeben werden, der sie dann entsprechend des Inhalts verteilt.

Fragen:

„Welche zwischenmenschlichen Schwierigkeiten kennen Sie in Beziehungen?"

Z. B. Konflikte; nicht sagen können, was man will; Probleme, Nähe zuzulassen; dem anderen nicht sagen können, wie wichtig er mir ist; überhaupt keine Beziehung aufbauen können; zu wenig auf Bedürfnisse des anderen eingehen; zu wenig körperliche Nähe suchen; …

„Was gelingt Ihnen richtig gut in Beziehungen?"

Z. B. verlässlich sein; spüren, was mein Gegenüber braucht; merken, wenn es meinem Partner schlecht geht; …

Beziehungen führen als „intensivste Form" der sozialen Interaktion?

Fragen an die Gruppe:

„Warum steht dieses Thema am Ende des Interaktionskompasses in Richtung Annäherung?
Was macht die Beziehung so besonders?
Was unterscheidet Partnerschaft von Freundschaft?"

Sammlung am Flipchart:

- Höchster Grad an Intimität
- Stark zusammenhängend mit Selbstwert
- Große zeitliche Gemeinsamkeit
- Hohe Komplexität, da Gedanken, Gefühle, Verhalten, Bedürfnisse, Erfahrungen und Erwartungen beide Interaktionspartner prägen
- Hohe Relevanz der emotionale Ebene des anderen
- Schutz des Selbstwerts des Partners

Psychoedukation – Perspektivübernahme in Beziehung

Zur Erarbeitung eines individuellen „Beziehungsstörungsmodells" sollen die Patienten versuchen, das bisher Gelernte unter Zuhilfenahme des Interaktionskompasses auf eine enge Beziehung zu übertragen. Der Therapeut malt an das Flipchart das „Ich" und das „Du" und sammelt die individuellen Aspekte, die in der Interaktion wichtig oder aber auch gestört sein können. Wichtige Punkte dabei: Bedürfnisse, Glaubenssätze,

Bewältigungsmodi und Erwartungen. Im Anschluss daran soll jeder Patient anhand einer schwierigen Situation das Arbeitsblatt 21 für sich ausfüllen. Eine Beispielsituation sollte im Plenum besprochen werden. Falls sich keine findet, kann das Beispiel aus ➤ Abb. 4.9 verwendet werden. Dabei sollte der Bewältigungsmodus identifiziert werden, da er typische Verhaltensweisen in Beziehungen beschreibt.

Im zweiten Schritt sollen gemeinsame Strategien gesammelt werden, um diese Situationen auf den verschiedenen Ebenen zu „lösen".

Kommunikation in Beziehungen

Viele Patientinnen und Patienten vermeiden eine offene Kommunikation über Annäherungsbedürfnisse in Beziehungen. Dies kann zum einen an mangelnden Verhaltensfähigkeiten liegen („Ich weiß gar nicht, wie ich das sagen soll?") oder an intrapsychischen Hindernissen („Ich traue mich nicht"). Im Folgenden können Therapeuten und Therapeutinnen folgende Themenvorschläge zur Bearbeitung in der Gruppe aussuchen, um die Kommunikation in Beziehungen zu verbessern: Intimität und Sexualität/Zuneigung ausdrücken.

Übung 2: Über Intimität und Sexualität sprechen

Über Sexualität zu sprechen kann auch für Therapeutinnen und Therapeuten eine Schwierigkeit darstellen. Nicht in jeder Gruppe mag dieses Thema gleich wichtig sein, jedoch sollte ein kurzes Gespräch über Sexualität in der Gruppe stattfinden, damit die Teilnehmenden lernen, dass sexuelle Wünsche normal sind und Scham, über Sexualität zu sprechen, überwunden werden kann.

Psychoedukativ soll vermittelt werden, dass es auch beim Thema Sexualität zu verschiedenen Bedürfnissen kommen kann und eine Kommunikation darüber wichtig ist.

Im ersten Schritt sollen die Patientinnen und Patienten sich über Schwierigkeiten in der Kommunikation über Sexualität austauschen:

- Ich traue mich nicht.
- Ich schäme mich.
- Ich möchte meinen Partner nicht verletzen.
- Ich habe noch nie gesagt, was ich will; jetzt kann ich damit doch nicht anfangen.

Sammlung von Ideen in der Gruppe zur Verbesserung der Kommunikation über Sexualität und sexuelle Bedürfnisse:

- Sich erstmal mit Freunden austauschen
- Zum Thema etwas lesen
- Einen Sex-Podcast hören
- Verständnis für die Bedürfnisse und Schwierigkeiten des Partners äußern
- Konkrete Wünsche äußern
- Ängste klar benennen

Übung 3: Zuneigung ausdrücken

Einstieg über Fragen:

„Warum ist das wichtig? Was befriedigt es beim anderen? Welche Probleme habe ich damit?"

Bedürfnisse
Nach einem langen Tag auf der Arbeit habe ich nur den Wunsch, in Ruhe zu Hause anzukommen, erst einmal nicht zu reden und später gemütlich mein Magazin zu lesen.
Bedürfnisse
Mein Partner möchte sich, nach einem Tag im Homeoffice, mit mir unterhalten und später noch ins Restaurant gehen.
Erfahrungen Glaubenssätze
Es ist wichtig, dass ich auf mich achte und mich nicht überlaste. Ich darf den anderen nicht verletzen.
ICH
?
DU
Glaubenssätze Erfahrungen
Nur wenn man über alles spricht, hat man eine gute Grundlage für eine Beziehung.
Erwartungen
Mein Partner muss sehen, dass ich überlastet bin und meine Ruhe haben will. In einer guten Beziehung merkt man, wie es dem anderen geht.
Erwartungen
Mein Partner freut sich, mich zu sehen, und hat mich vermisst.
Bewältigungsmodus
Vermeidung: Ich sage nicht, dass ich gerne meine Ruhe hätte, um einen Konflikt zu vermeiden.
Bewältigungsmodus
Überkompensation: Mein Partner wirft mir vor, ich würde mich nicht um ihn kümmern und nur an mich denken.

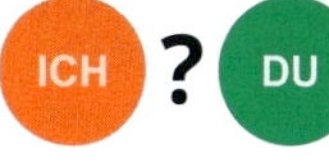

Abb. 4.9 Beispiel Störungen in Beziehungen [L231]

Zuerst können in der Gruppe Schwierigkeiten gesammelt werden, die es erschweren, Zuneigung zum Gegenüber auszudrücken. Diese können am Flipchart notiert werden. Folgende Schwierigkeiten könnten beispielsweise genannt werden:

- Scham
- Angst vor Ablehnung
- Ideenlosigkeit („Ich weiß nicht, was ich sagen soll.")
- Gefühl, mein Gegenüber weiß doch, wie ich fühle („Was soll das bringen?")

Für die Übung stellen sich die Gruppenteilnehmenden in zwei Reihen gegenüber voneinander auf, sodass immer Paare entstehen. Sie sollen sich gegenseitig Komplimente machen bzw. etwas Nettes und Freundliches sagen. Dann wechselt die eine Reihe einen Platz nach links oder rechts weiter, sodass die Übung mit einem anderen Gruppenmitglied durchgeführt wird. Als Hilfestellung können Satzanfänge und Beispiele vorgegeben werden (➤ Tab. 4.3).

Abschlussrunde

Wie gehen Sie heute aus der Runde und was nehmen Sie mit? Formulierung einer persönlichen Take-Home-Message.

ÜBUNGEN ZUR VERTIEFUNG

Weitere Übungen für die Gruppentherapie

Freundschaft bearbeiten

- Was ist der Unterschied zwischen Freundschaft und Beziehung?
- Warum wünsche ich mir Freundschaften?
- Was ist mir in Freundschaften wichtig?
  - Über gemeinsame Interessen austauschen
  - Gemeinsam Dinge unternehmen
  - Über mich und meine Gefühle sprechen
  - Unterstützung bekommen
  - Zuspruch bekommen

Übungen für die Einzeltherapie

In der Einzeltherapie kann der entpathologisierende, normalisierende, oft schambesetzte Austausch der Patienten zum Thema Freundschaft und Partnerschaft so nicht stattfinden. Der Therapeut/die Therapeutin sollte explizieren, dass beide Themen oft schambehaftet sind und viele Betroffene Schwierigkeiten haben, Beziehungen herzustellen, und dies als eigenes Versagen empfinden. Explizieren Sie, dass es vielen Patienten schwerfällt und ein weit verbreitetes Thema ist.

Beziehungsbiografie und Modusanalyse

In der Einzeltherapie kann eine **Beziehungsbiografie** erarbeitet werden. Die Patientinnen und Patienten schildern ihre bisherigen Beziehungserfahrungen. Eigenes Verhalten kann anhand von Situationen reflektiert werden, welche die Patientinnen und Patienten als besonders positiv bzw. besonders negativ in Erinnerung haben. Dabei sollte der Fokus auf folgender Frage liegen: „Was haben Sie dazu beigetragen, dass es schön oder schlecht lief?" Es kann herausgearbeitet werden, in welchem Modus sich die Patienten befunden haben und was der jeweilige Modus dazu beigetragen hat.

Tab. 4.3 Beispiele für das Ausdrücken von Zuneigung

Satzanfänge	Beispiele
Ich mag an dir, ...	Ich mag an dir, wie aktiv du dich in der Gruppe einbringst.
Mir gefällt ...	Mir gefallen deine lustigen T-Shirts.
Ich finde schön, dass du ...	Ich finde schön, dass du mir gerade aufmerksam zuhörst.
Ich finde interessant an dir, ...	Ich finde interessant an dir, dass du dich für Anime-Filme interessierst.

EXKURS

Thema Einsamkeit in der Gruppe

Viele Patientinnen und Patienten mit Störungen der sozialen Interaktion berichten über Einsamkeit; dabei können sich die Situationen, in denen Einsamkeit auftritt, stark unterscheiden. Einige berichten über Einsamkeit, wenn sie unter anderen Menschen sind, da sie sich „fremd" und „falsch" fühlen. Andere berichten von Einsamkeit in Momenten, in denen sie allein sind. Häufig ist Einsamkeit schambehaftet und es kann für die Betroffenen erleichternd sein, zu merken, dass sie mit diesem Thema nicht allein sind. Dabei ist es wichtig, Alleinsein nicht mit Einsamkeit gleichzusetzen. Viele unserer Patientinnen und Patienten können tatsächlich gut „mit sich" alleine sein, erleben also nicht immer, wenn sie allein sind, Einsamkeit. In der Therapie zu erarbeiten, in welchen Situationen Einsamkeit individuell entsteht, ist wichtig. Strategien sind auf **AB 22** zusammengefasst.

Einstieg durch Frage an die Gruppe:

- Wer von Ihnen fühlt sich manchmal einsam?
- In welchen Situationen fühlen Sie sich einsam?

Sammlung von Gründen für Einsamkeit am Flipchart

- Schwierigkeiten, Kontakte aufzubauen
- Gefühl, immer anders zu sein, keine Verbindung zu anderen finden
- Kontakte durch Konflikte verloren
- Kontakte durch Umzüge verloren
- Schwierigkeiten, Kontakte aufrechtzuerhalten
- Hohe Belastung meiner Kontakte durch Arbeit/Familie, d.h. wenig Zeit
- Keine Idee, wo ich Menschen treffen kann

Erarbeitung von Ideen, wo Kontakte geknüpft werden könnten, z.B.

- Apps wie Spontacts
- Vereine
- Tagesstätten
- Gruppenurlaubsreisen
- Sprachtandem
- Ehrenamt
- Für jemanden Gassi gehen oder im Tierheim helfen

4

EXKURS

Thema Flirten in der Gruppe

Das Thema Flirten kann als Ergänzung zum Themenblock Annäherung wichtig sein (siehe Therapeutischer Hintergrund). Folgende Übungen können zur Ergänzung genutzt werden.

Einstieg schon vor der Gruppe als Hausaufgabe:

Bringen Sie Filmszenen mit, in denen Sie gut gelungenes Flirtverhalten beobachten können.

- Sammlung von Schwierigkeiten, die sich beim Flirten ergeben
- In der Gruppe üben

Übung: Beobachten – Wer gefällt mir?

Als Hausaufgabe kann zur Selbstbeobachtung angehalten werden. Die Patientinnen und Patienten sollen für ihre inneren Marker für „Gefallen" sensibilisiert werden. Manche berichten, kein richtiges Gefühl dafür zu haben, wer ihnen gefallen könnte.

Anleitung:

Setzen Sie sich in ein Café, einen Park oder auf einen Platz in der Stadt und beobachten Sie, welcher Typ Mensch Gefallen auslöst. Versuchen Sie herauszufinden, weshalb: Aussehen, Ausstrahlung, Kleidungsstil, Mimik, Verhalten?

Übung: Blickkontakt halten und Lächeln

Mit jemandem, der mir gefällt, Blickkontakt aufnehmen, etwas länger halten als in anderen Interaktionssituationen und dann vielleicht noch lächeln. Die eigenen Reaktionen und die meines Gegenübers beobachten.

4.4 Modul 4: Abgrenzung und Konflikte in sozialer Interaktion

4.4.1 Sitzung 10: Abgrenzungsbedürfnisse wahrnehmen

Übersicht

Materialien

- Flipchart
- AB 8 *Moduskarten* (Kind- und dysfunktionale Elternmodi)
- AB 23 *Abgrenzungsimpulse*
- AB 24 *Emotionen und Körperreaktionen*
- AB 25 *Art der Beziehung*
- AB 26 *Wochenprotokoll*
- Optional: Folien F 6 *Abgrenzungsbedürfnisse wahrnehmen* (⊞)

Lernziele

Abgrenzungsbedürfnisse bei sich und bei anderen wahrnehmen können

Leitfragen

- Was sind meine eigenen Bedürfnisse und woran erkenne ich, dass sie durch eine andere Person frustriert werden?
- Welche Unterschiede bestehen in der Abgrenzung je nach Beziehungsart?
- Woran bemerke ich, dass sich mein Gegenüber unwohl fühlt bzw. sich abgrenzen oder distanzieren möchte?

Beispielsituationen, in denen diese Kompetenzen wichtig sind

- Wahrnehmen, dass einen das Gespräch mit einer fremden Person an der Bushaltestelle nervt.
- Wahrnehmen, dass es einen stört, dass die Kollegin oder der Kollege einem immer wieder Aufgaben zuschiebt.
- Wahrnehmen, dass einem die Nachfrage einer Bekannten oder eines Bekannten zu privat ist.
- Wahrnehmen, dass man auf die vorgeschlagene Aktivität einer Bekannten oder eines Bekannten keine Lust hat.
- Wahrnehmen, dass die Aussage einer Freundin oder eines Freundes einen verletzt hat.
- Wahrnehmen, dass man sich über das Verhalten einer Freundin oder eines Freundes ärgert.
- In den genannten Situationen auch Abgrenzungsbedürfnisse beim Gegenüber wahrnehmen.

Ablauf

Inhalt/Übung	Zeit	Kommunikationsform	Materialien
Moduscheck	20 Min.	Plenum	• AB 8
Übung 1: Abgrenzungsimpulse bei sich wahrnehmen	30 Min.	Plenum, Einzelarbeit	• Flipchart • AB 23 • AB 24
Übung 2: Sich die Art der Beziehung bewusst machen	25 Min.	Plenum, Kleingruppen (optional: Rollenspiel)	• Flipchart • AB 25
Übung 3: Abgrenzungsimpulse beim Gegenüber wahrnehmen	20 Min.	Plenum	• Flipchart
Abschlussrunde	5 Min.	Plenum	• AB 26

THERAPEUTISCHER HINTERGRUND

Sich abzugrenzen bedeutet „Nein" zu sagen und somit die eigenen Bedürfnisse wichtig zu nehmen und zu schützen. Dies fällt nicht immer leicht, weil früh erlernte Glaubenssätze bzw. Schemata genau dies verbieten. Dies kann sogar so weit gehen, dass eigene Bedürfnisse immer hinter die der Mitmenschen gestellt werden bzw. eigene Abgrenzungswünsche gar nicht mehr wahrgenommen werden (Roediger, 2016).

Wie schon in vorherigen Kapiteln erwähnt, unterscheidet Grawe (2004) vier Grundbedürfnisse: Bindung/Zugehörigkeit, Orientierung/Kontrolle, Selbstwerterhöhung/-schutz sowie Lustgewinn/Unlustvermeidung. Hierbei lassen uns Emotionen wie Ärger, Wut, Traurigkeit und Verletztheit bemerken, dass ein Grundbedürfnis frustriert wurde, z. B. das nach Selbstbehauptung oder das nach Bindung.

Die beschriebenen Gefühle und dahinterstehenden Bedürfnisse wahrzunehmen und ernst zu nehmen ist sehr wichtig. Studien zeigen, dass das bewusste Wahrnehmen von Emotionen und eine Analyse der Auslöser in positivem Zusammenhang mit psychischer Gesundheit stehen (Berking, 2015). Gelingt uns dies, haben wir die Möglichkeit, etwas an der Situation zu verändern, indem wir äußern, was uns stört oder verletzt und so ggf. auch einen Konflikt eingehen oder uns von der Person distanzieren.

Gleichzeitig ist es für eine gelingende soziale Interaktion aber auch wichtig, Bedürfnisfrustrationen und Abgrenzungssignale beim Gegenüber wahrzunehmen. Dies ermöglicht es uns, andere besser einzuschätzen und darauf einzugehen sowie Orientierung in sozialen Situationen zu erfahren.

Einstiegsrunde – Moduscheck

Die Moduskarten zu den Kindmodi und dysfunktionalen Elternmodi werden in der Mitte des Raumes verteilt. Die Patienten werden dazu aufgefordert, sich jeweils eine Karte zu nehmen, die die in Abgrenzungs- und Konfliktsituationen auftretenden Kritikerstimmen repräsentiert, und eine für die in solchen Situationen auftretenden Gefühle. Der Reihe nach sollen die Gruppenteilnehmenden folgende Fragen beantworten:

- *„Welche inneren Kritikerstimmen machen es Ihnen in Abgrenzungs- und Konfliktsituationen schwer, Ihre eigenen Bedürfnisse wahrzunehmen oder selbstsicher zu vertreten?"*
- *„Welche Gefühle entstehen auf der Seite des Kindmodus?"*
- Optional: Biografische Würdigung: *„Durch welche Kindheitserfahrungen wurden diese Kritikerstimmen geprägt?"*

Ziel ist, dass die Teilnehmenden dafür sensibilisiert werden, welche inneren Anteile in solchen Situationen aktiviert werden und dass neben dem äußeren Konflikt in solchen Situationen auch ein innerer Konflikt entsteht, welcher Gefühle von Stress und Anspannung mitbedingt und stark durch Lernerfahrungen geprägt ist. Gegebenenfalls soll auch ein Bewusstsein dafür hergestellt werden, dass es nicht selbstverständlich ist, Abgrenzungsbedürfnisse wahrzunehmen, z. B. wenn diese Bedürfnisse in der Kindheit kein Gehör gefunden haben oder bestraft wurden und daraufhin gelernt wurde, Gefühle besser nicht zu spüren („distanzierter Beschützermodus"). Hier sollte auch darauf hingewiesen werden, dass das Erspüren der eigenen Bedürfnisse wieder erlernbar ist.

Übung 1: Abgrenzungsimpulse bei sich wahrnehmen

„Wie wir in den vorherigen Sitzungen schon besprochen haben, sind Gefühle ein wichtiges Tool, um unsere dahinterliegenden Bedürfnisse zu erspüren. Nun soll es darum gehen, welche Gefühle uns im Kontakt mit anderen darauf hinweisen können, dass eines unserer Bedürfnisse frustriert wurde (bzw., dass uns etwas stört/wir uns in der Situation etwas anders wünschen/wir den Wunsch verspüren, Distanz zum Gegenüber aufzubauen)."

Auf das Flipchart wird eine Tabelle mit drei Spalten mit den Überschriften „Emotion", „Frustriertes Bedürfnis" und „Körperreaktion" gezeichnet.

„Welche Gefühle weisen uns im Kontakt mit anderen darauf hin, dass eines unserer Bedürfnisse frustriert ist?"

Die Antworten werden am Flipchart in der linken Spalte mitgeschrieben, z. B.:

Emotion	Frustriertes Bedürfnis	Körperreaktion
Ärger		
Genervtheit		
Traurigkeit		
Enttäuschung		
Langeweile		
Angst		
...		

„Auf Frustration welches Bedürfnisses weist die jeweilige Emotion hin?"

Die Antworten werden am Flipchart in der mittleren Spalte ergänzt, z. B.:

Emotion	Frustriertes Bedürfnis	Körperreaktion
Ärger	Gerechte Behandlung	
Genervtheit	Ruhe	
Traurigkeit	Zuwendung	
Enttäuschung	Verlässlichkeit	
Langeweile	Abwechslung und positive Erlebnisse	
Angst	Sicherheit/körperliche Unversehrtheit	

„Wo im Körper sind diese Gefühle verortet?"

Die Teilnehmenden erhalten das AB 24 und bekommen max. 5 Minuten Zeit, die bei einer Emotion ihrer Wahl aktivierten Körperregionen zu markieren. Danach wird im Plenum zusammengetragen und in der rechten Spalte ergänzt, z. B.:

Emotion	Frustriertes Bedürfnis	Körperreaktion
Ärger	Gerechte Behandlung	Druck in der Magengegend, Hitze („Wie Feuerball im Bauch")
Genervtheit	Ruhe	Innerliches Kribbeln im ganzen Körper
Traurigkeit	Zuwendung	Schwere auf den Armen und der Brust, Kloß im Hals, feuchte Augen
Enttäuschung	Verlässlichkeit	Feuchte Augen, Druck in der Magengegend
Langeweile	Abwechslung und positive Erlebnisse	Unruhe im ganzen Körper
Angst	Sicherheit/körperliche Unversehrtheit	Ziehen in der Magengegend, schnellerer Herzschlag, Zittern

4

Zum Abschluss der Übung bekommen die Gruppenmitglieder das AB 23 ausgeteilt, auf dem alle Informationen zusammengefasst sind.

Übung 2: Sich die Art der Beziehung bewusst machen

„Um zu entscheiden, auf welche Art sich abgegrenzt wird, ist es wichtig sich vorher bewusst zu machen, in welcher Beziehung man sich zu seinem Gegenüber befindet. Je näher einem die Person steht und je bedeutender die Thematik für einen ist, desto wichtiger kann es sein auf eigene Gefühle, die durch die Situation entstehen, Bezug zu nehmen. Auf diese Weise gibt man dem Gegenüber die Gelegenheit, einen zu verstehen und bestenfalls auch in Zukunft adäquat auf einen einzugehen."

„Sie hatten einen anstrengenden Tag, wollen gerade einfach Ihre Ruhe haben und begegnen einer Person, die starken Gesprächsbedarf hat. Diskutieren Sie, wie Sie sich in der jeweiligen Situation abgrenzen würden."

Dazu wird die Gruppe in vier Kleingruppen eingeteilt und bearbeitet 5–10 Minuten jeweils eine der Übungen von AB 25. Im Anschluss wird im Plenum zusammengetragen und diskutiert, wie sich die Abgrenzungsarten je nach Art der Beziehung unterscheiden.
Übungen:

1. Sie stehen an einer Haltestelle und es spricht Sie ein Mitglied einer Sekte an, um für diese zu werben.
2. Sie stehen an einer Haltestelle und es spricht Sie eine ältere Person an und erzählt Ihnen von ihren körperlichen Beschwerden.
3. Eine Kollegin oder ein Kollege erzählt Ihnen von ihren/seinen Bestleistungen beim letzten Tanzturnier.
4. Eine vertraute Person spricht zum wiederholten Male über ihre Partnerschaftsprobleme.

Optional: Zur Vertiefung können die einzelnen Gruppen die jeweilige Situation im Rollenspiel vorspielen. In der Feedbackrunde gehen die anderen Gruppenmitglieder dann auf folgende Fragen ein:

„Im Hinblick auf die Beziehung der beiden Personen im Rollenspiel zueinander: 1. Was war gelungen? 2. Was könnte noch verbessert werden?"

Übung 3: Abgrenzungsimpulse beim Gegenüber wahrnehmen

„Abgrenzungsimpulse sind bei verschiedenen Menschen unterschiedlich stark sichtbar. Manche neigen dazu, diese nur sehr subtil und nonverbal auszudrücken, andere wiederum äußern ihre Grenzen klar und deutlich. Je besser einem die Person bekannt ist, desto leichter kann die Differenzierung sein."

„Woran bemerken Sie, dass Sie bei Ihrem Gegenüber eine Grenze überschritten haben bzw. dass diese oder diesen etwas stört?"

Auf das Flipchart werden zwei Spalten gezeichnet; in der ersten werden die verschiedenen Modalitäten gesammelt (Mimik, Gestik etc.), in der zweiten noch die Art des Ausdrucks ergänzt (z. B. Stirnrunzeln, abgewandter Blick), z. B.:

Modalität (verbal/nonverbal)	Beschreibung
Blickkontakt	Vermeidend, starr
Körperhaltung	Abgewandt
Gesichtsausdruck	Stirnrunzeln, Augen zusammengekniffen
Lautstärke	Sehr laut, sehr leise
Sprechpausen	Viele Sprechpausen
…	…

Anschließend sollte auch noch einmal thematisiert werden, dass es zwar sehr hilfreich ist, die Signale des Gegenübers zu erkennen und zu interpretieren, dass die Verantwortung aber auch beim Gegenüber liegt, die eigenen Grenzen klar auszudrücken und zu kommunizieren.

Abschlussrunde

„Was nehmen Sie aus der heutigen Stunde mit?"

Wochenaufgabe (AB 26):

„Notieren Sie sich jeden Abend Situationen, in denen Sie sich gewünscht hätten, für Ihr Bedürfnis einzustehen, es aber entweder nicht oder in Ihrer Wahrnehmung ‚zu aggressiv' getan haben. Welche Kritikerstimmen waren hieran beteiligt? Wie hätten Sie sich eigentlich gerne verhalten?"

ÜBUNGEN ZUR VERTIEFUNG

Übungen für die Gruppentherapie

1. Grenzübungen: Die Gruppenmitglieder gehen aufeinander zu und sagen „Stopp!", wenn die andere Person zu nah ist bzw. die eigene Grenze erreicht. Ziel ist es, dass somatische Marker für die eigene Grenze bewusst werden. In einem zweiten Durchgang soll es dann darum gehen, Anzeichen beim Gegenüber wahrzunehmen, wenn eine Grenze erreicht wurde.
2. Die Teilnehmenden können Filmszenen mitbringen, in denen sie Abgrenzungssignale bei den darstellenden Personen beobachten. Gemeinsam können diese Szenen hinsichtlich der (non-)verbalen Signale analysiert und diskutiert werden.

Übungen für die Einzeltherapie

Exploration der Erfahrungen mit Abgrenzung:

1. Welche Art der Grenze spüre ich bei mir gut, welche Grenze nehme ich oft erst zu spät oder gar nicht wahr? Woran könnte das liegen?
2. Gibt es biografische Erfahrungen, die mich diesbezüglich geprägt haben?
3. Gegenüber welchen Personen fällt es mir schwerer mich abzugrenzen und weshalb? Was befürchte ich/welche Gefühle könnten danach bei mir auftreten?
4. In welchen Situationen haben sich Personen von mir abgegrenzt? Wie hat sich das angefühlt? War die Abgrenzung für mich nachvollziehbar?
5. Bei welchen Personen fällt es mir schwer eine Abgrenzung zu akzeptieren? Warum?

4.4.2 Sitzung 11: Erkennen von Bewältigungsmodi

Übersicht

Materialien

- Folien F 7 *Erkennen von Bewältigungsmodi* (⊞)
- Beamer
- Flipchart
- AB 8 *Moduskarten*
- AB 27a *Modus-Modell*
- AB 28 *Kritiker vs. gesunder Erwachsener*

Lernziele

- Hintergründe von automatisierten Verhaltensmustern (Bewältigungsmodi) in Abgrenzungs- und Konfliktsituationen besser verstehen
- Auf dieser Grundlage Ideen für hilfreiche Denk- und Verhaltensmuster entwickeln (Stärkung des gesunden Erwachsenen)

Leitfragen

- Wodurch entsteht Bewältigungsverhalten?
- Welche inneren Kritikerstimmen lösen dieses bei mir und anderen aus?
- Welche hilfreichen inneren Sätze könnten mir dabei helfen, die Situation anders zu erleben und mich mehr entsprechend meinen Bedürfnissen zu verhalten?

Beispielsituationen, in denen diese Kompetenzen wichtig sind

- Ich reagiere mit Vorwürfen, nachdem eine Freundin oder ein Freund ein Treffen wegen Prüfungsstress abgesagt hat.
- Eine mir vorgesetzte Person schreit mich an, nachdem ich ihr mitgeteilt habe, dass das von ihr aufgetragene Projekt meine zeitlichen Kapazitäten übersteigt.
- Eine Person aus meinem Team gibt ihre Arbeit als meine aus und ich traue mich nicht, etwas zu sagen.
- Eine Person in der U-Bahn fragt mich aus dem nichts, warum ich sie so arrogant anschaue.
- Meine Eltern reagieren vorwurfsvoll, nachdem ich ihnen mitteile, dass ich es dieses Jahr nicht schaffe, mit der Familie in den Urlaub zu fahren.

Ablauf

Inhalt/Übung	Zeit	Kommunikationsform	Materialien
Moduscheck	20 Min.	Plenum	• AB 8
Psychoedukation	15 Min.	Plenum	• Folien F 7 (⊞) • Beamer • AB 27a
Übung: Modus-Modell zum Bewältigungsmodus eines Gruppenmitglieds	55 Min.	• Plenum • Ein Fokusgruppenmitglied	• Flipchart
Abschlussrunde	10 Min.	Plenum	• AB 28

THERAPEUTISCHER HINTERGRUND

Wie bereits in ➤ Kap. 3.1.2 beschrieben, entstehen Schemata auf der Basis von früher Frustration psychischer Grundbedürfnisse und beeinflussen unser Erleben, Denken und Verhalten noch im Erwachsenenalter. Wird ein Schema durch eine Situation aktiviert, folgt oft schon automatisch das damit in Verbindung erlernte Bewältigungsverhalten – Vermeidung, Flucht oder Angriff.

Für eine Person, die dieses Verhalten von außen betrachtet und die dahinterliegende Biografie nicht kennt, kann das Verhalten sonderbar oder unverständlich wirken. So resultieren schnell interpersonelle Konflikte, denen zusätzlich ein intrapersoneller Konflikt auf einer oder beiden Seiten zugrunde liegt. Zu erkennen, dass sich das Gegenüber gerade in einem Bewältigungsverhalten befindet, kann in solchen Situationen helfen, die Reaktion des Gegenübers nicht gänzlich auf die eigene Person zu beziehen. In einem weiteren Schritt kann der Fokus auf möglicherweise dahinterliegende Bedürfnisse gelegt werden (z. B. Bedürfnis nach Anerkennung, wenn die Person wütend auf Kritik reagiert), was dabei helfen kann, die andere Person besser zu verstehen und, wenn gewünscht, die Reaktion danach anzupassen.

Gleichzeitig ist es für Patienten wichtig, Situationen zu kennen, die bei ihnen selbst alte Erlebnis- und Kognitionsmuster auslösen, und zu wissen, welches Bewältigungsverhalten sie dann für gewöhnlich zeigen.

Die Kompetenz zum Erkennen von Bewältigungsmodi von außen wurde bereits in Modul 1 (➤ Kap. 4.1) trainiert. In diesem Modul soll es darum gehen, die „hintere Bühne" des Bewältigungsverhaltens zu erkunden (➤ Abb. 2.1) und somit ein besseres Verständnis für die Ursachen von Bewältigungsverhalten zu bekommen. Auf Grundlage dessen sollen dann hilfreiche innere Sätze und Verhaltensweisen des gesunden Erwachsenen-Modus erarbeitet werden.

4

Einstiegsrunde – Moduscheck

Die Moduskarten zu den Bewältigungsmodi werden in der Mitte des Raumes verteilt. Die Gruppenteilnehmenden werden dazu aufgefordert, sich jeweils eine Karte zu nehmen, die das bei ihnen in Abgrenzungs- und Konfliktsituationen auftretende Bewältigungsverhalten repräsentiert. Der Reihe nach sollen folgende Fragen beantwortet werden:

„Mit Blick auf Spalte ‚Verhalten' der letzten Wochenaufgabe: Welche Bewältigungsmodi treten bei Ihnen in Abgrenzungs- und Konfliktsituationen auf?"
Biografische Würdigung: *„Wo haben Sie gelernt so zu reagieren? In welchem Kontext war dies damals eine wichtige Überlebensstrategie?"*

Psychoedukation

Mithilfe der Präsentationsfolien (F 7, ⊞) wird das Modus-Modell vertieft. Hier wird zunächst nochmals auf das Schaubild von Modul 1 (➤ Kap. 4.1, ➤ Abb. 4.4) verwiesen. Besonders wichtig ist es, an dieser Stelle nochmal zu würdigen, dass die Bewältigungsmodi ursprünglich wichtige Überlebensstrategien waren, im Hier und Jetzt aber oft nicht förderlich sind, um unsere Bedürfnisse optimal zu befriedigen. Zudem sollte wiederholt werden, dass diese dazu dienen, die von den dysfunktionalen Modi bzw. inneren Kritiker-/Bestraferstimmen ausgehenden Gefühle zu umgehen. An dieser Stelle wird der Modus des **gesunden Erwachsenen** eingeführt, als Instanz, die:

- … die inneren Kritikerstimmen begrenzt,
- … die Gefühle und dahinterstehenden Grundbedürfnisse wahrnimmt und sich um diese kümmert,
- … langfristig hilfreiches und flexibles Verhalten anwendet (➤ Abb. 4.10).

In einem weiteren Schaubild (vgl. auch AB 27a) wird zusammenfassend ein Modus-Modell anhand einer Beispielsituation erläutert.

Übung 1: Erarbeitung eines Modus-Modells am Beispiel eines Gruppenmitglieds

THERAPEUTISCHER HINTERGRUND

Für diese Übung ist ein höheres Maß an Selbstöffnung erforderlich. Je nach Gruppenkohäsion und Kenntnisstand der Gruppenleitung kann sich hier für eine weniger emotionsaktivierende Erarbeitung des Modus-Modells am Flipchart oder die erlebnisorientiertere Variante des Stuhldialogs entschieden werden. In diesem Beispiel wird die Variante am Flipchart dargestellt. Wer interessiert an der Erarbeitung eines Stuhldialogs in der Gruppe ist, kann sein Wissen hierzu bei Egli et al. (2019) vertiefen.

„Wer von Ihnen kann sich vorstellen, sich eine Abgrenzungs- oder Konfliktsituation, in der ein Bewältigungsmodus aktiviert wurde, näher anzuschauen? Es wird darum gehen, die Hintergründe des Bewältigungsverhaltens besser zu verstehen und ggf. einen alternativen Umgang mit der Situation zu finden."

Das Gruppenmitglied, das sich dazu bereit erklärt, soll kurz die Situation schildern. Im weiteren Verlauf werden die einzelnen Elemente des Modus-Modells zur Situation auf das Flipchart übertragen (Beispiel ➤ Abb. 4.11).

Beispielsituation: Paul wird von seiner Chefin darauf hingewiesen, dass ihr ein Fehler bei den Berechnungen der letzten Jahresbilanz aufgefallen ist. Daraufhin schreit Paul diese an, dass sie ja selbst „keine Ahnung von nichts" habe und ihn besser mal seine Arbeit machen lassen solle.

Fragen an das Fokusgruppenmitglied

„Welches Bewältigungsverhalten haben Sie in der Situation gezeigt?" (Bewältigungsmodus)
„Welche inneren Kritiker-/Bestraferstimmen haben evtl. zu dem Bewältigungsverhalten geführt?" (Dysfunktionaler Modus)
„Wie geht es Ihnen, wenn Sie hören, was die inneren Kritikerstimmen sagen? Welche Gefühle werden ausgelöst?" (Kindmodus)
„Was bräuchten Sie in der Situation eigentlich?" (dahinterliegendes Grundbedürfnis)

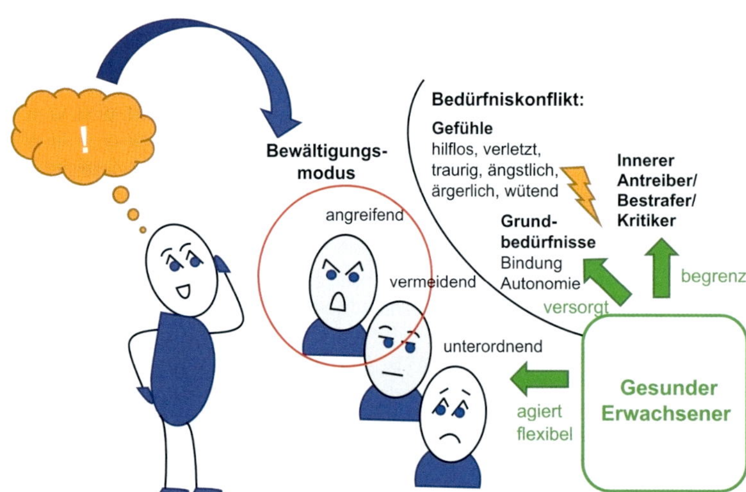

Abb. 4.10 Erweiterung des Modus-Modells um den gesunden Erwachsenen [O704]

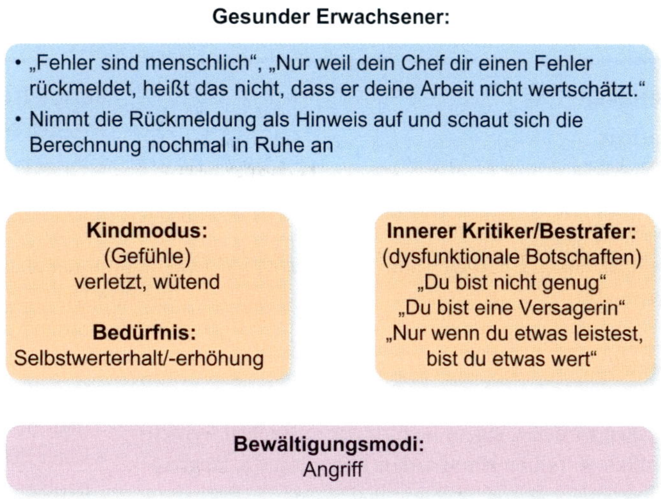

Gesunder Erwachsener:

- „Fehler sind menschlich", „Nur weil dein Chef dir einen Fehler rückmeldet, heißt das nicht, dass er deine Arbeit nicht wertschätzt."
- Nimmt die Rückmeldung als Hinweis auf und schaut sich die Berechnung nochmal in Ruhe an

Kindmodus:
(Gefühle)
verletzt, wütend

Bedürfnis:
Selbstwerterhalt/-erhöhung

Innerer Kritiker/Bestrafer:
(dysfunktionale Botschaften)
„Du bist nicht genug"
„Du bist eine Versagerin"
„Nur wenn du etwas leistest, bist du etwas wert"

Bewältigungsmodi:
Angriff

Abb. 4.11 Beispiel für eine Anordnung der Modi am Flipchart [L231]

4

Wenn das Modell erarbeitet ist, können an dieser Stelle mit Einverständnis des Fokusgruppenmitglieds die anderen Teilnehmenden miteinbezogen werden.

Fragen an die Gruppe

„Wie geht es Ihnen, wenn Sie die abwertenden Botschaften des Kritikers hören bzw. sehen, welche Gefühle auf Seiten der Mitpatientin oder des Mitpatienten ausgelöst werden?"
„Gibt es etwas, was Sie dem inneren Kritiker am liebsten sagen würden?"
„Welchen hilfreichen Satz würden Sie gerne der Mitpatientin oder dem Mitpatienten mit auf den Weg geben?" (bei gesundem Erwachsenen notieren)

Zum Schluss wird das Fokusgruppenmitglied noch einmal gefragt, wie es ihm oder ihr mit den Beiträgen der Teilnehmenden geht und ob er bzw. sie selbst noch einen hilfreichen und bestärkenden Satz auf Seiten des gesunden Erwachsenen ergänzen möchte. Zudem wird er bzw. sie gefragt, ob auf Grundlage der Erkenntnisse der Wunsch besteht, sich in ähnlichen Situationen in Zukunft anders zu verhalten.

Abschlussrunde

„Mit Blick auf Ihre in der Eingangsrunde besprochenen Bewältigungsmodi: Würden Sie in nächster Zeit gerne ausprobieren, sich in Abgrenzungs- und Konfliktsituationen anders zu verhalten?"
„Wie könnte dies aussehen?" (hier Bezug zu gesundem Erwachsenen herstellen)

Wochenaufgabe (AB 28)

„Beobachten Sie in der nächsten Woche, in welchen Abgrenzungs- oder Konfliktsituationen Sätze ihres inneren Kritikers/Bestrafers auftreten. Notieren Sie diese und versuchen Sie einen alternativen Satz des gesunden Erwachsenen zu finden."

ÜBUNGEN ZUR VERTIEFUNG

Übungen für die Gruppentherapie

Alle Gruppenmitglieder suchen sich jeweils zwei Moduskarten heraus: eine für den Bewältigungsmodus, den sie stark mit sich in Verbindung bringen, eine für einen Bewältigungsmodus, den sie überhaupt nicht von sich kennen. Dann ist immer ein Fokusteilnehmender dran, der seine beiden Karten am Flipchart aufhängt. Die anderen Teilnehmenden sollen sich bei der Karte melden, von der sie jeweils denken, dass die andere Person sie als Bewältigungsmodus gewählt hat (ggf. noch 2–3 Teilnehmende Stellung dazu beziehen). Auflösung: Das Fokusgruppenmitglied löst auf (Schulung der Selbst- und Fremdwahrnehmung).

Übungen für die Einzeltherapie

1. Eine Abgrenzungs- oder Konfliktsituation, in der die Patientin oder der Patient in Bewältigungsverhalten geraten ist, mithilfe des AB 27b analysieren (ausgefülltes Beispiel vgl. AB 27a).
2. Biografiearbeit zu verschiedenen Bewältigungsmodi: Bewältigungsmodus auf einen Stuhl setzen und „interviewen": „Wie heißt du?", Wie alt bist du?", „Was ist deine Aufgabe?", „Was versuchst du zu verhindern?"
3. Mit welchem Bewältigungsverhalten bei anderen kann die Patientin oder der Patient besser/weniger gut umgehen und warum?
4. Gemeinsam Kriterien herausarbeiten, nach denen sich die Patientin oder der Patient für eine Reaktion auf das Bewältigungsverhalten des Gegenübers entscheiden kann.

4.4.3 Sitzung 12: Abgrenzung und Umgang mit Konflikten

Übersicht

Materialien

- Flipchart
- AB 2, AB 2a, AB 2b *KOMSSI-Fragebogen, Auswertung und Profilbogen*
- AB 29–32
- Optional: Folien F 8 *Abgrenzung und Umgang mit Konflikten* (+)

Lernziele

- Sich abgrenzen können, wenn die eigene Grenze überschritten wird bzw. eigene Bedürfnisse missachtet werden
- Konflikte so führen können, dass kurz- und v. a. langfristig maximaler Nutzen und minimale Kosten entstehen

Leitfragen

- Wie kann ich mich abgrenzen?
- Was kann ich tun, wenn mein Gegenüber meinen Abgrenzungswunsch nicht respektiert?
- Wie kann ich für meine Bedürfnisse einstehen ohne Bindung zu verlieren?
- Wie kann ich Ängste und andere nach Konflikten entstehende unangenehme Gefühle regulieren?

Beispielsituationen, in denen diese Kompetenzen wichtig sind

- Einer Freundin oder einem Freund kommunizieren, dass ihr bzw. sein Kommentar verletzend war.
- Bekannten, die zu Besuch kommen möchten, absagen, weil man am Wochenende Zeit für sich braucht.
- Der Chefin oder dem Chef sagen, dass man das Zusatzprojekt aufgrund des aktuellen Arbeitspensums nicht schaffen kann.
- Einer aufdringlichen Person in der U-Bahn sagen, dass man sich gerade nicht unterhalten möchte.
- Einer Bekannten oder einem Bekannten, die bzw. der beim Sprechen immer zu nah kommt, mitteilen, dass man mehr Abstand braucht.
- Am Stand einer Wohltätigkeitsorganisation das Informationsangebot ablehnen.
- Der Partnerin oder dem Partner die Enttäuschung darüber formulieren, dass sie bzw. er sich mehr Zeit für die Arbeit als für einen selbst nimmt.
- Geschwistern sagen, dass man sauer ist, weil sie sich ständig Geld leihen und es nicht von sich aus zurückgeben.
- Urlaubsplanung bei unterschiedlichen Reisewünschen durchführen.

Ablauf

Inhalt/Übung	Zeit	Kommunikationsform	Materialien
Nachbesprechung der Wochenaufgabe	10 Min.	Plenum	• AB 28
Übung 1: sich über Bedürfnisse austauschen/ Abgrenzungswünsche kommunizieren	30 Min.	Plenum	• Flipchart • AB 29 • AB 30
Übung 2: Konflikte lösen durch Nachgeben, Durchsetzen oder einen Kompromiss oder Übung 3: Mit aversiven Emotionen umgehen und Abgrenzungsbedürfnisse respektieren	55 Min.	• Plenum • Kleingruppe	• Flipchart • AB 31 bzw. • Flipchart • AB 32
Abschlussrunde	5 Min.	Plenum	• AB 32 • AB 2, 2a, 2b

THERAPEUTISCHER HINTERGRUND

Sich abzugrenzen oder Konflikte auszutragen ist keine leichte Aufgabe. Manche Menschen neigen dazu, dabei zu aggressiv zu sein, weil sie z. B. gelernt haben, sich nur so Gehör schaffen zu können. Anderen Menschen fällt es wiederum schwer, Konflikte anzusprechen oder Grenzüberschreitungen rückzumelden, vielleicht weil sie früh vermittelt bekommen haben, dass sie kein Recht dazu haben, oder die Erfahrung gemacht haben, dass sich andere Menschen dann von ihnen abwenden. Dabei kann Abgrenzung oder das Austragen von Konflikten sogar beziehungsstärkend sein. In dem Moment, wo ich meinem Gegenüber meine Grenzen kommuniziere, bekommt dieser ein klareres Bild von meinen Bedürfnissen und kann mich als Person besser „greifen". Zudem kann die Kommunikation darüber, was einen stört, für die andere Person ein wertvolles Feedback über ihr Verhalten sein. Idealerweise wird dabei auch die Botschaft transportiert, dass einem die Beziehung zu der Person so wichtig ist, dass man sich die Mühe macht, diese aktiv zu gestalten und ehrlich zu sein, indem man Konflikte anspricht. Ist der Konflikt dann überwunden, kann sich die Beziehung und das darin gesetzte Vertrauen gestärkt anfühlen und die eigene Bedürfnislage in dieser zukünftig mehr Berücksichtigung finden. Damit Konflikte so erfolgreich wie beschrieben verlaufen, ist die Art der Gesprächsführung entscheidend. Hinsch und Pfingsten (2015) definieren in diesem Zusammenhang Erfolg als langfristig günstiges Verhältnis von positiven und negativen Konsequenzen, welcher durch selbstsicheres Verhalten erreicht wird. Bohus und Wolf (2009) legen passend hierzu in ihrem interaktiven Skillstraining den Fokus darauf, sich das in der Situation bestehende Ziel (Ziel durchsetzen, Beziehung knüpfen und pflegen, Selbstachtung wahren) bewusst zu machen, um dann davon abgeleitet zu entscheiden, welches Verhalten in einer Situation gezeigt wird.

Einstiegsrunde

- Nachbesprechung der Wochenaufgabe
- Die Teilnehmer sollen jeweils einen Kritikersatz und einen hilfreichen Satz des gesunden Erwachsenen vorlesen.
- Es wird darauf verwiesen, dass im späteren Verlauf der Sitzung nochmal darauf eingegangen wird (Übung 3).

Übung 1: Sich über Bedürfnisse austauschen/ Abgrenzungswünsche kommunizieren

„Welche Kommunikationsstrategien sind Ihrer Meinung nach hilfreich, um in Konflikt- und Abgrenzungssituationen die eigenen Bedürfnisse möglichst klar und deeskalierend zu kommunizieren?"

Die Antworten werden am Flipchart gesammelt und ggf. durch folgende Vorschläge ergänzt (vgl. auch AB 29):

- Ich-Botschaften verwenden („das hat mich geärgert" statt „du warst fies zu mir")
- Konkrete Situation, in der störendes Verhalten gezeigt wurde, beschreiben
- Verallgemeinerungen vermeiden (z. B. „immer", „nur")
- Wunsch formulieren („ich würde mir wünschen, dass du …")
- Andere Person ausreden lassen
- Authentische Mimik und Gestik

Danach wird das Arbeitsblatt (AB 29) ausgeteilt, auf dem die Kommunikationsstrategien noch einmal zusammengefasst sind.

„Suchen Sie sich eine Beispielsituation aus AB 30 heraus und formulieren Sie für diese das Bedürfnis bzw. den Abgrenzungswunsch unter Anwendung der Kommunikationsstrategien."

Übung 2: Konflikte lösen durch Nachgeben, Durchsetzen oder einen Kompromiss finden

„Ein Konflikt kann für eine der Parteien auf drei verschiedene Arten enden: die Person gibt nach, setzt ihr Interesse durch oder beide Seiten finden einen Kompromiss. Gerade in Bezug auf das Nachgeben oder Durchsetzen von eigenen Interessen ist es, im Sinne der Bewältigungsmodi, wichtig, je nach Situation flexibel im eigenen Konfliktverhalten zu sein. Gibt man stets nach, kann dies langfristig zu einer geringen Selbstwirksamkeitserwartung, einer starken Bedürfnisfrustration und einem verschleppten Ärger führen. Liegt der Fokus immer auf dem Durchsetzen von Bedürfnissen, können Beziehungen langfristig darunter leiden.
Um entscheiden zu können, wie man sich in der jeweiligen Konfliktsituation verhält, ist ein Blick auf die drei Arten der Orientierung von Bohus und Wolf (2009) hilfreich. Wie relevant ist das Erreichen des Ziels für mich? Wie viel liegt mir an der Beziehung zu der anderen Person? Und wie wichtig ist mir der Erhalt meiner Selbstachtung? Dies kann sich je nach Gegenüber und Situationstyp stark unterscheiden. So ist es z. B. in Situationen, in denen es um das Durchsetzen von geltendem Recht geht, sinnvoll sich ‚härter' zu zeigen, als wenn es darum geht, der Partnerin oder dem Partner mitzuteilen, dass man sich mehr gemeinsame Zeit wünscht. Zudem ist es in bestimmten Kontexten angebracht, nachzugeben und nicht noch mehr Energie zu investieren, wenn das Ziel nicht so wichtig oder die Situation unveränderbar erscheint."

Frage an die Gruppe

„Können Sie sich an eine Situation erinnern, in der Sie mit jemandem in Konflikt geraten sind oder ein starkes Abgrenzungsbedürfnis verspürt haben?"

Eine Beispielsituation von einem der Gruppenmitglieder wird exemplarisch anhand der folgenden Fragen bearbeitet und die Antworten am Flipchart notiert.

„Worin bestand der Konflikt? Wer war beteiligt?"

Beispiel: Unterschiedliche Vorstellungen bei der Urlaubsplanung, meine Partnerin oder mein Partner will campen, ich will in ein Hotel

„Worauf lag Ihre Orientierung?"

Beispiel: Orientierung 100 % auf dem Ziel. Ich habe meine Partnerin oder meinen Partner angeschrien, weil wir uns uneinig bei der Urlaubsplanung waren.

„In welchem Bewältigungsmodus haben Sie sich befunden?"

Beispiel: Überkompensation

„Aus Sicht des gesunden Erwachsenen: Wie viel Fokus hätte nachträglich betrachtet, auf den verschiedenen Arten der Orientierung liegen sollen?"

Beispiel: 50 % Ziel, 40 % Beziehung, 10 % Selbstachtung

„Wie hätten Sie sich vor diesem Hintergrund rückblickend bestenfalls in der Situation verhalten?"

Beispiel: Versucht, einen Kompromiss für beide Urlaubsvorstellungen zu finden, Kroatienurlaub mit 3 Tagen „Probe-Camping" und 4 Tagen Hotel.

Als nächstes werden die folgenden Techniken, die bei der Konfliktlösung hilfreich sein können, an das Flipchart geschrieben und psychoedukativ vermittelt (vgl. AB 31). An dieser Stelle kann auch nochmal zu den Bewältigungsmodi Bezug genommen werden.

- Das eigene Anliegen mehrfach wiederholen: „gesprungene Schallplatte" (v. a. hilfreich, wenn sich das Gegenüber in der Überkompensation befindet)
- Kompromiss finden durch Erkennen von Motiven (hier v. a. bei bestehender Tendenz zum Vermeidungsmodus darauf achten, dass ich trotzdem ausreichend zu meinem Ziel komme)
- Sichtweise anerkennen, ohne die Meinung zu übernehmen (unabhängig vom Bewältigungsmodus kann diese Unterscheidung stets eine hilfreiche Strategie zur konstruktiven Konfliktlösung sein)

Die Gruppenteilnehmenden sollen sich anschließend in drei Kleingruppen zusammenfinden, jeweils zu einer der Techniken ein Beispiel mit Rollenspiel erarbeiten und es dann im Plenum vorstellen.

Übung 3: Mit aversiven Emotionen umgehen (vor, während und nach Konflikten)/Abgrenzungsbedürfnisse respektieren

„Viele Menschen neigen dazu, Konflikte zu vermeiden. Dabei geht es oft nicht nur darum, die Auseinandersetzung an sich zu umgehen, sondern vor allem auch die damit in Verbindung auftretenden Gefühle, welche durch den inneren Kritiker oder Bestrafer verursacht werden. Dieser kann sich bei uns vor, während oder nach dem Konflikt melden. Auch bei Menschen, die insgesamt eine hohe Konfliktbereitschaft zeigen, jedoch dazu neigen, zu aggressiv aufzutreten, spielen die inneren Kritiker und Bestrafer eine Rolle. In diesem Fall verursachen sie während des Konfliktes, dass die Person überreagiert, und bestrafen sie im Nachhinein zusätzlich dafür. Um die Bereitschaft zum selbstsicheren Konfliktmanagement zu erhöhen, werden wir im Folgenden hilfreiche Emotionsregulationsstrategien auf gedanklicher, körperlicher und Verhaltensebene erarbeiten."

➤ Abb. 4.12 sollte zur Visualisierung der Beeinflussungsmöglichkeiten von Emotionen auf dem Flipchart angezeichnet werden. Im weiteren Verlauf werden stichpunktartig die Regulationsmöglichkeiten auf gedanklicher, körperlicher und Verhaltensebene neben dem jeweiligen Punkt notiert (vgl. AB 32).

1. Veränderung auf gedanklicher Ebene

„Welche Sätze Ihres inneren Kritikers/Bestrafers machen es Ihnen vor, während oder nach Abgrenzungssituationen oft schwer, für Ihre Bedürfnisse einzustehen, oder führen dazu, dass Sie diese zu aggressiv vertreten?"

Die Beispiele werden am Flipchart gesammelt:

Beispiele: selbstunsicher

- „So schlimm ist es doch nicht!", „Vielleicht bist du da zu empfindlich/kleinlich!"
- „Deine Bedürfnisse sind weniger wichtig!", „Das steht dir nicht zu!"
- „Das hat dein Gegenüber sicher nicht so gemeint!"
- „Wenn du dich ärgerlich zeigst, wird man dich ablehnen!"
- „Das war viel zu seicht!"
- „Du hast dich lächerlich gemacht!"
- „Die anderen haben sicher gemerkt, wie ärgerlich du warst, und wollen jetzt nichts mehr mit dir zu tun haben!"
- „Das war total übertrieben!"

Beispiele: aggressiv

- „Du darfst nicht einknicken, sonst hält dich die andere Person für schwach!"
- „Du musst dir Respekt verschaffen!"
- „Du bist jemand, den man nicht ernst nimmt!"
- „Du lässt dich immer von anderen verarschen!"
- „Immer musst du überreagieren!"
- „Du hast dir nicht genug Respekt verschafft!"
- „Du bist ein Schwächling!"

„Welche hilfreichen Sätze des gesunden Erwachsenen fallen Ihnen im Gegensatz dazu ein, welche Sie dazu ermutigen könnten, sich selbstsicher abzugrenzen, oder Ihnen im Nachhinein helfen könnten, negative Gefühle zu reduzieren?

Die Antworten werden am Flipchart neben die Beispiele geschrieben.

Hinweis für Therapierende: Viele der eher konfliktvermeidenden Gruppenmitglieder werden Schwierigkeiten mit dem sie dennoch plagenden schlechten Gewissen haben. An dieser Stelle ist folgender Satz sehr wirksam: *„Ein schlechtes Gewissen ist der beste Indikator für eine erfolgreiche Verhaltensänderung"*. Dieser hilft, eine positive Umbewertung des zunächst unter Garantie weiterhin auftretenden schlechten Gewissens zu erreichen und die Teilnehmenden zum Eingehen von

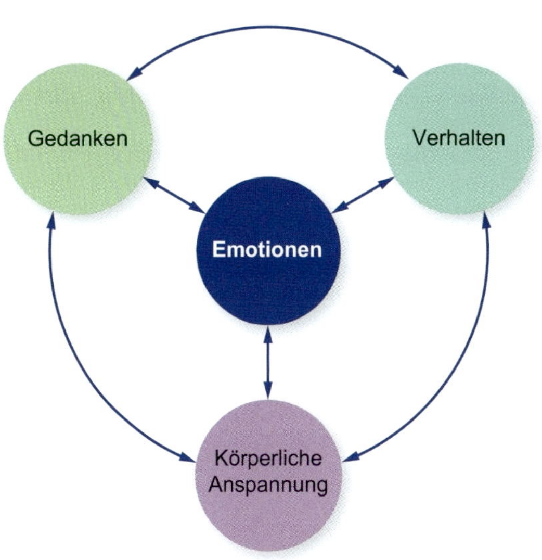

Abb. 4.12 Wege, Emotionen zu beeinflussen [L231]

Konflikten zu ermutigen. Das Schöne ist: Übung wird belohnt! Je häufiger man sich in Abgrenzung übt, desto geringer wird das schlechte Gewissen werden.

2. Veränderung durch Reduktion von körperlicher Anspannung

Hier sollte unbedingt vermittelt werden, dass aversive Emotionen zunächst ein fast unausweichliches Nebenprodukt eines neuen Verhaltens sind. Wir können nur schwer die Qualität der Emotion verändern, wie können jedoch Dinge tun, um diese abzuschwächen oder erträglicher zu machen.

„Was hilft Ihnen in der Regel, körperliche Anspannung zu reduzieren?"

Die folgenden Möglichkeiten werden ergänzt und erklärt.

- **Entspannung:** z. B. über die Atmung (ggf. auch mit Gruppe durchführen)
  - Einatmen, sodass sich die Bauchdecke hebt
  - Ausatmen, sodass sich die Bauchdecke senkt und dabei in Gedanken zählen („Einamten – Ausatmen – 1", „Einamten – Ausatmen – 2", …, „Einamten – Ausatmen – 10" und dann das Ganze wieder rückwärts bis 1)
- **Stresstoleranzskills:** dienen der Reduktion von Anspannung über …
  - … Sinnesreize: z. B. in Chilischote beißen, eiskalt Duschen
  - … Bewegung: z. B. Joggen, Kniebeugen
  - … Gedankliche Beschäftigung: z. B. über Stricken, Denkaufgaben wie von 100 rückwärts 8 abziehen „100–8 = 92–8 = 84" usw.)
- **Innere Achtsamkeit:** Achtsamkeit kann dabei helfen, die Toleranz gegenüber Emotionen zu erhöhen, indem wir die Gedanken, Gefühle und Körpersensationen so beschreiben, als wären sie ein Bild, welches man von außen betrachten kann, ohne eins mit diesem zu werden („Ich fühle mich schuldig" statt „Ich bin schuldig", „Da ist der Gedanke, dass die Person mich nicht mehr mag" statt „Die Person mag mich nicht mehr").

3. Veränderung auf Verhaltensebene

Belohnung:

„Um sich für ein neues Verhalten positiv zu bestärken, sind Belohnungen unerlässlich. Sie geben dem Gehirn das Signal, dass das, was wir getan haben, gut war, sind ein Korrektiv für die gegebenenfalls durch das Austragen des Konfliktes entstandenen negativen Emotionen und erhöhen die Wahrscheinlichkeit, sich beim nächsten Mal erneut dem Konflikt zu stellen. Hierbei ist zentral, dass die Belohnung nicht für das Ergebnis, sondern für den Versuch erfolgt, weil jeder Versuch Energie und Mut kostet."

Frage an die Gruppe

„Mit was könnten Sie sich z. B. für eine gemeisterte Abgrenzungssituation belohnen?"

Sich entschuldigen:

„Bei starker Anspannung kann es passieren, dass die Reaktion, entgegen der eigentlichen Intention, emotionaler ausfällt als gewünscht, wir uns z. B. im Ton vergreifen oder unserem Gegenüber verallgemeinernde Anschuldigungen entgegenbringen. Um damit im Zusammenhang auftretende Schuldgefühle zu reduzieren, ist das Aussprechen einer Entschuldigung ein zunächst banal erscheinendes, aber effektives Tool. Es ist wichtig, sich zwei Dinge zuvor bewusst zu machen: ‚Dass mir das passiert ist, macht mich nicht zu einem schlechteren Menschen', ‚Ich sollte mich für die Art der Kommunikation und die ggf. daraus resultierende Verletzung entschuldigen, aber nicht für meinen Standpunkt oder mein Bedürfnis nach Abgrenzung'."

Abschlussrunde

Den Gruppenmitgliedern wird das zusammenfassende Arbeitsblatt zu Emotionsregulationsstrategien ausgeteilt (AB 32).

„Welche der Strategien zur Emotionsregulation in Anspannungssituationen empfanden Sie als am hilfreichsten und möchten Sie in Zukunft ausprobieren?"

Zudem bekommen die Teilnehmenden den Fragebogen zur Abschlussevaluation (AB 2, 2a, 2b) ausgeteilt. Diesen sollen sie bis zur nächsten Stunde ausgefüllt und ausgewertet mitbringen, damit er im Plenum besprochen werden kann.

4

ÜBUNGEN ZUR VERTIEFUNG

Übungen für die Gruppentherapie

1. Sammeln von Ideen, wie man sich für einen durchgeführten Abgrenzungsversuch belohnen kann.
2. Weitere Übungen zur Emotionsregulation vor, während oder nach Konflikten, die in der Gruppe durchgeführt werden können:
   - Emotionssurfing (vgl. Bohus & Wolf, 2009)
   - Imaginationen: Ressourcenteam (Huber, 2011), die innere Stärke finden (Brentrup & Geupel, 2016), sicherer Ort
   - Entspannung: Progressive Muskelentspannung (Jacobson)
   - Distanzierungstechnik bei starker emotionaler Anspannung und Wunsch sachlich zu bleiben: sich vorstellen, man erzählt jemandem vom Schnürsenkel binden oder verhandelt für einen Freund

Übungen für die Einzeltherapie

1. Im Rollenspiel drei verschiedene Konfliktlösestrategien mit verschiedenen Zielfokussen einüben (Zielerreichung, Selbstwert, Beziehung).
2. Sich Situationen überlegen, in denen Konflikte schon einmal erfolgreich bewältigt wurden/Abgrenzung gelang: Wie wurde dies geschafft?
3. In welchen Situationen/gegenüber welchen Personen fällt es leicht, sich abzugrenzen? Warum?
4. Erarbeitung der biografischen Prägung und Konfliktkultur innerhalb des Familiensystems
5. Realitätscheck der mit einer Abgrenzung verbundenen Ängste

4.4.4 Sitzung 13: Abschlusssitzung – Wohin führt mich mein Interaktionskompass?

Übersicht

Materialien

- AB 2, AB 2a, AB 2b *KOMSSI-Fragebogen, Auswertung und Profilbogen*
- AB 33 *Partnerinterview Therapiebilanz*
- Optional: AB 8 *Moduskarten,* Folien F 9 *Abschlusssitzung* (⊞)

Lernziele

- Sich der eigenen Fortschritte bewusst werden und diese anerkennen (diesbezüglich Abgleich von Selbst- und Fremdwahrnehmung)
- Veränderungen aufrechterhalten durch hilfreichen Umgang mit Rückfällen in alte Verhaltensmuster

Leitfragen

- Welche Veränderungen habe ich durch die Therapie erreicht?
- Woran erkenne ich, dass ich in alte Verhaltensmuster falle? Wie kann ich es dennoch schaffen, die Veränderungen aufrechtzuerhalten?

Ablauf

Inhalt/Übung	Zeit	Kommunikationsform	Materialien
Einstiegsrunde/Moduscheck	5 Min.	Plenum	Optional: AB 8
Partnerinterview	20 Min.	Zweiergruppen	AB 33
Fragebogenergebnisse und Gruppenfeedback	50 Min.	Plenum mit wechselnden Fokuspatienten	AB 2, AB 2a, AB 2b
Psychoedukation „Dranbleiben“	20 Min.	Plenum	Flipchart
Abschlussrunde	5 Min.	Plenum	

Einstiegsrunde

Mit Rückbezug dazu, dass das Wahrnehmen und Verbalisieren von Emotionen wichtige Bestandteile der Gruppentherapie waren, sollen die Teilnehmenden die Frage beantworten, wie es ihnen damit geht, dass heute die letzte gemeinsame Gruppensitzung stattfindet. Sie können auch mithilfe der Moduskarten ihren persönlichen Bewältigungsmodus in Abschiedssituationen identifizieren (z. B. wenn es um Abschiede geht, gehe ich oft in die Vermeidung und komme zum Abschied gar nicht mehr oder gehe früher).

Partnerinterview

Die Teilnehmenden werden in Zweiergruppen eingeteilt und sollen sich gegenseitig die Fragen von AB 33 stellen. Die befragende Person kann sich die Antworten des Gegenübers notieren und diesem im Anschluss den Zettel übergeben. Die oder der Interviewte kann unterstützend die Abschlussauswertung des eigenen Interaktionskompasses heranziehen. Nach 5 Minuten werden die Rollen getauscht.
Folgende Fragen werden gestellt:

a) Welche neuen *Fertigkeiten* hast du durch die Therapie erlernt (bzgl. Wahrnehmung und Verhalten in sozialen Situationen)?
b) Hat sich durch die Therapie etwas an deinen *Gedanken* und *Gefühlen* in sozialen Situationen verändert? Wenn ja, was?
c) Wie möchtest du dich für das Erreichte *belohnen*?
d) Welche *Hindernisse* könnten dich in Zukunft davon abhalten, das neu Erworbene anzuwenden bzw. dafür sorgen, dass du in alte Denk- und Verhaltensmuster kommst? Was kann dir dabei helfen, dennoch *dranzubleiben*?

Fragebogenergebnisse und Gruppenfeedback

Die Teilnehmenden stellen der Reihe nach ihren Profilbogen (AB 2b) des Interaktionskompasses mit den eingezeichneten Eingangs- und Abschlussergebnissen des Fragebogens vor. Dabei sollen sie auf wahrgenommene Veränderungen bei sich selbst eingehen und erklären, auf welche sie besonders stolz sind. Im Anschluss sollen einzelne Gruppenmitglieder Feedback darüber geben, welche positiven Veränderungen sie beim jeweiligen Gruppenteilnehmer wahrnehmen. Gerade das gegenseitige Feedback kann eine sehr bestärkende und nachhaltige Wirkung für die einzelnen Teilnehmenden haben. Je nach Gruppenkohäsion sollte hierbei vorab nochmals auf die Feedbackregeln hingewiesen werden (AB 12). Die Gruppenleitung kann noch Aspekte ergänzen.

Psychoedukation „Dranbleiben"

Um die Übertragung des Gelernten in den Alltag zu vereinfachen, sollten kurz- und langfristig wirksame Strategien erarbeitet werden. Dabei kann es hilfreich sein, zuerst mögliche Hürden und Schwierigkeiten gemeinsam zu identifizieren. Im zweiten Schritt können dann spezifische Lösungsmöglichkeiten zum Umgang mit diesen Hürden erarbeitet werden. Dies kann am Flipchart gesammelt werden (Bsp. ➤ Tab. 4.4).

Als hilfreich erweist sich die Metapher des „alten und neuen Weges“ (angelehnt an Bohus et al., 2009).

Tab. 4.4 Der Umgang mit Hürden im Umsetzen neu erlernten Verhaltens

Neue Kompetenz	Hürden	Umgang mit den Hürden
Auf Menschen zugehen können	• Schlechte Erfahrungen machen • Ablehnung erfahren	• Sich vorher bewusst machen, dass dies eine Option ist und realistische Reaktion auf Kontaktaufnahme sein kann • Alternative Erklärungen für Ablehnung überlegen • Umgang mit Scham und Traurigkeit vorher überlegen
Eigene Bedürfnisse wahrnehmen	• Keine Zeit für Übungen • Niemand, der einen nach Bedürfnissen fragt • Sich selbst aus dem Fokus verlieren	• Feste Zeiten für einen „Check-In" mit sich ausmachen und mit anderen Routinen verknüpfen, z. B. jeden Morgen beim Zähneputzen, zur Zeit der Gruppentherapie reflektieren • Sich in Selbsthilfegruppe anmelden • Umfeld mit einbeziehen
Distanz wahren und Konflikte ansprechen	• Ablehnung • Mehr Streit in Beziehungen	• Innerlich darauf vorbereiten, dass das passieren kann • Lösungsstrategien erarbeiten, z. B. Auseinandergehen
Automatischen Bewältigungsmodus reflektieren und sich für funktionale Alternativen entscheiden	• Hat keine Priorität im Alltag • Merke nicht, in welchem Modus ich bin	• Verträge mit sich selbst schließen, wochen- oder monatsweise • Modus-Check in Alltag einbauen: feste Zeit, z. B. zu den Mahlzeiten; bei bestimmten Aktivitäten, z. B. Türen aufschließen; bevor ich in Interaktion trete
Menschen Zuneigung und Interesse zeigen	• Angst, abgelehnt zu werden • Scham, sich zu öffnen	• Kurz- und langfristige Konsequenzen gegeneinander abwägen • Sich Gefühlsverlauf bewusst machen, Gefühle kommen und gehen wie eine Welle • Sich selbst validieren und diese Gefühle zugestehen

„Der ‚alte Interaktions-Weg' stellt eine Autobahn dar, die vierspurig ausgebaut und eventuell sogar beleuchtet ist. Auf dieser kommen wir mit unserem gelernten Verhalten gut voran, wir müssen nicht groß überlegen, wie wir fahren, wir kennen den Weg und wissen, dass die Straßenverhältnisse gut sind. Wir haben aber auch gemerkt, dass dieser Weg uns nicht immer an das Ziel bringt, welches wir uns wünschen, sondern leiden unter Konflikten, Einsamkeit, Missverständnissen. In der Therapie haben Sie jetzt einen ‚neuen Interaktions-Weg' gelernt, das heißt: neue Verhaltensweisen für soziale Interaktionen. Dieser Weg ist aber noch nicht gut ausgebaut, sondern gleicht eher einem Trampelpfad, den Sie erstmal austreten müssen. Es ist also mühsamer, dort voranzukommen, und vielleicht merken Sie auf dem Weg, dass dort umgefallene Bäume oder Steinschläge den Weg versperren und Sie würden gerne wieder auf den alten Weg zurück, denn der bringt sie ja schnell und komplikationslos voran. Je häufiger Sie den alten Weg gehen, desto breiter und definierter wird er, sodass er irgendwann auch eine Autobahn werden kann. Gemeinsam wollen wir uns anschauen, welche Hindernisse Ihnen auf dem neuen Weg begegnen können und woran Sie merken, dass Sie wieder auf dem alten Weg sind. Das darf passieren; wichtig ist, dass Sie es merken und überlegen, wie Sie wieder auf den neuen Weg zurückkommen können. Dabei kann es hilfreich sein, den Interaktionskompass gelegentlich anzuschauen, um festzustellen, wo man sich gerade befindet."

Anzeichen, dass ich wieder auf dem alten Weg bin:

- Ich sage oft „ja", obwohl ich „nein" sagen möchte.
- Ich traue mich nicht, meine Meinung zu sagen.
- Ich traue mich nicht, Gespräche mit anderen anzufangen.
- Ich vermeide Kontakte mit anderen Leuten.
- Es kommt öfter zu Konflikten, weil ich auf meiner Meinung beharre.
- Ich achte nicht darauf, wie mein Gegenüber sich fühlt.
- Andere ziehen sich von mir zurück (z. B. melden sich weniger, antworten mir nicht).
- Ich fühle mich in sozialen Situationen oft überfordert und gestresst.
- …
- …

Abschlussrunde

Jedes Gruppenmitglied nennt im Plenum eine Sache, die für sie oder ihn in der heutigen Sitzung besonders wichtig war (neue Erkenntnisse, hinzugewonnenes Bewusstsein über bestimmte Fortschritte etc.). Danach wird die Gruppe verabschiedet.

ÜBUNGEN ZUR VERTIEFUNG

Übungen für die Gruppentherapie

1. Werkzeugkoffer: An das Flipchart wird ein Werkzeugkoffer gezeichnet. Jeder der Teilnehmenden nennt eine Fertigkeit, die sie oder er im Rahmen der Therapie erworben hat, und zeichnet ein Symbol dafür in den Werkzeugkoffer ein.
2. Modifikation Partnerinterview: Alternativ zum oben beschriebenen Vorgehen kann der/die Interviewende die Antworten seines Gegenübers im Plenum vorstellen.
3. Modifikation Gruppenfeedback „Warme Dusche": Für jedes Gruppenmitglied geht ein Zettel durch das Plenum, auf dem die anderen Teilnehmenden reihum notieren, welche Veränderung/welchen Fortschritt sie im Laufe der Therapie bei diesem wahrgenommen haben (Alternative: Was sie an ihr oder ihm geschätzt haben). Nach jeder Notiz wird der Zettel umgeknickt und weitergegeben. Der Zettel kann dann als Erinnerung an das Erreichte und die Therapie mit nach Hause genommen werden.
4. Individuelle Anzeichen für den „alten Interaktions-Weg": Jedes Gruppenmitglied erstellt eine individuelle Liste mit Anzeichen dafür, dass sie oder er sich wieder in alten Verhaltensmustern befindet und stellt sie in der Gruppe vor bzw. werden diese Anzeichen dann in der Gruppe am Flipchart gesammelt.

Übungen für die Einzeltherapie

1. Die Therapeutin oder der Therapeut kann sich auch in der Abschlussevaluation im Einzel an den Fragen aus dem Partnerinterview orientieren und die Antworten durch eigenes Feedback ergänzen.
2. Werkzeugkoffer (s. o.)
3. Individuelle Anzeichen für den „alten Interaktions-Weg" erarbeiten (s. o.)

KAPITEL

5 Schwierige Therapiesituationen

5.1 **Allgemeine Techniken zur Förderung von Therapie- und Änderungsmotivation** ... 94

5.2 **Spezielle schwierige Therapiesituationen** ... 96
5.2.1 Weitschweifiges Erzählen in den Sitzungen ... 97
5.2.2 Duzen im therapeutischen Setting ... 98
5.2.3 Zurückhaltung einzelner Gruppenmitglieder in der Interaktion ... 99
5.2.4 Gruppenmitglieder weigern sich, Rollenspiele durchzuführen ... 100
5.2.5 Negatives Feedback durch Gruppenmitglieder in Rollenspielen ... 101

„Alles wirkliche Leben ist Begegnung." (Buber, 2020)

Natürlich sind jede Therapiesitzung und jede Gruppensitzung eine soziale Interaktion. Daher werden Störungen in den sozialen Interaktionen nicht nur außerhalb des Therapieraums auftreten. Vielmehr sollten Therapeutinnen und Therapeuten davon ausgehen, dass sie viele der Kernproblematiken der Gruppenmitglieder im therapeutischen Setting direkt beobachten und erleben werden. Diese Problemaktualisierung in der Stunde ist unvermeidbar und in vielen Fällen gewünscht. Sie ist vielmehr ein **wichtiger Wirkfaktor von Psychotherapie** (Grawe 2000). Schafft es die Gruppenleitung, diese Störungen in den Interaktionen innerhalb der Gruppe sichtbar und nutzbar zu machen, können alle Beteiligten in der Gruppe davon lernen (Aktivierung des Wirkfaktors: interpersonales Lernen; Yalom 1996). Dabei sind schwierige Therapiesituationen für viele Therapeuten und Therapeutinnen eine große Herausforderung, da spontan reagiert werden muss. Gleichzeitig stellen diese jedoch eine große Chance dar, an „wirklichen Begegnungen" in der Gruppe zu lernen.

Wir möchten Gruppenleiter und -leiterinnen motivieren, bereits ab der ersten Stunde das Arbeiten auf dieser Metaebene mit in die Sitzungen einzubeziehen. Sobald sich eine Störung in der sozialen Interaktion anbahnt, kann diese von der Gruppenleitung transparent gemacht werden, um ungünstigen Gruppendynamiken vorzubeugen bzw. diese nicht weiter zu verfestigen. Dabei werden unterschiedliche Wirkmechanismen der Gruppe aktiviert (➤ Kap. 3.1.2): Problemaktualisierung, Universalität des Leidens, Ressourcenaktivierung, Modelllernen bzw. interpersonelles Lernen, Nachahmendes Verhalten, Problembewältigung und das Ermöglichen wertschätzender, korrigierender Erfahrungen in einer sicheren Umgebung (Grawe 2000; Yalom 1996).

Im ersten Teil des Kapitels (➤ Kap. 5.1) soll zunächst auf das Thema Förderung der Therapie- und Veränderungsmotivation bei den Teilnehmenden eingegangen werden. Dies ist wichtig, da bei Störungen der sozialen Interaktion viele Erlebens- und Verhaltensmuster durch eine starke Ich-Syntonie geprägt sind. Wenn Leidensdruck entsteht, so äußert sich dieser in Form von Symptomatiken einer Primärdiagnose (z. B. Depression) oder die Ursachen des Leidensdrucks werden zunächst auf andere Personen nach außen attribuiert: „Mein Partner versteht mich nicht." oder „In jeder Arbeitsstelle werde ich von Kolleginnen gemobbt." Die Ursache des Problems wird somit zunächst nicht in der Person selbst und deren Erlebens- und Verhaltensweisen gesucht. Sondern häufig wird zunächst eine Forderung danach gestellt, andere Personen sollten rücksichtsvoller, liebevoller, entgegenkommender etc. sein. Daher ist es ein elementarer Baustein, eine **ausreichende Änderungs- und Therapiemotivation** bei den Teilnehmenden aufzubauen. Für Therapeuten und Therapeutinnen mag es logisch sein, dass eine Interaktion immer von zwei Parteien mitbestimmt wird und das Veränderungspotenzial in der Therapie vor allem in der betroffenen Person selbst liegt. Für die Teilnehmenden sollten diese Zusammenhänge zunächst jedoch transparent gemacht werden. Für interessierte Leser und Leserinnen, welche noch ausführlichere Techniken zur Förderung der Veränderungs- und Therapiemotivation erlernen wollen, verweisen wir hier zudem auf weiterführende Literatur (z. B. Miller und Rollnick 2009; Kanfer, Reinecker und Schmelzer 2012; Schulte 2015).

Folgen sozialer Interaktionsstörungen
Resignation
Reiz-
überflutung
Finanzielle
Probleme
Kündigung
Schlaf-
störungen
Isolation
Mobbing
Störung
der sozialen
Interaktion
Reduziertes
Selbstwertgefühl
Anspannung
Trennungen
Ärger
Einsamkeit
Konflikte
Überlastung
Kontakt-
abbrüche
Stress
Depression
Soziale
Ängste
Sehnsucht

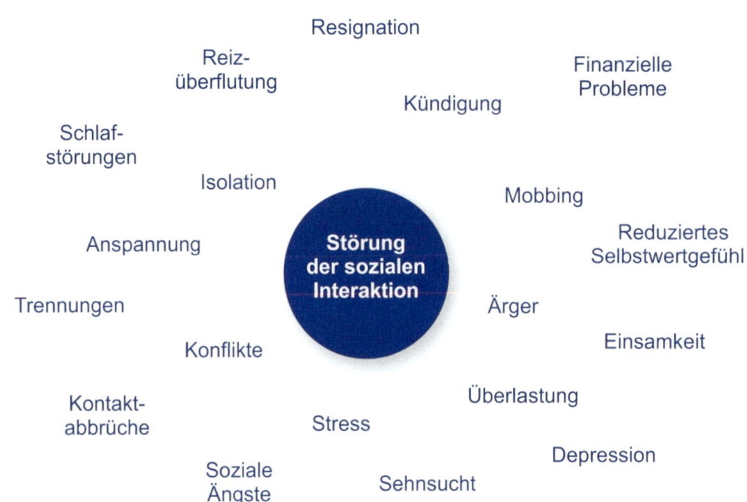

Abb. 5.1 Folgen sozialer Interaktionsstörungen [L231]

Im zweiten Teil des Kapitels (➤ Kap. 5.2) sollen „typische" schwierige Therapiesituationen in der Gruppe aufgezeigt und ein beispielhaftes Vorgehen beleuchtet werden. Es werden dabei drei unterschiedliche Lösungsansätze präsentiert. Der Umgang mit schwierigen Situationen kann 1) lösungs- und ressourcenorientiert, 2) unter Rückbezug auf das Modus-Modell oder 3) unter Rückbezug auf den Interaktionskompass erfolgen.

5.1 Allgemeine Techniken zur Förderung von Therapie- und Änderungsmotivation

Warum nehmen Personen mit Störungen der sozialen Interaktion eine Therapie auf? Die Störung der sozialen Interaktion wird bei den wenigsten Betroffenen in der Einzeltherapie den initialen Behandlungsfokus darstellen. Sie erscheinen im Erstkontakt in der psychotherapeutischen Sprechstunde belastet aufgrund der Folgen des gestörten Interaktionsverhaltens (➤ Abb. 5.1). Ist die **Interaktion in der Annäherung gestört,** kann es zu Einsamkeit und Isolation kommen, was Depressionen oder soziale Ängste begünstigt. Ist die **Interaktion der Abgrenzung gestört,** kann es zu vermehrten Konflikten in Partnerschaft oder Beruf kommen, was ebenfalls Depressionen, Burn-Out oder Stressfolgeerkrankungen auslösen kann. Das heißt, Therapeutinnen und Therapeuten werden im Erstkontakt die gestörte soziale Interaktion entweder als Auslöser für eine psychische Symptomatik erkennen können oder sie selbst in der Interaktion mit den Hilfesuchenden erleben.

Bei den Patienten und Patientinnen in unserer Spezialambulanz für Störungen der sozialen Interaktion stand die Interaktionsstörung im Vordergrund und die Betroffenen hatten ein Bewusstsein dafür, dass ihre alltäglichen Interaktionen problembehaftet waren. In der allgemeinen psychotherapeutisch-psychiatrischen Praxis liegt der Fokus jedoch weniger auf der Interaktionsstörung an sich als auf psychischen Begleit- oder Folgeerkrankungen. Eine Therapiemotivation für die Interaktionsstörung in diesem Setting herzustellen, kann aus folgenden Gründen erschwert sein:

1. Der/Die Betroffene hat (noch) kein Bewusstsein für die Störung der sozialen Interaktion.
2. Der/Die Betroffene möchte nicht sich, sondern das Umfeld ändern, da das eigene Interaktionsverhalten als nicht problematisch angesehen wird (Fehlattribution des Leidens).
3. Der/Die Betroffene wurde in die Gruppentherapie geschickt (von behandelnden Einzeltherapeuten und -therapeutinnen, Angehörigen …).
4. Der/Die Betroffene hat schon verschiedene erfolglose störungsspezifische Behandlungen hinter sich und steht einem weiteren Therapieansatz skeptisch gegenüber.
5. Die Vorteile im Interaktionsverhalten des/der Betroffenen überwiegen zunächst die Nachteile des schwierigen Interaktionsstils (sekundärer Krankheitsgewinn, z. B. Person erhält dadurch viel Zuwendung und Aufmerksamkeit).

Als Einzel- oder Gruppentherapeuten und -therapeutinnen kann es sich daher vor Beginn einer Therapie lohnen, Hilfesuchende hinsichtlich der Motivationslage und Veränderungsbereitschaft einzuschätzen. Allerspätestens sollte dies jedoch erfolgen, wenn es zu Schwierigkeiten und Hemmnissen im Therapiefortschritt kommt. Hierzu kann das **Transtheoretische Modell der Veränderungsbereitschaft** von Prochaska & Di Clemente (1992, 2001) hilfreich sein. Das ursprünglich für die Suchttherapie entwickelte sechsstufige Schema ermöglicht

Tab. 5.1 Das transtheoretische Modell der Veränderungsbereitschaft (in Anlehnung an Prochaska und Di Clemente, 1992, 2001)

Phase	Charakteristiken
1. Absichtslosigkeit *(Precontemplation)*	Fehlendes oder eingeschränktes Problembewusstsein, keine/geringe Veränderungsbereitschaft und Therapiemotivation
2. Absichtsbildung *(Contemplation)*	Erstes Problembewusstsein, Nachdenklichkeit, Ambivalenz in der Veränderungsbereitschaft, keine oder wenig Therapiemotivation
3. Vorbereitung *(Preparation)*	Problembewusstsein und Veränderungsbereitschaft vorhanden, Ambivalenz bzgl. Therapiemotivation
4. Handlung *(Action)*	Aufnahme einer Therapie, aktive Beteiligung an therapeutischen Übungen und Interventionen, erstes Durchbrechen ungünstiger Verhaltensmuster
5. Aufrechterhaltung *(Maintenance)*	Aufrechterhaltung von Veränderungen, Übertragung in den Alltag, Prophylaxe von Rückfällen, konsequentes Durchbrechen ungünstiger Verhaltensmuster
6. Abschluss *(Termination)*	Dauerhafter Ausstieg aus ungünstigen Verhaltensmustern, unabhängig von der äußeren und innerpsychischen Situation, neue Automatismen

eine schnelle Zuordnung der Person zu verschiedenen Phasen, welche die Therapie- und Veränderungsmotivation maßgeblich mitbestimmen. Je nachdem, in welcher Phase sich die Person befindet, bieten sich unterschiedliche Interventionen an, um mit Schwierigkeiten im Therapieprozess umzugehen. In ➤ Tab. 5.1 sind die unterschiedlichen Phasen kurz charakterisiert.

Im Folgenden werden beispielhaft Interventionen vorgestellt, welche in den einzelnen Phasen angewendet werden können. Da eine unzureichende Veränderungs- und Therapiemotivation vor allem in den Phasen 1–4 auftreten kann, werden diese Phasen in den Fokus gerückt.

1. Phase der Absichtslosigkeit

In dieser Phase liegt ein **fehlendes oder eingeschränktes Problembewusstsein** vor. Die Betroffenen sitzen in der Regel eher noch nicht in der Gruppentherapie oder aber sie wurden geschickt und nehmen somit vor allem fremdmotiviert teil. In unserer Gruppentherapie zur Behandlung von Störungen der sozialen Interaktion gehen wir davon aus, dass Betroffene bereits in Ansätzen ein Störungsbewusstsein haben. Trotzdem kann es hilfreich sein, auch in der Gruppe den Faktor „gering ausgeprägte Veränderungsmotivation" im Kopf zu behalten, da diese natürlich im Therapieverlauf schwanken kann. Mögliche Interventionen:

- Zunächst Einzeltherapie vor Gruppentherapie mit dem Fokus des Aufbaus einer komplementären und bedürfnisorientierten therapeutischen Beziehung (Sachse, 2015) zur Befriedigung initialer Grundbedürfnisse des Betroffenen und Entwicklung eines individuellen Störungsmodells
- Psychoedukation zu Störungen der sozialen Interaktion (➤ Kap. 4.1.1)
- Fehlattributionen des Leidens verändern durch Entwicklung eines individuellen Störungsmodells und Reattribuierung (Interaktion ist immer zweiseitig!)
- Sichtbarmachen der Folgen bzw. Kosten der sozialen Interaktionsstörung: Am Flipchart können die Folgen der gestörten Interaktion gesammelt werden (➤ Abb. 5.1). Als Frage in die Gruppe kann z. B. gestellt werden: „Welche Auswirkungen hat es, dass Sie Schwierigkeiten mit anderen Menschen haben?"

2. Phase der Absichtsbildung

In dieser Phase ist ein **erstes Problembewusstsein vorhanden.** Betroffene befinden sich häufig in einer Nachdenklichkeit und Ambivalenz bezüglich einer möglichen Veränderung. Fokus der Interventionen sollte daher v. a. die **Förderung positiver Aussichten einer Veränderung** sein. Dies kann über folgende Interventionen erfolgen:

- 4-Felder-Schema zu Vor- und Nachteilen des Status quo („alles bleibt, wie es ist") vs. Veränderung („ich will Muster durchbrechen, beginne eine Therapie")
- Positive Folgen einer Veränderung herausarbeiten, z. B. über die Wunder-Frage („Wie wird sich mein Leben verändern, wenn ich meine Schwierigkeiten in der sozialen Interaktion in den Griff bekommen würde?")
- Werteklärung: Dies geht über die positiven Folgen einer Veränderung hinaus und stellt die Werte der Betroffenen in den Vordergrund. Zentral ist dabei die Frage: Was ist mir eigentlich wichtig im Leben? (z. B. Partnerschaft, eigene Familie, erfülltes Berufsleben). Im zweiten Schritt sollten die eigenen interaktionellen Hindernisse auf dem Weg dahin betrachtet werden; dies kann helfen, die Absicht zur Veränderung zu stärken.

3. Phase der Vorbereitung

In dieser Phase haben Betroffene die Entscheidung für eine Veränderung getroffen, es sind jedoch noch keine konkreten Handlungen unternommen worden. Zentraler Fokus hierbei ist vor allem die **Festigung der Therapiemotivation** und die **Förderung positiver Therapieziele.** Hierbei dürfen Therapeuten und Therapeutinnen durchaus an einigen Stellen direktiv vorgehen und vor allem bei der Psychoedukation die eigene Expertise in der Therapie von Störungen der sozialen Interaktion mit einbringen.

Mögliche Interventionen:

- Psychoedukation zu Gruppentherapieangebot (Vor- und Nachteile der Gruppentherapie, Vergleich von störungsspezifischen vs. transdiagnostischen Therapieansätzen)
- Positive und realistische Ziele festlegen (z. B. „Ich möchte die Probezeit in meinem neuen Job gut bewältigen" vs. „Ich möchte bei allen in meinem neuen Job beliebt sein.")
- Herausarbeiten konfligierender Ziele (z. B. „Ich will besser im Job zurechtkommen." vs. „Ich muss um jeden Preis Konflikte vermeiden.")
- Interaktionskompass einsetzen

Über den Interaktionskompass können anschaulich die Schwierigkeiten in alltäglichen Interaktionen identifiziert und in Kontext zur vorliegenden psychischen Störung gesetzt werden (➤ Kap. 4.2.1). Hilfesuchende werden Problembereiche in ihrem Leben meist schnell identifizieren können, auch wenn der eigene Interaktionsstil noch nicht als Teil des Problems erkannt wird. Über die Identifikation von Problembereichen, wie z. B. „Partnerschaften führen" oder „sich abgrenzen", kann Bezug genommen werden auf die zugrunde liegenden sozialen Fähigkeiten. Die Reihenfolge dabei ist: „In welchen sozialen Lebensbereichen haben Sie Schwierigkeiten?" und im zweiten Schritt „Welche Fähigkeiten braucht es in der Theorie, um diese Schwierigkeiten zu bewältigen?"

4. Phase der Handlung

In dieser Phase sitzen die Betroffenen bereits in der Einzel- und/oder Gruppentherapie. Es geht jetzt darum, die **Therapiebemühungen der Betroffenen zu verstärken, konkrete Interventionen durchzuführen und dysfunktionale Handlungsmuster zu durchbrechen.** Mögliche Interventionen können hierbei sein:

- Positive Verstärkung von Therapiebemühungen
- Zuversicht vermitteln und „Cheerleading"
- Nutzbarmachen der therapeutischen Wirkfaktoren der Gruppe (z. B. Universalität des Leidens, Gruppenkohäsion, Ressourcenaktivierung)
- Problematische Interaktionen in der Therapie frühzeitig aufgreifen und konstruktiv nutzen (➤ Kap. 5.2)
- Inter- bzw. Supervision für Therapeutinnen und Therapeuten bei „schwierigen" Fällen

5.2 Spezielle schwierige Therapiesituationen

Im Folgenden werden einige schwierige Therapiesituationen und ein mögliches Vorgehen an Fallbeispielen exemplarisch erläutert. Voraussetzung für jede schwierige Situation sind die in ➤ Kap. 3.2.1 genannten hilfreichen Interaktionsstrategien für die Gruppenleitung. Zusätzlich können Therapeuten und Therapeutinnen verschiedene Verhaltensmöglichkeiten wählen, welche die Kernelemente des KOMSSI aufgreifen sollen. Der Umgang mit schwierigen Situationen kann 1) lösungs- und ressourcenorientiert, 2) unter Rückbezug auf das Modus-Modell, 3) unter Rückbezug auf den Interaktionskompass erfolgen. Dabei verfolgen die drei Varianten unterschiedliche Strategien und setzen in der jeweiligen Interaktion andere Schwerpunkte.

Variante 1: Lösungs- und ressourcenorientiertes Vorgehen

Ziel dieser Interventionen ist es, das Geschehene transparent zu machen bei gleichzeitiger Validierung des Verhaltens und der Ressourcen der Gruppenmitglieder. Es geht darum, mit wenigen kurzen Interventionen die Gruppe wieder arbeitsfähig zu machen, indem eine Lösung für die problematische Interaktion gemeinsam erarbeitet wird. Diese erste Variante kann bereits ab der ersten Sitzung angewendet werden, da kein Vorwissen für die Teilnehmenden nötig ist. Ein Rückbezug auf die bzw. eine Ergänzung der Gruppenregeln erscheint hilfreich, damit das Erarbeitete gleich verankert wird. Sollten ähnliche Situationen wiederholt auftreten, können die Gruppenleiterinnen und -leiter im späteren Prozess auf das Erarbeitete zurückgreifen.

Variante 2: Rückbezug auf das Modus-Modell

In dieser Lösungsvariante geht es darum, wiederkehrende Verhaltensmuster in der Interaktion zwischen den jeweiligen Parteien sichtbar zu machen. Dabei sollte so wertfrei wie möglich das Interaktionsverhalten den Modi Überkompensation, Vermeidung oder Erduldung zugeordnet werden. Diese Variante kann daher erst angewendet werden, nachdem die Grundbegriffe des Modus-Modells in Modul 1 (➤ Kap. 4.1.2) eingeführt wurden. Ein wichtiger Punkt in diesem Vorgehen ist es, die Vor- und Nachteile der wiederkehrenden Anwendung des Bewältigungsmodus transparent zu machen. So werden zunächst automatische Interaktionsmuster auf eine bewusste Ebene gehoben. In einem zweiten (und elaborierten sowie herausfordernden) Schritt kann jede an der Interaktion beteiligte Partei bewusst entscheiden, ob sie in der Gruppe weiterhin auf diesen Bewältigungsmodus zurückgreifen möchte.

Variante 3: Rückbezug auf den Interaktionskompass

Bei dieser Variante geht es darum, einen Rückbezug auf die persönlichen Kompetenzen und Fokusbereiche zu legen. Dabei sollte das Ziel sein, dem Gruppenmitglied zu verdeutlichen, in welchem Bereich des Interaktionskompasses er oder sie sich gerade bewegt und ob dies mit den Fokusbereichen übereinstimmt. Diese Variante kann nach der Einführung des Interaktionskompasses in der ersten Sitzung in Modul 2 (➤ Kap. 4.2.1) angewendet werden. Zurückhaltende Gruppenmitglieder können damit motiviert werden, sich in Themen verstärkt einzubringen, die ihren Fokusbereichen entsprechen. Zudem können andere Gruppenmitglieder, welche keine Schwierigkeiten in dem jeweiligen Bereich des Interaktionskompasses haben, als Rollenmodelle oder einfach nur emotional unterstützend zur Seite stehen. An dieser Stelle lohnt es sich für die Gruppenleitung, immer wieder zu betonen, dass kein Mensch in allen Bereichen sehr gute Kompetenzen hat, sondern, dass es „menschlich" ist, sich in einigen Bereichen oder Kontexten unsicher zu fühlen. Im Idealfall weisen die Teilnehmenden unterschiedliche Kompetenzprofile auf, sodass sich die Gruppe hier gut ergänzen kann.

Die Wahl der Variante kann je nach Zeitpunkt, Therapiebeziehung, Kontext, persönlichem Stil usw. frei erfolgen. Es bietet sich jedoch an, den Rückbezug auf das Modus-Modell oder den Interaktionskompass erst zu machen, wenn die Konzepte in der Gruppe bereits theoretisch vorgestellt und ausreichend verstanden worden sind.

5.2.1 Weitschweifiges Erzählen in den Sitzungen

Fallbeispiel

Herr G. ist eines der aktivsten Mitglieder in der Gruppe. Zu jedem Thema hat er eigene Beispiele aus seinem Leben und erzählt diese den anderen. Dabei hält er teilweise minutenlange Monologe. Haben zu Beginn der Therapie die anderen Mitglieder der Gruppe seinen Ausführungen noch gespannt zugehört, so bemerken Sie als Gruppenleitung, dass dieses Interesse zunehmend kippt. Während einige immer noch interessiert zuhören, fangen andere in der Gruppe bereits damit an, mit den Augen zu rollen, jedes Mal, wenn Herr G. sich zu Wort meldet. Andere Mitglieder schalten ganz ab, gähnen und schauen aus dem Fenster.

Als Gruppenleitung haben Sie nun verschiedene Möglichkeiten, auf das Beobachtete zu reagieren. Es wird auf jeden Fall deutlich, dass sich hier eine Störung in der sozialen Interaktion anbahnt. Um die Gruppendynamik nicht weiter zu verfestigen, können Sie als Rollenmodell das Beobachtete nun in der Gruppe sichtbar machen. Dazu haben Sie verschiedene Möglichkeiten.

Als Einstieg für die verschiedenen Lösungsvarianten kann sich folgendes Vorgehen anbieten:

Therapeut/Therapeutin (Th.): *„Herr G.? Entschuldigen Sie, wenn ich Sie mitten im Satz unterbreche. Ich weiß, wir haben die Gruppenregel ‚Ausreden lassen' aufgestellt. Dennoch habe ich gerade eine wichtige Beobachtung bezüglich der Interaktion in der Gruppe gemacht, welche ich gern mit Ihnen allen teilen würde. Ist das in Ordnung?"*
Herr G. (etwas irritiert): *„Ja, okay."*

Variante 1: Lösungs- und ressourcenorientiertes Vorgehen

Th: *„Ich habe beobachtet, dass Sie ein aktives Mitglied in der Gruppe sind und viele Redebeiträge haben (Beobachtung und Validierung). Ihre Aktivität ist eine große Ressource von Ihnen und ich persönlich schätze Ihr Engagement in der Gruppe (Ressourcenorientierung). Gleichzeitig ist mir aufgefallen, dass dadurch die Redeanteile in der Gruppe sehr verschieden sind und einige Mitglieder bisher kaum zu Wort gekommen sind (Beobachtung). Ist das den anderen auch aufgefallen?" (Einbezug der Gruppe)*
Alle nicken, Herr G: *„Ja, ihr seid immer alle so still. Daher dachte ich, es wäre kein Problem, wenn ich meine Beispiele einbringe."*
Fr X.: *„Du lässt einem aber auch kaum Zeit zu antworten. Meistens habe ich noch nicht mal Luft geholt, da erzählst du schon deine Geschichte. Und wenn du einmal losgelegt hast, dann traue ich mich nicht mehr, dich zu unterbrechen, auch wenn ich eigentlich ebenfalls etwas zu dem Thema sagen wollte."*
Th.: *„Danke für die wichtige Rückmeldung, Frau X. Wie könnten wir das Problem in der Gruppe lösen? Haben Sie Ideen?" (Lösungsorientiertes Vorgehen)*
Fr X.: *„Vielleicht können wir Handzeichen einführen? Dann ist klar ersichtlich, wer gerne etwas zum Thema sagen möchte …"*
Herr G.: *„Für mich wäre es auch in Ordnung, wenn ihr mich unterbrecht. Ich weiß, dass ich manchmal zu viel erzähle, das sagt mir meine Frau auch immer. Daher würde es mir helfen, wenn einer mir kurz ein Zeichen gibt und sagt ‚Hey Peter, ich möchte gern auch noch was dazu sagen.'"*
Th.: *„Das finde ich zwei sehr gute Vorschläge. Was sagen die anderen dazu?" […]*

Variante 2: Rückbezug auf das Modus-Modell

Th.: *„Mir ist aufgefallen, dass die Gruppe auf meine sehr persönliche Einstiegsfrage vorhin mit ganz unterschiedlichen Bewältigungsmodi reagiert hat. Lassen Sie uns doch mal gemeinsam schauen, wer welchen Modus gewählt hat und ob dies bekannte Problembewältigungsstrategien sind, die Sie öfter anwenden. Wäre das in Ordnung?" (Einverständnis einholen)*
Alle nicken
Th.: *„Dürfen wir mit Ihnen anfangen Herr G.? Ich habe beobachtet, dass Sie auf meine Frage hin ganz aktiv geworden sind. Welcher Modus ist da aktiviert worden?"*
Herr G.: *„Nun ja, ich habe schon bemerkt, dass dies eine unangenehme Einstiegsfrage ist. Und dann haben auf einmal alle geschwiegen. Da dachte ich mir, das wäre ja jetzt peinlich, wenn hier keiner was sagt, also habe ich angefangen zu erzählen. Ich vermute, das ist Überkompensation?"*
Th.: *„Ja, richtig. Was sagen die anderen dazu?"*
Herr B.: *„Mir war die Frage auch unangenehm, daher habe ich aus*

dem Fenster geschaut, gehofft, dass ich nichts sagen muss und versucht, die Situation einfach zu vermeiden. Ich glaube, ich habe einfach abgeschaltet."
Th.: *„Sehr gut. Sind das Bewältigungsmodi, die Sie von sich kennen? Welche Vor- und welche Nachteile haben diese Bewältigungsmodi hier in unserer konkreten Gruppensituation?" […]*

Variante 3: Rückbezug auf den Interaktionskompass

Th.: *„Herr G., ich habe beobachtet, dass Sie bei dem Thema ‚Freundschaften und Partnerschaften führen' ein sehr aktives Mitglied in der Gruppe sind und viele Redebeiträge haben (Beobachtung und Validierung). War dieses Thema eines Ihrer festgelegten Fokusbereiche?"*
Herr G.: *„Nein, eigentlich nicht. Mit dem Thema habe ich mich bisher immer leichtgetan. Vielleicht bin ich deshalb auch so redefreudig."*
Th.: *„Das bedeutet, in diesem Bereich des Interaktionskompasses bewegen Sie sich relativ sicher? Das ist toll. (Kompetenzorientierung). Sicherlich wollen Sie daher gerne Ihre Erfahrungen mit den anderen teilen. Wie geht es denn den anderen damit?" (Einbezug der Gruppe)*
Herr L.: *„Ich habe dieses Thema als Fokusbereich gewählt. Und ehrlich gesagt fühle ich mich etwas eingeschüchtert, wenn du dann erzählst, wie toll du das doch alles so hinbekommst. Dann traue ich mich gar nicht mehr, meine Fragen zu stellen."*
Herr G.: *„Das tut mir leid, das wollte ich nicht. Ich habe gar nicht mitbekommen, dass es dir so geht."*
Th.: *„Gut, dass Ihnen das auffällt, Herr G. kommt Ihnen dieses Thema bekannt vor? Wo bewegen wir uns da im Interaktionskompass? Mitbekommen, wie es den anderen so geht?"*
Herr G. (schmunzelt): *„Ja, da sind wir genau in meinem Fokusbereich ‚Reaktionen und Emotionen bei anderen wahrnehmen'." […]*

5.2.2 Duzen im therapeutischen Setting

Fallbeispiel

Frau L., eine Patientin mit histrionischen Anteilen, duzt zum wiederholten Male die ungefähr gleich alte Therapeutin. Da die Therapeutin dieses Problemverhalten als eine wichtige zwischenmenschliche Interaktion einschätzt, entscheidet sie sich dafür, die Situation in der Gruppe transparent zu besprechen. Je nach Therapieerfahrung und Befinden der Patientin kann auch überlegt werden, dieses Verhalten in einem Vier-Augen-Gespräch zu thematisieren. Jedoch gehen bei diesem Vorgehen wichtige Lernerfahrungen für die anderen Gruppenmitglieder verloren, sodass, wenn möglich, das Gruppensetting vorzuziehen ist.

Als Einstieg für die verschiedenen Lösungsvarianten kann sich folgendes Vorgehen anbieten:

Th: *„Frau L.? Mir ist in den letzten Sitzungen aufgefallen, dass Sie nicht nur die anderen Gruppenmitglieder duzen, sondern auch mich (Beobachtung). Da dies ein Verhalten ist, was mich in letzter Zeit immer mal wieder irritiert hat (Selbstoffenbarung), wollte ich das gern in der Gruppe besprechen. Ist Ihnen selbst das auch schon aufgefallen?"*
Fr. L. (verlegen): *„Nein, ja, vielleicht. Im Eifer des Gefechts passiert mir das öfter mal. Es ist aber auch kompliziert, wenn man immer zwischen den verschiedenen Anreden wechseln muss."*
Th.: *„Das kann ich gut verstehen (Validierung). Weil mir das Thema als Therapeutin sehr wichtig ist, wäre es in Ordnung, wenn wir uns diese zwischenmenschliche Interaktion mal beispielhaft mit der Lupe ansehen?" (Einverständnis einholen)*
Fr. L.: *„Mh, das ist mir etwas unangenehm, aber ja okay."*

Variante 1: Lösungs- und ressourcenorientiertes Vorgehen

Th.: *„Frau L., ich habe gerade schon angedeutet, dass es mich irritiert, wenn Sie mich wie die anderen Gruppenmitglieder duzen. Haben Sie oder die anderen aus der Gruppe eine Idee, warum dieses Gefühl bei mir ausgelöst wird?"*
Fr. L: *„Nun ja, Sie sind ja die Therapeutin und wir kennen uns nicht so gut. Wahrscheinlich wollen Sie Ihre Professionalität wahren."*
Th.: *„Ganz genau, es hat etwas mit meiner professionellen Rolle als Therapeutin zu tun. Darf ich das kurz etwas ausführen?"*
Alle nicken
Th.: *„Die Beziehung zwischen Therapeut oder Therapeutin und Patient oder Patientin ist eine besondere Beziehung und z. B. anders als die Beziehungen in Freundschaften. Sie ist zeitlich begrenzt und eher einseitig, das bedeutet, Sie erzählen viel Persönliches über sich selbst in der Therapie, meine persönlichen Erlebnisse und Erfahrungen hingegen spielen keine oder nur eine untergeordnete Rolle. In wechselseitigen Freundschaftsbeziehungen duzt man sich, da die Beziehung in der Regel länger andauert und die Intimität zwischen beiden Parteien sich immer weiter vertieft. In der therapeutischen Beziehung sind persönliche Kontakte außerhalb des Therapieraumes jedoch verboten und die Beziehung endet mit Abschluss der Therapie. Daher sind mir ein gewisses Maß an Distanz und eine klare Grenze zwischen Berufs- und Privatleben sehr wichtig. Ist das verständlich?"*
Fr. L: *„Das tut mir leid, ich wollte Ihnen nicht zu nahe treten. Ich wusste nicht, dass es für Sie so wichtig ist."*
Th.: *„Das ist kein Problem, vielen Dank, dass wir beide hier so offen darüber sprechen können. Daher würde ich gern noch eine neue Gruppenregel aufstellen: Gruppenmitglieder dürfen sich nach Absprache und mit Einverständnis aller Beteiligten untereinander duzen. Gruppenleitung und Mitglieder siezen sich. Sind damit alle einverstanden?" […]*

Variante 2: Rückbezug auf das Modus-Modell

Th.: *„Frau L., Sie haben gerade gesagt: ‚Im Eifer des Gefechts passiert mir das manchmal'. Können Sie erkennen, in welchen Modus Sie rutschen, wenn Sie emotional aufgewühlt sind?"*
Fr. L: *„Wahrscheinlich ist es die Überkompensation."*
Th.: *„Sehr gut, ganz richtig.* (An die anderen Gruppenmitglieder gerichtet): *Woran erkennen Sie bei Frau L., wenn sie in den Modus Überkompensation rutscht?"*
Fr F.: *„Ich habe beobachtet, dass du dann ganz schnell redest, kaum*

Pausen machst. Ich sehe ganz viele Emotionen bei dir. Außerdem habe ich den Eindruck, dass du in diesem Modus nicht mehr mitbekommst, was im Rest der Gruppe vorgeht und manchmal Grenzen überschreitest."
Th.: *„Danke für die Beobachtung, Fr. F. Ist Ihnen das bei sich selbst auch schon aufgefallen, Frau L.?" […]*

Variante 3: Rückbezug auf den Interaktionskompass

Th. (an alle): *„Sehen wir uns mal den Interaktionskompass an. In welchem Spannungsfeld bewegen wir uns hier, wenn es um das Thema ‚Duzen bzw. Siezen in der Therapie' geht?"*
Hr. B: *„Es geht um die richtige Balance zwischen Annäherung und Distanzierung. Und wir sind eher auf der Verhaltensebene des Kreises."*
Th.: *„Sehr gut. Wenn ich jetzt Fr. L. gegenüber äußere, dass es mir unangenehm ist, wenn sie mich duzt, wo befinden wir uns da?"*
Fr. C.: *„Wir sind wahrscheinlich auf der Achse zwischen ‚Distanz wahren und Abgrenzung', oder?"*
Th.: *„Genau. Fr. L., wenn ich versuche, zwischen uns Distanz zu wahren bzw. mich abzugrenzen, indem ich darauf bestehe, dass wir uns siezen, dann bin ich auf diesen beiden Achsen unterwegs. Wo würden Sie sich in der Situation einordnen?"*
Fr. L.: *„Ich war wahrscheinlich eher auf der Annäherungsachse unterwegs. Vielleicht bei ‚Kontakte knüpfen'?"*
Th.: *„Aha, offensichtlich gibt es da unterschiedliche Bedürfnisse bei uns beiden. Was glauben Sie, wie wir das weiter für die therapeutische Arbeit nutzen können? Gibt es da Übereinstimmungen mit Ihren Fokusbereichen?"*
Fr. L.: *„Ja, ein Thema, bei dem ich häufig unschöne Erfahrungen gemacht habe, ist das Thema ‚Kontakte knüpfen und Freundschaften führen'. Interessant, dass das Problem sogar hier in der Gruppe auftritt …"*
Th.: *„Das ist bereits eine wichtige Erkenntnis. Vielleicht wollen Sie unsere Situation nochmal in der Einzeltherapie aufgreifen? Wir werden auch zu einem späteren Zeitpunkt, in den Modulen 3 und 4, auf diese wichtigen Themen eingehen." […]*

5.2.3 Zurückhaltung einzelner Gruppenmitglieder in der Interaktion

Fallbeispiel

Frau A., eine Patientin mit autistischen und sozialphobischen Anteilen, ist bisher in den Gruppensitzungen sehr zurückhaltend. Sie äußert sich zu Eingangs- und Abschlussrunden, ansonsten beteiligt sie sich kaum mit Wortbeiträgen. Sie wirkt teilweise abwesend, da sie häufig aus dem Fenster schaut. Dennoch hat die Gruppenleitung festgestellt, dass sie alle Inhalte aufmerksam verfolgt. In den Eingangs- und Abschlussrunden kann sie präzise Angaben zu den Inhalten der letzten Stunden machen. Die Gruppe befindet sich mittlerweile in Modul 2, eine gewisse Eingewöhnungszeit ist also bereits verstrichen. Da die Gruppenleitung nicht will, dass sich das zurückhaltende Interaktionsmuster der Patientin zu sehr in dieser Gruppenkonstellation verfestigt, entscheidet sie sich, dies in der Gruppe transparent zu machen.

Als Einstieg für die verschiedenen Lösungsvarianten kann sich folgendes Vorgehen anbieten:

Th: *„Frau A.? Mir ist in unseren Sitzungen aufgefallen, dass Sie bisher eher zurückhaltend in der Gruppe sind (Beobachtung). Sie bringen wichtige Beiträge zu den Einstiegs- und Abschlussrunden, die ich für die Gruppe als sehr wertvoll erlebe (Validierung). Im restlichen Teil der Sitzung sehe ich Sie häufig aus dem Fenster schauen (Beobachtung). Ist Ihnen das auch schon aufgefallen?"*
Fr. A: *„Ja, in den meisten Sitzungen war das bisher bei mir so."*

Variante 1: Lösungs- und ressourcenorientiertes Vorgehen

Th.: *„In dieser Gruppe geht es viel um die Interaktionen, die in unserem Alltag stattfinden. Aber auch um das, was hier in diesem Raum passiert. Ich würde gern verstehen, was der Grund für diese Zurückhaltung ist. Können wir Ihnen als Gruppe dabei helfen, sich mehr zu öffnen?"*
Fr. A: *„Meist habe ich schon Ideen im Kopf, was ich zu einem Thema sagen könnte. Aber während ich die Sätze in meinem Kopf noch formuliere, hat dann meistens schon jemand anders das Wort ergriffen. Oder ich weiß manchmal nicht genau, ob meine Antworten richtig sind."*
Th.: *„Gut, dass Sie das so offen sagen. Geht es den anderen manchmal ähnlich?"*
Hr. L: *„Ja, das war bei mir genauso, bevor ich mit meiner Therapie angefangen habe. Ich hatte und habe auch immer noch manchmal die Sorge, etwas Peinliches zu sagen, und dann sage ich lieber gar nichts."*
Fr. A (zu Hr. L): *„Das hätte ich bei dir gar nicht gedacht …"*
Th.: *„Das sind also Sorgen, die einige Mitglieder in der Gruppe hier teilen. Und was hat es Ihnen leichter gemacht, Hr L., diese Sorgen zu überwinden und sich öfter in der Gruppe zu Wort zu melden?"*
Hr. L.: *„Ich habe mir bewusst gemacht, dass es nur meine Angstgedanken sind und nicht unbedingt die Realität. Und ich wusste, wenn ich diese Ängste überwinden möchte, dann muss ich mich ihnen stellen. Also sage ich mir häufig innerlich selbst: ‚Du kannst gar nicht vorher wissen, ob die anderen deine Beiträge peinlich finden. Probier es einfach aus. Wenn ich es nicht ausprobiere, werde ich es niemals herausfinden …' Das ist wie mein inneres Motivations-Mantra. Und was soll ich sagen, bisher habe ich meistens gute Erfahrungen damit gemacht.* (An Fr. A.): *Könntest du dir vorstellen, das auch mal auszuprobieren?"*
Fr. A: *„Ja das klingt gut. Du hast recht, wir sind ja alle hier, weil wir gerne etwas verändern wollen, dafür braucht es wohl eine große Portion Mut!" […]*

Variante 2: Rückbezug auf das Modus-Modell

Th.: *„Ich habe gerade meine Beobachtung geschildert, dass Fr. A. sich vor allem bei den Eingangs- und Abschlussrunden zu Wort meldet und ansonsten häufig aus dem Fenster sieht.* (An die anderen Gruppenteilnehmer gerichtet): *Auf welchen Modus könnte dieses Verhalten hindeuten?"*
Hr. Y: *„Das Aus-dem-Fenster-Schauen könnte man als Gegenüber schnell als Desinteresse interpretieren. Oder aber auch als Vermeidung, in die soziale Interaktion zu treten."*

5

Th.: *„Fr. A., wie klingt diese Interpretation Ihres Verhaltens für Sie?"*
Fr. A: *„Also Desinteresse ist es bei mir nicht. Ich höre trotzdem immer zu, auch wenn ich aus dem Fenster schaue. Der zweite Teil stimmt wohl, ich bin häufiger im Modus der Vermeidung."*
Th.: *„Das ist tatsächlich öfter der Fall in sozialen Interaktionen. Es kann Situationen geben, in denen wird der vermeidende Modus vom Gegenüber als Desinteresse gewertet.* (An alle): *Fallen Ihnen noch andere Beispiele aus Ihrem Alltag dazu ein?" […]*

Variante 3: Rückbezug auf den Interaktionskompass

Th: *„Ist die Zurückhaltung in sozialen Interaktionen ein Thema, weshalb Sie hierher in die Gruppe gekommen sind?"*
Fr. A.: *„Ja, das war sogar das wichtigste Thema von allen."*
Th.: *„Inwiefern haben Sie das in Ihren Fokusbereichen festgelegt?"*
Fr. A: *„Mein erstes Ziel war: Ich möchte eigene Emotionen und Bedürfnisse, auch Kontaktbedürfnisse, wahrnehmen lernen. Das zweite: Ich möchte lernen, Kontakte zu knüpfen, und das dritte: Ich möchte gerne einen Freund oder eine Freundin finden. Als wichtige Kontexte habe ich Freizeit, Freundschaft und Familie angegeben."*
Th.: *„Sehr gut. Das sind alles Themen, die wir in unserem nächsten Modul näher beleuchten werden. Ich frage mich, wie Sie vielleicht bereits jetzt Fertigkeiten in diesen Bereichen üben können. Haben Sie da Ideen?"*
Fr. A: *„Das Modul heute zu den Emotionen hat mir auf jeden Fall schon mal geholfen. Ich denke, das möchte ich auch in meiner Einzeltherapie noch vertiefen."*
Th.: *„Das finde ich eine tolle Idee! Haben die anderen noch Ideen?"*
Fr. L: *„Nun ja, du könntest dich schon mal darin üben, Kontakte aufzunehmen. Zum Beispiel, indem du versuchst, deine Hemmungen im Sprechen zu überwinden. Da macht Übung bekanntlich den Meister! Und übrigens finde ich deine Beiträge immer sehr interessant. Von mir aus kannst du dich ruhig öfter zu Wort melden!"*
Th.: *„Wie klingt dieser Vorschlag für Sie?" […]*

5.2.4 Gruppenmitglieder weigern sich, Rollenspiele durchzuführen

Wahrscheinlich jeder Therapeut und jede Therapeutin erlebt im Laufe seiner oder ihrer Tätigkeit im Einzel- oder Gruppensetting, dass Betroffene keine Rollenspiele durchführen möchten. Dabei spielen unterschiedliche Faktoren eine Rolle. Vor allem bei Teilnehmenden, welche unter sozialen Unsicherheiten leiden, spielen Schamgefühle und Ängste eine wichtige Rolle. Ein häufig angebrachtes Argument ist zudem das Empfinden, Rollenspiele seien zu konstruiert oder künstlich und würden die Realität nur unzureichend widerspiegeln. Treten solche Vorbehalte gegenüber dem praktischen Üben auf, sollte die Gruppenleitung dies idealerweise sofort als Thema mit auf die Tagesordnung setzen, da gerade das Einüben der sozialen Interaktionen ein Kernelement des Therapieprogramms ist. Bei der Konstruktion der Übungen in diesem Manual wurde bereits strukturell darauf geachtet, dass schon früh kleinere Interaktionsübungen eingeführt werden. Damit gewöhnen die Gruppenmitglieder sich daran, dass praktische Übungen, genauso wie Theorieeinheiten, zum Programm dazugehören. Es ist zu erwarten, dass auch während der Durchführung des Manuals mindestens einmal diese schwierige Therapiesituation auftritt. Die Gruppenleiter und -leiterinnen können sich frei aus einer oder mehreren der unten aufgeführten Techniken bedienen. Sollte das Problem wiederholt (und zum Beispiel mit den gleichen Mitgliedern auftreten), ist die Empfehlung, eher auf Techniken der Variante 2 oder 3 zurückzugreifen, um das gezeigte Interaktionsverhalten auf einer tieferen Ebene verstehbar zu machen.

Variante 1: Lösungs- und ressourcenorientiertes Vorgehen

Um die Gruppe wieder schnell arbeitsfähig zu machen und idealerweise zukünftigen ähnlichen Situationen vorzubeugen, können folgende Ideen angewendet werden. Gegebenenfalls können hier erarbeitete Lösungen bei den Gruppenregeln ergänzt werden.

- Psychoedukation durch Gruppenleitung, warum praktische Übungen in einem Programm zur Behandlung sozialer Interaktionsprobleme essenziell sind
- Gemeinsame Erarbeitung der Vor- und Nachteile von Rollenspielen in der Gruppe
- Gemeinsame Erarbeitung einer Strategie, wodurch die Reihenfolge der beginnenden Teilnehmenden festgelegt werden kann (z. B. Nummern ziehen, in alphabetischer Reihenfolge des Vornamens)
- Durchführung eines Modell-Rollenspiels durch Gruppenleitung, um Hemmschwelle zu senken
- Gemeinsame Erarbeitung von Rahmenbedingungen, welche die Durchführung erleichtern (z. B. zunächst nur positives Feedback, Beschränkung der Rollenspiele auf wenige Minuten)
- Rückgabe der Verantwortung an die Teilnehmenden („Es ist Ihre Therapie, Sie entscheiden, wie viel Sie von unserem Angebot nutzen wollen und wie erfolgreich die Therapie sein wird.")

Variante 2: Rückbezug auf das Modus-Modell

In dieser Variante kann reihum erarbeitet werden, welches Gruppenmitglied typischerweise auf welchen Modus zurückgreift, wenn es um Rollenspiele geht.

Fallbeispiel

- Modus Überkompensation: Frau X (Schema: „Ich bin inkompetent") meldet sich immer als Erste.
- Modus Erduldung: Herr B (Schema: „Ich werde übersehen") wartet immer bis zuletzt, bis er irgendwann aufgefordert wird.
- Modus Vermeidung: Frau Z (Schema: „Die Welt ist ein gefährlicher Ort") führt Rollenspiele äußerst kurz und knapp ohne sichtbare emotionale Beteiligung durch.

Je nach Zeitrahmen kann dann noch erarbeitet werden, ob dies typische Bewältigungsstile sind und welche Vor- bzw. Nachteile mit der Anwendung des Bewältigungsstils einhergehen. Somit wird den Teilnehmenden ihre eigene Interaktion transparent gemacht, ein tieferes Verständnis wird angeregt und die Teilnehmenden haben die Möglichkeit, sich bewusst anders zu entscheiden, wenn sie dies möchten (Durchbrechen eines festgefahrenen Interaktionsmusters).

Variante 3: Rückbezug auf den Interaktionskompass

Handelt es sich um die gesamte Gruppe, welche den Rollenspielen skeptisch gegenübersteht, kann wie oben in Variante 2 reihum jedes Gruppenmitglied zunächst kurz in den Fokus gerückt werden:

- Wer hat seinen Fokusbereich (vgl. Modul 2, ➢ Kap. 4.2.1) in der jeweiligen Einheit festgelegt? Das heißt, für wen würde sich die Übung besonders lohnen?
- Ist die anstehende praktische Übung eher leicht oder schwer für die Teilnehmenden?
- Wer hat vielleicht keine Schwierigkeiten in diesem Bereich, würde sich aber als Rollenmodell für die anderen Teilnehmenden zur Verfügung stellen?

Sollte die ganze Gruppe die Übung als zu leicht empfinden und die Gruppenleitung ebenfalls den Eindruck haben, dass in diesem Bereich kein besonderer Übungsbedarf besteht, dann kann gemeinsam entschieden werden, dieses Modul verkürzt zu behandeln und dafür den Schwerpunkt mehr auf die späteren Fokusbereiche der Teilnehmenden zu legen.

Sind es nur einzelne Teilnehmende, welche sich weigern, Rollenspiele im Modul durchzuführen, sollten die Gruppenleiterinnen und -leiter zunächst explorieren, ob die Übung im Fokusbereich des Teilnehmenden liegt.

Wenn ja:

- Was würde ein praktisches Üben erleichtern (siehe auch Variante 1)?
- In welchem Bewältigungsmodus befindet sich das Gruppenmitglied gerade (Variante 2)?

Wenn nein: Sollte die Übung nicht im Therapiefokus stehen und von dem Gruppenmitglied als nicht weiterbringend betrachtet werden, so kann gegebenenfalls die Übung modifiziert werden.

Fallbeispiel

Aktuell befinden Sie sich in Modul 3, Thema: Freundschaften führen (➢ Kap. 4.3.3). Frau A. wählte die drei Fokusbereiche: 1) eigene Emotionen/Bedürfnisse erkennen, 2) aversive Emotionen bei sich selbst/bei anderen wahrnehmen, 3) Abgrenzungswunsch durchsetzen. Da Frau A. keine Schwierigkeiten in dem aktuellen Thema hat, schlägt die Gruppenleitung Frau A. folgende Modifikation vor: Anstatt die Übung durchzuführen, soll sie mit einer Person der Gruppenleitung in ihrem Fokusbereich üben. Unter Anleitung soll sie lernen, auf adäquate Art und Weise ihre aktuellen Gefühle und Bedürfnisse in der Situation auszudrücken („Mir geht es heute nicht so gut. Ich bin traurig, da meine Katze krank ist, und kann mich schwer konzentrieren. In dem Thema Freundschaften habe ich bisher keine Probleme bei mir bemerkt.“) und in einem zweiten Schritt adäquat ihre Bedürfnisse mitteilen, indem sie sich abgrenzt („Ich möchte heute das Rollenspiel nicht durchführen und würde mich lieber in der nächsten Sitzung wieder aktiver beteiligen. Wäre das für alle in Ordnung?“). Nach dieser kurzen Live-Sequenz kann ebenfalls wie bei anderen Rollenspielen ein Feedback durch die Gruppe erfolgen.

5.2.5 Negatives Feedback durch Gruppenmitglieder in Rollenspielen

Die Durchführung der praktischen Übungen im Rahmen des KOMSSI-Trainings sind für viele Teilnehmende eine Herausforderung. Neben dem Aspekt „im Mittelpunkt der Aufmerksamkeit zu stehen“, gibt es zudem häufig Ängste vor der Feedbackrunde. Um einen sicheren Rahmen zu schaffen und interpersonelles Lernen sowie korrigierende Erfahrungen anzustoßen, ist es wichtig, dass die Feedbackrunden so wertschätzend und konstruktiv wie möglich gestaltet werden. Ein wichtiges Element ist hierbei die Einführung der Feedbackregeln zu Beginn der praktischen Übungen (➢ Kap. 4.2). Nichtsdestotrotz kann es immer wieder im Verlauf der Übungen zu schwierigen Situationen kommen, wenn die anderen Gruppenmitglieder ein überwiegend negatives und wenig konstruktives Feedback geben. Da die meisten Betroffenen im Laufe ihres Lebens bereits viele negative Erfahrungen im sozialen Miteinander gemacht haben, ist es wichtig, dass die Gruppenleitung hier rechtzeitig eingreift, um eine aversive Wiederholung zu vermeiden.

Fallbeispiel

Sie absolvieren praktische Übungen aus dem Modul 2. Frau A. und Frau R. haben soeben ein Rollenspiel durchgeführt. Frau L., eine beobachtende Teilnehmerin, äußert sich zu der Übung.

Frau L.: *„Also Anna, in der Übung hast du mich voll an meine Mutter erinnert. Total barsch und unfreundlich. Da bekommt man gleich Angst und fühlt sich sofort vor den Kopf gestoßen. Du solltest freundlicher sein.“*

Variante 1: Lösungs- und ressourcenorientiertes Vorgehen

Ist dies die erste Situation, in der Frau L. auf diese Art und Weise Feedback gibt, so bietet sich ein möglichst direktives Vorgehen der Gruppenleitung an.

Th.: *„Vielen Dank, Frau L., für Ihr Feedback. Ich höre und sehe, dass dieses Rollenspiel Sie beim Zusehen emotional aufgewühlt hat?" (Beobachtung, Validierung)*
Frau L.: *„Ja, Anna ist wie meine Mutter, die war auch immer so unsensibel!"*
Th.: *„Wie Sie alle wissen, sind die Feedbackrunden sehr wichtig in der Gruppe, um eigenes Verhalten zu erkennen und verändern zu lernen. Dabei ist das ‚Wie' genauso wichtig wie das ‚Was' des Feedbacks. Ich möchte hier nochmal konkret auf unsere Feedbackregeln verweisen. Was glauben Sie, Frau L., wenn Sie sich die Feedbackregeln nochmal anschauen, wie ist Ihr Feedback wohl bei Frau R. angekommen?"*
Frau L.: *„Es ist wohl sehr direkt und wertend. Und ziemlich unkonkret. Anna kennt ja meine Mutter gar nicht …"*
Th.: *„Okay, sehr gut. Versuchen Sie jetzt bitte noch einmal, Ihr Feedback gegenüber Frau R. anhand der Feedbackregeln anders zu formulieren. Achten Sie dabei nochmal besonders auf die Punkte: Ich-Botschaften, konkretes Verhalten benennen."*
Frau L.: *„Also Anna, ich habe beim Zusehen im Rollenspiel Angst bekommen, vermutlich weil ich durch deine laute Stimme und die kurzen, knappen Sätze sehr an meine Mutter erinnert wurde. Als dein Gegenüber in so einer Situation würde ich mir wünschen, dass du etwas leiser sprichst und vielleicht auch kurz erklärst, warum du dich abgrenzt …"*
Th.: *„Vielen Dank, Frau L." […]*

Variante 2: Rückbezug auf das Modus-Modell

Wenn die Gruppenleitung beobachtet, dass ähnliche Interaktionen zwischen den Gruppenmitgliedern gehäuft auftreten, dann bietet es sich an, an dieser Stelle auf das Modus-Modell zurückzugreifen. Je nach Einschätzung können sie auf die aktivierten Modi einer oder beider Seiten der Interaktion eingehen.

Th.: *„Vielen Dank, Frau L., für Ihr Feedback. Sie haben die Worte ‚barsch' und ‚unfreundlich' verwendet und auch erwähnt, dass Sie als Zuschauerin Angst bekommen haben. Welcher Bewältigungsmodus ist denn bei Ihnen in der konkreten Situation aktiviert worden?"*
Frau L.: *„Bei mir? Gute Frage. Nun ich hatte Angst, und wenn ich in der Situation das Gegenüber gewesen wäre, wäre ich wahrscheinlich erstarrt, also in den Modus des Erduldens gegangen. So wie ich es bei meiner Mutter immer getan habe …"*
Th.: *„Ja, ich denke, diese Reaktionsweise können wir uns gut vorstellen. Nichtsdestotrotz habe ich persönlich Sie soeben als sehr kraftvoll erlebt, als Sie Ihr Feedback an Frau R. gegeben haben. Nicht verschüchtert und ängstlich, sondern …?"*
Herr M. (an Frau L.): *„Ich würde sagen, du bist zum Gegenangriff übergegangen und hast ordentlich ausgeteilt! Ich denke, das war Überkompensation."*
Frau L.: *„Ja, das stimmt. Ich empfand es als Angriff."*
Th.: *„Interessante Beobachtung. Wenn wir diese Hinweise einmal zusammennehmen: Frau R., was denken Sie, auf welchen Bewältigungsmodus haben Sie in Ihrem Rollenspiel zurückgegriffen?"*
Frau R.: *„Wenn das bei den anderen als Angriff angekommen ist, dann ist es wahrscheinlich der Modus der Überkompensation."*
Th.: *„Was sagen die anderen aus der Gruppe dazu? Erging es Ihnen beim Zusehen ähnlich? An welchen Signalen in Gestik, Mimik und Körperhaltung ist Ihnen bei Frau R. aufgefallen, dass Sie in den Bewältigungsmodus der Überkompensation rutscht?"*
Herr M.: *„Ja, mir erging es ähnlich beim Zusehen. Ich denke, es war die Lautstärke, Anna, mit der du gesprochen hast. Und dein Blickkontakt war starr. Beim Reden bist du deinem Gegenüber immer näher gekommen."*
Th.: *„Ist Ihnen das aufgefallen, Frau R.? Was gibt es denn für konkrete Vorschläge, was Frau R. in der nächsten Runde anders machen könnte?" […]*

Variante 3: Rückbezug auf den Interaktionskompass

Th.: *„Frau L., darf ich Sie kurz in Ihrem Feedback unterbrechen? Ich habe gerade bemerkt, dass hier zwischen Ihnen und Frau R. eine Situation aufgetreten ist, die ich in ähnlicher Form in dieser Gruppe bereits zweimal beobachtet habe. Es geht um die Art und Weise, wie Sie Ihr Feedback gegenüber Frau R. äußern. Ist den anderen Gruppenmitgliedern auch etwas aufgefallen?" (Einbezug der Gruppe)*
Herr M.: *„Ich habe bemerkt, dass ihr beide in der Art und Weise, wie ihr euer Feedback gebt, euch sehr ähnelt. Ihr sagt oft sehr direkt, was euch stört oder nicht passt, irgendwie schonungslos. Und manchmal, glaube ich, kann das sehr verletzend sein …"*
Frau L.: *„Sonst lernt man ja nichts, wenn immer um den heißen Brei herumgeredet wird."*
Frau R.: *„Sehe ich genauso. Wobei, Ina, ich muss schon sagen, dein Feedback, ich sei ‚barsch und unfreundlich', hat mich schon irgendwie getroffen …"*
Frau L.: *„Das tut mir leid. Ich dachte ehrlich gesagt, dass du solches Feedback souverän wegstecken kannst."*
Th.: *„Ich finde es gut zu beobachten, wie Sie beide in den Austausch miteinander kommen, welches Verhalten von Ihnen welche Reaktion bei Ihrem jeweiligen Gegenüber auslöst. In welchem Bereich des Interaktionskompasses befinden wir uns denn gerade?"*
Herr M.: *„Ich denke, wir schulen gerade die Wahrnehmungsebene. Erkennen, wenn beim anderen negative Emotionen ausgelöst werden und auch die Reaktionen des anderen besser einzuordnen."*
Frau L.: *„Ja, das ist definitiv etwas, das muss ich immer wieder üben …"*
Th.: *„Sehr gut. Frau L., könnten Sie vielleicht mit den Erkenntnissen von eben Ihr Feedback an Frau R. noch einmal wiederholen? Und achten Sie dabei bitte nochmal auf die Feedbackregeln und wie das Gesagte bei Frau R. ankommen könnte." […]*

KAPITEL

6 Stress und Störungen der sozialen Interaktion

Übersicht

Materialien

- Flipchart
- AB 34 *Soziales Stressmodell*
- AB 34a *Stressmodell zum Ausfüllen*
- AB 35 *Stressbewältigung*

Lernziele

- Einschätzen lernen, in welchen Situationen Stress entsteht
- Individuelle Gründe für die Stressreaktion identifizieren
- Strategien zum Stressmanagement in sozialen Situationen aufbauen

Leitfragen

- In welchen Situationen erlebe ich Stress?
- Wie äußert sich Stress in sozialen Situationen?

Beispielsituationen, in denen diese Kompetenzen benötigt werden

- Zusammentreffen mit vielen unbekannten Menschen
- Soziale Leistungssituationen
- Situationen mit Mehrfachanforderungen (durch zusätzlichen Lärm z. B. auf Partys, unklare Anforderungen)

Ablauf

Inhalt/Übung	Zeit	Kommunikationsform	Materialien
Einstiegsrunde	5 Min.	Plenum	
Einführung Stress in sozialer Interaktion	15 Min.	Plenum	• Flipchart
Ursachen für Stress in sozialen Situationen	30 Min.	Plenum, Einzelarbeit	• AB 34 • AB 34a • Flipchart
Stressbewältigung	35 Min.		• AB 35
Abschlussrunde	5 Min.		

THERAPEUTISCHER HINTERGRUND

Viele von Störungen der sozialen Interaktion Betroffene haben in sozialen Situationen starkes Stresserleben. Fast alle sozialen Situationen, welche auf dem Interaktionskompass abgebildet sind, können Stress auslösen. Eine starke Stressreaktion bindet sowohl körperliche als auch kognitive Ressourcen, was zielgerichtetes sozial kompetentes Handeln erschwert und zu Frustration und Rückzug führen kann. Dies kann langfristig zu einer Abwärtsspirale, aus Rückzug und weiterem objektivem oder subjektiv erlebtem Kompetenzverlust führen. Eine gute Stress- und Emotionsregulation in sozialen Situationen ist daher wichtiger Bestandteil, um neu erworbene Kompetenzen einsetzen oder ausprobieren zu können. Das Stresserleben in sozialen Situationen variiert über die Störungsbilder hinweg, kann aber insbesondere bei Patientinnen und Patienten mit Autismus-Spektrum-Störung, Persönlichkeitsstörungen oder Sozialen Angststörungen als hoch angenommen werden.
Ziel dieser Sitzung ist es, Gruppenteilnehmende für das eigene Stresserleben zu sensibilisieren, zu validieren, dessen Ursachen zu eruieren und passende Techniken, insbesondere aus dem Bereich Achtsamkeit, einzuüben, die die Stressreaktion reduzieren können.

Einstiegsrunde

Zu Beginn der Stunde sollte ein Blitzlicht erfolgen. Hierbei geht es darum, dass die Teilnehmenden in max. drei Sätzen die folgenden Fragen beantworten:

- *„Wie gestresst fühle ich mich heute?"*
- *„Woran merke ich es?"*

Einführung Stress in sozialer Interaktion

Das Thema Stress in sozialer Interaktion wird anhand von zwei offenen Fragen nacheinander eingeführt, welche die Gruppenmitglieder zur Reflexion anregen und das Thema als universelles bedeutsames Thema einführen sollen.

„Wann erleben Sie Stress in sozialen Situationen?"

Tab. 6.1 Reaktionen auf Stress in sozialen Situationen

Körper	Gedanken	Verhalten	Gefühle	Wahrnehmung
• Schwitzen • Rot werden • Innere Unruhe • Anspannung	• „Es ist mir alles zu viel" • „Ich weiß nicht, was ich sagen soll" • „Ich will hier raus"	• Flucht aus Situation • Verharren • Fassade aufrechterhalten	• Überforderung • Angst • Hilfl osigkeit • Erschöpfung	• Auf die Reaktion der anderen achten • Alle Reize gleichzeigtig wahrnehmen (nicht ausblenden können)

Die Antworten können auf einem Flipchart oder Whiteboard gesammelt und bereits nach Kategorien eingeteilt werden:

- Leistungssituationen: „Ich muss mich besonders gut darstellen."
- Mehrfachanforderungen: zusätzliche Lautstärke, weitere zu erledigende Aufgaben
- Unklare Anforderungen: „Ich weiß nicht genau, wie ich mich verhalten soll."
- Zusammentreffen mit vielen unbekannten Menschen
- Situationen, in denen man kritisiert/zurückgewiesen wird
- Situationen, in denen man im Mittelpunkt steht (z. T. überschneidend mit vielen neuen Menschen)

„Wie äußert sich Stress in sozialen Situationen?"

Ebenfalls auf dem Flipchart/Whiteboard sammeln und den Ebenen Körper, Gedanken, Verhalten, Wahrnehmung und Gefühle zuordnen (➤ Tab. 6.1)

Ursachen für Stress in sozialen Situationen

Nachdem die Patientinnen und Patienten Stress in sozialen Situationen als Problem vieler Menschen kennengelernt haben, sollen nun Ursachen für die Stressreaktion beleuchtet werden. Dazu ziehen wir das bekannte Stressmodell von Lazarus (1999; AB 34, ➤ Abb. 6.1, zum Ausfüllen AB 34a) heran, führen es psychoedukativ ein und übertragen es anhand eines Beispiels aus der Gruppe am Whiteboard auf soziale Situationen.

Stressbewältigung

Anschließend sollen die Gruppenmitglieder überlegen, an welchen Ebenen wie angesetzt werden könnte, um das Stresserleben zu reduzieren. Dabei wird kurz das Konzept der Achtsamkeit eingeführt und eine Achtsamkeitsübung (z. B. Achtsames Hören, Achtsames Gehen) durchgeführt. Achtsamkeit kann dabei nach außen genutzt werden, um die Wahrnehmung weg von negativen Gedankenspiralen/dysfunktionaler Selbstbeobachtung hin zum Hier und Jetzt zu lenken. Ebenfalls kann Achtsamkeit aber auch nach innen gelenkt werden, um das eigene Stresslevel einschätzen zu lernen. Die Gruppenmitglieder werden angehalten, Achtsamkeit in sozialen Situationen zu üben und ihre Anfälligkeit langfristig zu reduzieren.

Es werden Strategien auf der Ebene der Selbstregulation, der Kommunikation und der Organisation erarbeitet. Auf der Ebene der **Selbstregulation** sollen Patientinnen und Patienten dazu angehalten werden, bereits bekannte Stressregulationsmöglichkeiten auch in sozialen Situationen gezielt einzusetzen. Dazu können zählen: Reizabschirmung, Achtsamkeitsübungen, Time-Out durch kurzzeitigen Rückzug, Musik hören, Atemübungen.

Durch **Kommunikation** können zusätzliche soziale Stressoren abgebaut werden („Was denken die anderen, warum ich so ruhig bin?", „Das wirkt doch total komisch, wenn ich jetzt kurz weggehe."). Durch eine selbstfürsorglichere **Organisation** und Planung können Pausenzeiten integriert werden. Zudem können die Teilnehmenden lernen, ihre Wochen nach ihren Bedürfnissen zu gestalten, z. B. nur einmal pro Woche soziale Kontakte einzuplanen, wenn das ausreicht, oder soziale Verabredungen zu begrenzen auf z. B. zwei Stunden (siehe AB 35).

Abschlussrunde

In der Abschlussrunde soll herausgearbeitet werden, was individuell wichtig war und was jeder für sich in der nächsten Woche ausprobieren möchte.

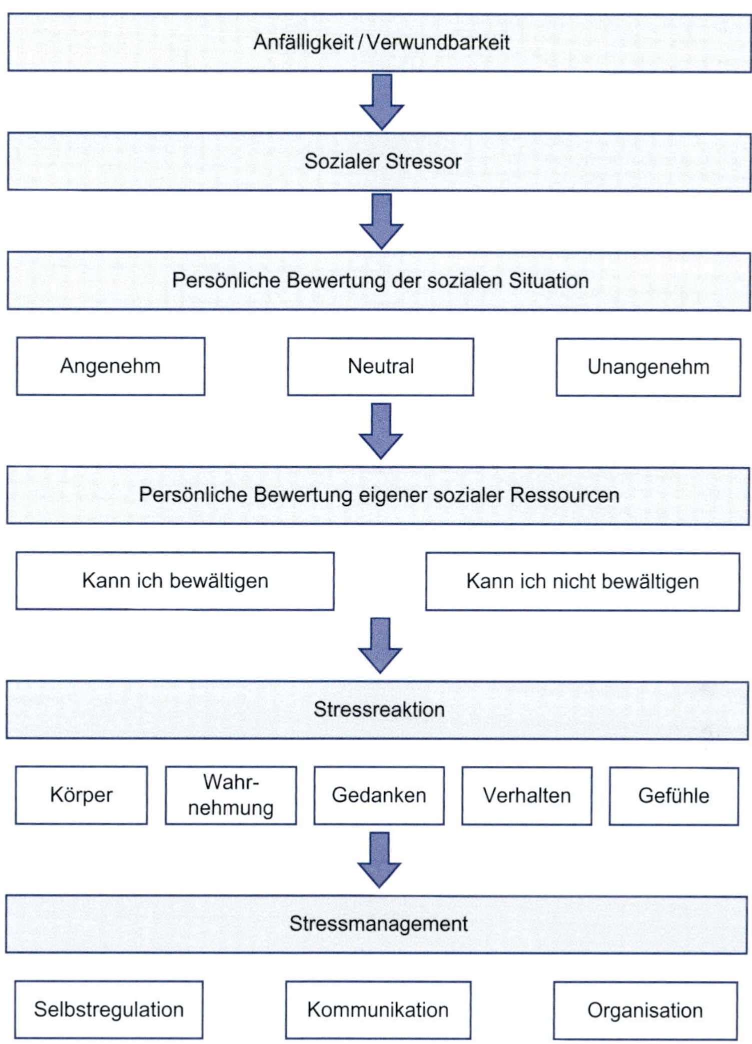

Abb. 6.1 Soziales Stressmodell [M1038]

KAPITEL

7 Fazit & Ausblick

Menschen sind in einer intensiven Art und Weise soziale Wesen. Deshalb können Störungen der sozialen Interaktion besonders belastend sein und die seelische Gesundheit verschlechtern. Umgekehrt können sozialer Rückzug, wiederkehrende interpersonelle Konflikte und andere Interaktionsschwierigkeiten auch Ausdruck einer psychischen Erkrankung sein.

Dieser Überlegung folgte die Einrichtung einer „Ambulanz für Störungen der sozialen Interaktion" am Max-Planck-Institut für Psychiatrie in München im Frühjahr 2015 und am LVR-Klinikum Düsseldorf im Sommer 2019. Dieses Angebot wurde schnell von einer beeindruckend großen Personenzahl wahrgenommen; Personen, die bei sich selbst nicht immer eine psychische Erkrankung vermuteten, aber stets von Schwierigkeiten in den sozialen Interaktionen zu berichten wussten. Dementsprechend besteht in einer solchen Ambulanz ein Schwerpunkt im Bereich der psychiatrischen Diagnostik. Sehr rasch war aber erkennbar, dass auch ein psychotherapeutisches Angebot erforderlich war bzw. nachgefragt wurde. Dieses wurde ab Frühjahr 2016 im Rahmen der „Münchner Autismus-Therapiegruppe für Erwachsene" (MATE-Gruppe) und wird seit Frühjahr 2021 im Rahmen der „Düsseldorfer Autismus-Therapiegruppe für Erwachsene" (DATE-Gruppe) umgesetzt.

Um aber ein Angebot zu schaffen, das für alle Personen mit Störungen der sozialen Interaktion hilfreich sein könnte, wurde das nun vorliegende kompetenzorientierte Manual zur Behandlung von Störungen der sozialen Interaktion (KOMSSI) erstellt. Bis zur Schließung der „Ambulanz und Tagklinik für Störungen der sozialen Interaktion" am Max-Planck-Institut für Psychiatrie im Sommer 2019 erhielten fast 200 Patientinnen und Patienten unterschiedlicher diagnostischer Gruppen im teilstationären Setting Therapie nach diesem Ansatz im Rahmen einer transdiagnostisch ausgerichteten, psychotherapeutischen Komplexbehandlung. Neben der Diagnose Autismus-Spektrum-Störung wurden insbesondere Patientinnen und Patienten mit Depressionen und Angststörungen behandelt. Die vorläufigen Ergebnisse zeigen, dass es über die Sitzungen hinweg zu einer signifikanten Zunahme der motivationalen Klärung und von Problemlösefähigkeiten kommt (Thaler et al., in Vorbereitung). Einschränkend muss jedoch bemerkt werden, dass es sich bei der Erhebung um ein naturalistisches Studiendesign ohne Kontrollgruppe handelte, sodass hier weiterführende und kontrollierte Studien zur Wirksamkeitsevaluation folgen sollten. Diese Studien können ergänzt werden durch die Nutzung innovativer Ansätze der „digitalen Phänotypisierung", die eine quantitative Messung und Charakterisierung von Interaktionsfähigkeiten und -prozessen möglich machen (Schilbach, 2019; Lahnakoski et al., 2020).

Zusammenfassend wollen wir die Hoffnung zum Ausdruck bringen, dass sich das vorliegende Manual als transdiagnostisch einsetzbarer, interaktionsfokussierter Psychotherapieansatz eignen wird, um Personen mit Interaktionsschwierigkeiten oder sogar Störungen der sozialen Interaktion zu unterstützen, sodass die sozialen Interaktionen auf eine gesundheits- und resilienzfördernde Art und Weise gelingen können.

Referenzen

Albantakis L, Brandi ML, Zillekens IC, et al. Alexithymic and autistic traits: Relevance for comorbid depression and social phobia in adults with and without autism spectrum disorder. Autism 2020; 24(8): 2046–2056.

Albantakis L, Schilbach L. Differenzialdiagnostik von Störungen der sozialen Interaktion & Autismus im Erwachsenenalter. PiD - Psychotherapie im Dialog 2020; 21(03): 36–40.

Aldao A, Nolen-Hoeksema S, Schweizer S. Emotion-regulation strategies across psychopathology: A meta-analytic review. Clin Psychol Rev 2010; 30(2): 217–237.

Aldao A, Sheppes G, Gross JJ. Emotion Regulation Flexibility. Cogn Ther Res 2015; 39: 263–278.

American Psychiatric Association. Diagnostic and statistical manual of mental disorders. 5th ed. Arlington, VA, 2013.

Ambady N, Rosenthal R. Thin slices of expressive behavior as predictors of interpersonal consequences: A meta-analysis. Psychological Bulletin, 1992; 111(2): 256–274.

Asperger H. Die „Autistischen Psychopathen" im Kindesalter. Archiv für Psychiatrie und Nervenkrankheiten, 1944; 117: 76–136.

Bamelis L, Bloo J, Bernstein D, Arntz A. Effectiveness studies. In: van Vreeswijk M, Broersen J, Nadort M: The Wiley-Blackwell handbook of schema therapy: Theory, research, and practice. Hoboken: Wiley; 2015. p. 493–510.

Baron-Cohen S. Theory of mind and autism: A review. In: Glidden LM (ed.). International review of research in mental retardation: Autism. Vol. 23. Cambridge, MA: Academic Press; 2001. pp. 169–184.

Baron-Cohen S, Wheelwright S. The empathy quotient: an investigation of adults with Asperger syndrome or high functioning autism, and normal sex differences. J Autism Dev Disord 2004; 34(2): 163–175.

Beck AT, Freeman A, Davis DD. Cognitive therapy of personality disorders. New York: The Guilford Press, 2004.

Benjamin LS, Rothweiler JC, Critchfield KL. The Use of Structural Analysis of Social Behavior (SASB) as an Assessment Tool. Annual Review of Clinical Psychology 2006; 2(1): 83–109.

Berking M. Ausgangspunkt: Emotionsregulation und psychische Gesundheit. In: Berking M (Hrsg.). Training emotionaler Kompetenzen. Berlin, Heidelberg: Springer; 2015. S. 7–16.

Blankenburg W. Der Verlust der natürlichen Selbstverständlichkeit. Ein Beitrag zur Psychopathologie symptomarer Schizophrenien. Berlin: Parodos, 1971.

Bleuler E. Dementia praecox oder Gruppe der Schizophrenien. Bibliothek der Psychoanalyse. Gießen: Psychosozial-Verlag, 2011.

Bohus M, Haaf B, Simms T, et al. Effectiveness of inpatient dialectical behavioral therapy for borderline personality disorder: A controlled trial. Behaviour Research and Therapy 2004; 42(5): 487–499.

Bohus M, Wolf M. Interaktives Skillstraining für Borderline-Patienten. Stuttgart: Schattauer, 2009.

Bolis D, Balsters J, Wenderoth N, Becchio C, Schilbach L. Beyond Autism: Introducing the Dialectical Misattunement Hypothesis and a Bayesian Account of Intersubjectivity. Psychopathology 2017; 50(6): 355–372.

Bonanno GA, Burton CL. Regulatory Flexibility: An Individual Differences Perspective on Coping and Emotion Regulation. Perspect Psychol Sci 2013; 8(6): 591–612.

Brentrup M, Geupel B. Selbstwert, Selbstfürsorge und Achtsamkeit: Verfahrensübergreifendes Übungsbuch für zentrale Variablen psychotherapeutischer Prozesse. Dortmund: Borgmann Media, 2016.

Buber M. Alles wirkliche Leben ist Begegnung. 2. A. München: Neue Stadt Verlag, 2020.

Carpenter A, Greene K. Social Penetration Theory. In: Wilson SR, Price Dillard J, Caughlin J, (eds.). The international encyclopedia of interpersonal communication. Chichester, West Sussex; Malden, MA; Oxford: Wiley Blackwell; 2015. p. 1–4.

Carpenter Rich E, Loo SK, Yang M, Dang J, Smalley SL. Social functioning difficulties in ADHD: association with PDD risk. Clin Child Psychol Psychiatry 2009; 14(3): 329–344.

Costanzo M, Archer D. Interpreting the expressive behavior of others: The Interpersonal Perception Task. Journal of Nonverbal Behavior 1989; 13(4): 225–245.

Coupland J. Small Talk: Social Functions. Research on Language & Social Interaction 2003; 36(1): 1–6.

Cuijpers P, Geraedts AS, van Oppen P, Andersson G, Markowitz JC, van Straten A. Interpersonal psychotherapy for depression: a meta-analysis. American Journal of Psychiatry 2011; 168(6): 581–592.

Davis MH. Measuring individual differences in empathy: Evidence for a multidimensional approach. Journal of Personality and Social Psychology 1983; 44(1): 113–126.

Deci EL, Ryan RM. The "what" and "why" of goal pursuits: Human needs and the self-determination of behavior. Psychological inquiry 2000; 11(4): 227–268.

Deci EL, Ryan RM. Self-determination theory. New York, London: The Guilford Press, 2012.

Dekker LP, van der Vegt EJM, van der Ende J, et al. Psychosexual Functioning of Cognitively-able Adolescents with Autism Spectrum Disorder Compared to Typically Developing Peers: The Development and Testing of the Teen Transition Inventory- a Self- and Parent Report Questionnaire on Psychosexual Functioning. J Autism Dev Disord 2017; 47(6): 1716–1738.

De-la-Iglesia M, Olivar JS. Risk Factors for Depression in Children and Adolescents with High Functioning Autism Spectrum Disorders. ScientificWorldJournal 2015; 2015: 127853.

DGPPN, BÄK, KBV, AWMF (Hrsg.) für die Leitliniengruppe Unipolare Depression. S3-Leitlinie/Nationale VersorgungsLeitlinie Unipolare Depression – Langfassung, 2. Auflage. Version 5. 2015. www.depression.versorgungsleitlinien.de (letzter Zugriff 13.07.2021).

Dilling H, Freyberger HJ (Hrsg.). Taschenführer zur ICD-10-Klassifikation psychischer Störungen. 9. Aufl. Göttingen: Hogrefe, 2019.

Dobersch J, grosse Holtforth M, Egle UT. Interaktionelle Gruppentherapie bei stressinduzierten Schmerzstörungen: Funktion und Aufgaben des Therapeuten. Psychotherapeut 2018; 63(3): 226–234.

Dormann W, Hinsch R. Der IE-SV-F. Ein differentieller Fragebogen zur Erfassung von Attributionsgewohnheiten in Erfolgs- und Mißerfolgssituationen. Diagnostica 1981; 27: 360–378.

Ebert D, Fangmaier T, Lichtblau A, Peters J, Biscaldi-Schäfer M, Tebartz von Elst L. Asperger-Autismus und hochfunktionaler Autismus bei Erwachsenen. Göttingen: Hogrefe, 2013.

Egli S, Frieß E, Graf P, et al. Schematherapie bei Depressionen: Ein Behandlungskonzept für das (teil)stationäre Setting. Göttingen: Hogrefe, 2019.

Ekman P, Friesen W, Ancoli S. Facial signs of emotional experience. J Pers Soc Psychol 1980; 39: 1125–1134.

Eisenberg N, Miller PA. The relation of empathy to prosocial and related behaviors. Psychol Bull 1987; 101(1): 91–119.

Fassbinder E, Rudolf S, Bussiek A, et al. Effektivität der dialektischen Verhaltenstherapie bei Patienten mit Borderline-Persönlichkeitsstörung im Langzeitverlauf: Eine 30-Monats-Katamnese nach stationärer Behandlung. PPmP – Psychotherapie, Psychosomatik, Medizinische Psychologie 2007; 57(03/04): 161–169.

Fiedler P. Persönlichkeitsstörungen. Weinheim: Psychologie Verlags Union, 2007.

Fiedler P. Integrative Psychotherapie bei Persönlichkeitsstörungen. Göttingen: Hogrefe, 2000.

Franke GH, Derogatis LR. Symptom-Checkliste von L. R. Derogatis: SCL-90-R, deutsche Version. Göttingen: Beltz Test, 2002.

Frith CD, Frith U. The neural basis of mentalizing. Neuron, 2006; 50(4): 531–534.

Fuchs T. Das Gehirn - ein Beziehungsorgan. Stuttgart: Kohlhammer, 2002.

Gan G, Ma R, Reichert M, et al. Neural Correlates of Affective Benefit from Real-life Social Contact and Implications for Psychiatric Resilience. JAMA Psychiatry 2021 May 5. [Epub ahead of print].

Geisheim C, Hahlweg K, Fiegenbaum W, Frank M, Schröder B, von Witzleben I. Das Brief Symptom Inventory (BSI) als Instrument zur Qualitätssicherung in der Psychotherapie. Diagnostica 2002; 48(1): 28–36.

Gerber AH, Girard JM, Scott SB, Lerner MD. Alexithymia –not autism – is associated with frequency of social interactions in adults. Behav Res Ther 2019; 123: 103477.

Gräfe K, Zipfel S, Herzog W, Löwe B. Screening psychischer Störungen mit dem „Gesundheitsfragebogen für Patienten (PHQ-D)". Diagnostica 2004; 50(4): 171–181.

Grawe K. Psychologische Therapie. 2. A. Göttingen: Hogrefe, 2000.

Grawe K. Neuropsychotherapie. Göttingen: Hogrefe, 2004.

Grawe K, Braun U. Qualitätskontrolle in der Psychotherapiepraxis. Zeitschrift für klinische Psychologie 1994; 23(4): 242–267.

Greene RW, Biederman J, Faraone SV, Wilens TE, Mick E, Blier HK. Further validation of social impairment as a predictor of substance use disorders: findings from a sample of siblings of boys with and without ADHD. J Clin Child Psychol 1999; 28(3): 349–354.

Gross JJ. Emotion regulation: Past, present, future. Cognition and Emotion 1999; 13(5): 551–573.

Gross JJ. Emotion Regulation in Adulthood: Timing Is Everything. Current Directions in Psychological Science 2001; 10(6): 214–219.

Guhn A, Köhler S, Brakemeier EL. Kiesler-Kreis-Training. Manual zur Behandlung interpersoneller Probleme. Weinheim: Beltz, 2019.

Güroff E. Selbstsicherheit und soziale Kompetenz: Das Trainingsprogramm TSK mit Basis- und Aufbauübungen. Stuttgart: Klett-Cotta, 2016.

Hall JA, Bernieri FJ. Interpersonal sensitivity: Theory and measurement. Hoboken: Taylor and Francis, 2001.

Harned MS, Chapman AL, Dexter-Mazza ET, Murray A, Comtois KA, Linehan MM. Treating co-occurring Axis I disorders in recurrently suicidal women with borderline personality disorder: A 2-year randomized trial of dialectical behavior therapy versus community treatment by experts. Journal of Consulting and Clinical Psychology 2008; 76(6): 1068–1075.

Hayes FC. Acceptance and commitment therapy, relational frame theory, and the third wave of behavioral and cognitive therapies. Behavior Therapy 2004; 35(4): 639–665.

Hedley D, Uljarević M, Foley K-R, Richdale A, Trollor J. Risk and protective factors underlying Healey ML, Grossman M. Cognitive and Affective Perspective-Taking: Evidence for Shared and Dissociable Anatomical Substrates. Front Neurol 2018; 9: 491.

Hedley D, Uljarević M, Foley KR, Richdale A, Trollor J. Risk and protective factors underlying depression and suicidal ideation in Autism Spectrum Disorder. Depress Anxiety 2018; 35(7): 648–657.

Hinsch R, Pfingsten U. Gruppentraining sozialer Kompetenzen GSK: Grundlagen, Durchführung, Anwendungsbeispiele: mit E-Book inside und Arbeitsmaterial. Weinheim, Basel: Beltz, 2015.

Holt-Lunstad J, Smith TB, Layton JB. Social Relationships and Mortality Risk: A Meta-analytic Review. PLOS Medicine 2010; 7(7): e1000316.

Holz NE, Tost H, Meyer-Lindenberg A. Resilience and the brain: a key role for regulatory circuits linked to social stress and support. Mol Psychiatry 2020; 25(2): 379–396.

Horowitz LM, Alden LE, Kordy H, Strauß B. Inventar zur Erfassung interpersonaler Probleme: Deutsche Version; IIP-D. Weinheim: Beltz-Test, 2000.

Hoza B, Mrug S, Gerdes AC, et al. What aspects of peer relationships are impaired in children with attention-deficit/hyperactivity disorder? J Consult Clin Psychol 2005; 73(3): 411–423.

Huber M. Der innere Garten: Ein achtsamer Weg zur persönlichen Veränderung. Paderborn: Junfermann, 2011.

Jacob G, Arntz A. Schematherapie in der Praxis. Weinheim: Beltz, 2011.

John OP, Gross JJ. Healthy and unhealthy emotion regulation: personality processes, individual differences, and life span development. J Pers 2004; 72(6): 1301–1333.

Kafetsios K, Hess U. Seeing mixed emotions: Alexithymia, emotion perception bias, and quality in dyadic interactions. Personality and Individual Differences 2019; 137: 80–85.

Kanfer FH, Reinecker H, Schmelzer D. Selbstmanagement-Therapie. 5. A. Berlin: Springer Verlag, 2012.

Kanner L. Autistic Disturbances of Affective Contact. Nervous Child 1943; 2: 217–250.

Kendon A. Gesture. Annual review of anthropology 1997; 26(1): 109–128.

Kleindienst N, Limberger MF, Schmahl C, Steil R, Ebner-Priemer UW, Bohus M. Do Improvements After Inpatient Dialectial Behavioral Therapy Persist in the Long Term? A Naturalistic Follow-Up in Patients With Borderline Personality Disorder. Journal of Nervous & Mental Disease 2008; 196(11): 847–851.

Krampen G. STEP: Stundenbogen für die allgemeine und differentielle Einzelpsychotherapie; Manual. Göttingen: Hogrefe, 2002.

Lahnakoski JM, Eickhoff SB, Dukart J, Schilbach L. Naturalizing psychopathology-towards a quantitative real-world psychiatry. Mol Psychiatry. 2021 Oct 20. doi: 10.1038/s41380-021-01322-8. Epub ahead of print. PMID: 34667260.

Lahnakoski JM, Forbes PAG, McCall C, Schilbach L. Unobtrusive tracking of interpersonal orienting and distance predicts the subjective quality of social interactions. Royal Society open science 2020; 7(8): 191815.

Lazarus RS. Stress and emotion: A new synthesis. New York: Springer, 1999.

Lehnhardt F, Gawronski A, Pfeiffer K, Kockler H, Schilbach L, Vogeley K. The Investigation and Differential Diagnosis of Asperger Syndrome in Adults. Dtsch Arztebl Int 2013; 110(45): 755–763.

Lieberman MA, Yalom ID, Miles MB. Encounter groups: First facts. New York: Basic Books, 1973.

Linden M, Walter M, Fritz K, Muschalla B. Unerwünschte Therapiewirkungen bei verhaltenstherapeutischer Gruppentherapie. Der Nervenarzt 2015; 86(11): 1371–1382.

Linehan MM. Cognitive-behavioral treatment of borderline personality disorder. New York: Guilford Press, 1993.

Lopes PN, Nezlek JB, Extremera N, et al. Emotion regulation and the quality of social interaction: does the ability to evaluate emotional situations and identify effective responses matter? J Pers 2011; 79(2): 429–467.

Maslow AH. A theory of human motivation. Psychological review 1943; 50(4): 370–396.

McCullough Jr JP. Treating chronic depression with disciplined personal involvement: Cognitive behavioral analysis system of psychotherapy (CBASP). New York: Springer Science & Business Media, 2007.

Mehrabian A. Nonverbal communication. Chicago: Aldine-Atherton, 1972.
Mehrabian A, Epstein N. A measure of emotional empathy. J Pers 1972; 40(4): 525–543.
Miano A, Zimmermann V. Emotionsregulation und soziale Netzwerke. In: Barnow S (Hrsg.). Handbuch Emotionsregulation. Berlin, Heidelberg: Springer, 2020.
Michielsen M, Comijs HC, Aartsen MJ, et al. The Relationships Between ADHD and Social Functioning and Participation in Older Adults in a Population-Based Study. Journal of Attention Disorders 2013; 19(5): 368–379.
Miller WR, Rollnick S. Motivierende Gesprächsführung. 3. A. Freiburg im Breisgau: Lambertus, 2009.
Milton DEM. On the ontological status of autism: The 'double empathy problem'. Disability & Society 2012; 27(6): 883–887.
Möller, H. J., Laux, G., & Kapfhammer, H. P. (Hrsg.). (2017). Psychiatrie, Psychosomatik, Psychotherapie. 5. Auflage. Springer.
Mrug S, Molina BS, Hoza B, et al. Peer rejection and friendships in children with Attention-Deficit/Hyperactivity Disorder: contributions to long-term outcomes. J Abnorm Child Psychol 2012; 40(6): 1013–1026.
Negt P, Brakemeier E L, Michalak J, Winter L, Bleich S, Kahl KG. The treatment of chronic depression with cognitive behavioral analysis system of psychotherapy: A systematic review and meta analysis of randomized controlled clinical trials. Brain and Behavior 2016; 6(8): 00486.
Nolan K. Understanding Obsessive-Compulsive Disorder: An Integration of Transactional Analysis and Psychoanalysis. Transactional Analysis Journal 2008; 38(1):72–86.
Nowicki S,Duke MP. Nonverbal receptivity: The Diagnostic Analysis of Nonverbal Accuracy (DANVA). In: Hall JA, Bernieri FJ (eds.). Interpersonal sensitivity: Theory and measurement. Mahwah, NJ: Lawrence Erlbaum Associates Publishers, 2001. p. 183–198.
Parpart H, Krankenhagen M, Albantakis L, Henco L, Friess E, Schilbach L. Schematherapie-informiertes, soziales Interaktionstraining: Interventionsansatz für Erwachsene mit hochfunktionalem Autismus. Psychotherapeut 2018; 63(3):235–242.
Pfeiffer UJ, Schilbach L, Timmermans B, et al. Why we interact: on the functional role of the striatum in the subjective experience of social interaction. Neuroimage 2014; 101: 124–137.
Philipsen A, Feige B, Hesslinger B, et al. Borderline typical symptoms in adult patients with attention deficit/hyperactivity disorder. Atten Defic Hyperact Disord 2009; 1(1): 11–18.
Ponce de Leon, M., Eisenberg, R. J., & Cohen, G. H. (1977). Ribonucleotide reductase from herpes simplex virus (types 1 and 2) infected and uninfected KB cells: Properties of the partially purified enzymes. The Journal of General Virology, 36(1), 163–173. https://doi.org/10.1099/0022-1317-36-1-163.
Ponsot E, Burred JJ, Belin P, Aucouturier J-J. Cracking the social code of speech prosody using reverse correlation. Proceedings of the National Academy of Sciences of the United States of America 2018; 115(15): 3972–3977.
Premack D, Woodruff G. Does the chimpanzee have a theory of mind? Behavioral and Brain Sciences 1978; 1(4): 515–526.
Prior M. MiniMax-Interventionen. Heidelberg: Carl-Auer-Verlag, 2019.
Ponce de Leon M, Eisenberg RJ, Cohen GH. Ribonucleotide reductase from herpes simplex virus (types 1 and 2) infected and uninfected KB cells: Properties of the partially purified enzymes. The Journal of General Virology 1977; 36(1): 163–173.
Prochaska JO, Di Clemente CC, Norcross, JC. In search of how people change. Application to addictive behaviors. Am Psychol. 1992; 47: p. 1102–1114.
Prochaska JO, Di Clemente CC. Stages of Change. Psychotherapy 2001; 38: 443–448.
Proft J, Gawronski A, Krämer K, Schoofs T, Kockler H, Vogeley K. Autismus im Beruf. Zeitschrift für Psychiatrie, Psychologie und Psychotherapie 2016; 64(4): 277–285.
Ramseyer F, Tschacher W. Movement Coordination in Psychotherapy: Synchrony of Hand Movements is Associated with Session Outcome. A Single-Case Study. Nonlinear dynamics psychology and life sciences 2016; 20(2): 145–166.
Redcay E, Schilbach L. Using second-person neuroscience to elucidate the mechanisms of social interaction. Nature reviews. Neuroscience 2019; 20(8): 495–505.
Roediger E. Schematherapie: Grundlagen, Modell und Praxis. Stuttgart: Schattauer, 2016.
Rosenthal R, Hall J, DiMatteo M, Rogers P, Archer D. Profile of Nonverbal Sensitivity (PONS test): Manual. Unpublished manuscript available from JA Hall, Boston, MA: Northeastern University, 2011.
Rümke HC. Die klinische Differenzierung innerhalb der Gruppe der Schizophrenien. Nervenarzt 1958; 29: 49–53.
Rümke HC. Das Kernsyndrom der Schizophrenie und das „Praecox Gefühl". Zentralblatt über die gesamte Neurologie und Psychiatrie 1942; 102(168): 168–169.
Sachse R. Persönlichkeitsstörungen. Psychotherapie dysfunktionaler Interaktionsstile. Göttingen: Hogrefe, 1999.
Sachse R. Therapeutische Beziehungsgestaltung. Göttingen: Hogrefe, 2015.
Sachse R. Persönlichkeitsstörungen: Leitfaden für die Psychologische Psychotherapie. Göttingen: Hogrefe, 2018.
Schilbach L. A second-person approach to other minds. Nature reviews. Neuroscience 2010; 11(6): 449.
Schilbach L, Wilms M, Eickhoff SB, et al. Minds made for sharing: initiating joint attention recruits reward-related neurocircuitry. Journal of cognitive neuroscience 2010; 22(12): 2702–2715.
Schilbach L, Timmermans B, Reddy V, et al. Toward a second-person neuroscience. The Behavioral and brain sciences 2013; 36(4): 393–414.
Schilbach L, Müller VI, Hoffstaedter F, et al. Meta-Analytically Informed Network Analysis of Resting State fMRI Reveals Hyperconnectivity in an Introspective Socio-Affective Network in Depression. PLoS ONE 2014; 9(4): e94973.
Schilbach L. Towards a second-person neuropsychiatry. Philos Trans R Soc Lond B Biol Sci 2016; 371(1686): 20150081.
Schilbach L. Using interaction-based phenotyping to assess the behavioral and neural mechanisms of transdiagnostic social impairments in psychiatry. European Archives of Psychiatry and Clinical Neuroscience 2019; 269(3): 273–274.
Schneider D, Slaughter VP, Bayliss AP, Dux PE. A temporally sustained implicit theory of mind deficit in autism spectrum disorders. Cognition 2013; 129(2): 410–417.
Schramm E. Interpersonelle Psychotherapie bei Depressionen und anderen psychischen Störungen. Stuttgart: Schattauer, 1996.
Schramm E, Berger M. Interpersonelle Psychotherapie: Mit dem Original-Therapiemanual von Klerman, Weissman, Rounsaville und Chevron. Stuttgart: Schattauer, 2010.
Schulz von Thun F. Miteinander reden 1: Störungen und Klärungen: Allgemeine Psychologie der Kommunikation. Reinbek: Rowohlt E-Book, 2013.
Schulte D. Therapiemotivation. Widerstände analysieren – Therapieziele klären – Motivation fördern. Göttingen: Hogrefe, 2015.
Sedgewick F, Leppanen J, Tchanturia K. The Friendship Questionnaire, autism, and gender differences: a study revisited. Mol Autism 2019; 10: 40.
Selten JP, Cantor-Graae E. Social defeat: Risk factor for schizophrenia? The British Journal of Psychiatry 2005; 187(2): 101–102.

Senju A, Southgate V, White S, Frith U. Mindblind eyes: an absence of spontaneous theory of mind in Asperger syndrome. Science 2009; 325(5942): 883–885.

Senju A. Atypical development of spontaneous social cognition in autism spectrum disorders. Brain Dev 2013; 35(2): 96–101.

Sipos V, Schweiger U. Gruppentherapie: Ein Handbuch für die ambulante und stationäre verhaltenstherapeutische Praxis. Stuttgart: Kohlhammer, 2018.

Spain D, Sin J, Linder KB, McMahon J, Happé F. Social anxiety in autism spectrum disorder: A systematic review. Research in Autism Spectrum Disorders 2018; 52: 51–68.

Stangier U, Heidenreich T. Liebowitz Soziale Angst-Skala. In: Collegium Internationale Psychiatriae Scalarum (Hrsg.). Internationale Skalen für Psychiatrie. Göttingen: Hogrefe, 2005.

Sternburg S, Trijsburg W. The relationship between therapeutic interventions and therapeutic outcome. Amsterdam: University of Amsterdam, 2005.

Stoffers JM, Vollm BA, Rucker G, Timmer A, Huband N, Lieb K. Psychological therapies for people with borderline personality disorder. Cochrane Database Systematic Review, 2012; (8): CD005652.

Strauß B. Instrumente und Materialien zur Unterstützung gruppenpsychotherapeutischer Praxis. Psychotherapeut 2020; 65(4): 277–284.

Strauß B, Burlingame GM, Rosendahl J. Neue Entwicklungen in der Gruppenpsychotherapieforschung – ein Update. Psychotherapeut 2020; 65(4): 225–235.

Strauß B, Drobinskaya A. Erste Erfahrungen mit dem „Fragebogen zu Nebenwirkungen in der Gruppentherapie und unerwünschten Gruppenerfahrungen" (NUGE 24). Psychotherapie Psychosomatik Medizinische Psychologie 2018; 68(09/10): 437–442.

Stravynski A, Kyparissis A, Amado D. Chapter 8 – Social Phobia as a Deficit in Social Skills. In: Hofmann SG, DiBartolo PM (eds.). Social Anxiety. San Diego: Academic Press, 2014. 189–225.

Strunz S, Schermuck C, Ballerstein S, Ahlers CJ, Dziobek I, Roepke S. Romantic Relationships and Relationship Satisfaction Among Adults With Asperger Syndrome and High-Functioning Autism. J Clin Psychol 2017; 73(1): 113–125.

Ullrich de Muynck R, Ullrich R. Das Assertiveness-Training-Programm ATP, Einübung von Selbstvertrauen und sozialer Kompetenz. München: Pfeiffer, 1976.

Ullrich de Muynck R, Ullrich R. Der Unsicherheitsfragebogen: Testmappe U. München:;1; Pfeiffer, 1979.

Ullrich R, de Muynck R. Aufbau sozialer Kompetenz: Selbstsicherheitstraining „Assertiveness"-Training. In: Linden M, Hautzinger M (Hrsg.). Verhaltenstherapiemanual. Berlin, Heidelberg: Springer, 2015. S. 313–318.

van den Bosch M, Meyer-Lindenberg A. Environmental Exposures and Depression: Biological Mechanisms and Epidemiological Evidence. Annual Review of Public Health 2019; 40(1): 239–259.

van Os J, Kenis G, Rutten BPF. The environment and schizophrenia. Nature 2010; 468(7321): 203–212.

Van Overwalle F, Vandekerckhove M. Implicit and explicit social mentalizing: dual processes driven by a shared neural network. Front Hum Neurosci 2013; 7: 560.

van't Wout M, Chang LJ, Sanfey AG. The influence of emotion regulation on social interactive decision-making. Emotion 2010; 10(6): 815–821.

Wager TD, Gianaros PJ. The social brain, stress, and psychopathology. JAMA Psychiatry 2014; 71(6): 622–624.

Walter H, Müller J. Der Beitrag der Neurowissenschaften zum psychiatrischen Krankheitsbegriff. Nervenarzt 2015; 86(1): 22–28.

Wehmeier PM, Schacht A, Barkley RA. Social and emotional impairment in children and adolescents with ADHD and the impact on quality of life. J Adolesc Health 2010; 46(3): 209–217.

Wintjen L, Petermann F. Beck-Depressions-Inventar Revision (BDI–II). Zeitschrift für Psychiatrie, Psychologie und Psychotherapie 2010; 58(3): 243–245.

Xie X, Mulej Bratec S, Schmid G, et al. How do you make me feel better? Social cognitive emotion regulation and the default mode network. Neuroimage 2016; 134: 270–280.

Yalom ID. Theorie und Praxis der Gruppenpsychotherapie. Ein Lehrbuch. Stuttgart: Klett-Cotta, 1996.

Young JE, Klosko JS, Weishaar ME. Schema Therapy: A Practitioner's Guide. New York: Guilford Publications, 2006.

Young JE, Klosko JS, Weishaar ME. Schematherapie: Ein praxisorientiertes Handbuch. Paderborn: Junfermann, 2008.

Zaki J, Ochsner KN. The neuroscience of empathy: progress, pitfalls and promise. Nat Neurosci 2012; 15(5): 675–680.

Zarbock G. Praxisbuch Verhaltenstherapie: Grundlagen und Anwendungen biografisch-systemischer Verhaltenstherapie. Lengerich: Pabst, 2013.

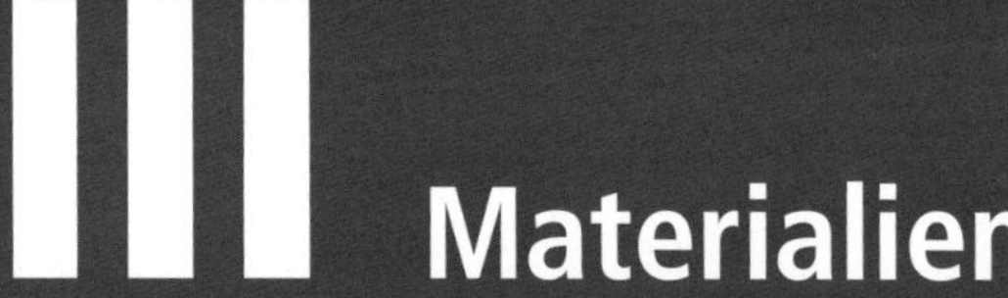

III Materialien

Inhalt

AB 1	Soziale Interaktionsstörungen
AB 2	KOMSSI-Fragebogen
AB2a	Auswertung KOMSSI-Fragebogen
AB2b	Profilbogen KOMSSI-Fragebogen (Auswertung Interaktionskompass)
AB 3	Fallbeispiel Johannes
AB 4	Analyse zu Situationsbewältigung
AB 5	Was ist Schematherapie?
AB 6	Situationskarten „ohne Worte"
AB 7	Eigene Bewältigunserfahrungen
AB 8	Moduksarten
AB 9	Interaktionskompass
AB 10	Fokusbereiche
AB 11	Nonverbale Signale
AB 12	Feedbackregeln
AB 13	Rollenspielkarten
AB 14	Nummernkarten
AB 15	Bedürfnisse führen zu zielgerichtetem Handeln
AB 16	Eigene Soziale Bedürfnisse herausfinden
AB 17	Soziale Bedürfnisse

AB 18	Wie knüpfe ich Kontakte
AB 19	Wie knüpfe ich Kontakte: eigene Erfahrungen
AB 20	Gespräche intensivieren
AB 21	Beziehungen
AB 22	Übungssammlung Einsamkeit
AB 23	Abgrenzungsimpulse
AB 24	Emotionen und Körperreaktionen
AB 25	Art der Beziehung
AB 26	Wochenprotokoll
AB 27a	Modus-Modell ausgefüllt
AB 27b	Modus-Modell
AB 28	Kritiker vs. gesunder Erwachsener
AB 29	Hilfreiche Kommunikationsstrategien
AB 30	Beispiele für Abgrenzungs- und Konfliktsituationen
AB 31	Hilfreiche Techniken bei der Konfliktlösung
AB 32	Emotionen beeinflussen
AB 33	Partnerinterview Therapiebilanz
AB 34a	Soziales Stressmodell
AB 34b	Stressmodell zum Ausfüllen
AB 35	Stressbewältigung

Alle Materialien sowie zusätzlich Alle in den Materialien aufgeführten Arbeitsblätter sowie die im Text erwähnten Präsentationsfolien und Videosequenzen sind online abrufbar (⊞).

AB 1: Soziale Interaktionsstörungen

AB 1

Menschen sind in einer intensiven und intrinsisch motivierten Art und Weise soziale Wesen. Spätestens seit der Geburt ist die Bezogenheit von Menschen auf andere Menschen im Gegensatz zu Objekten der Umwelt klar erkennbar und prägt in entscheidendem Maße die individuelle Entwicklung. Dies ist besonders deutlich in der Kindheit und Jugend, findet aber letztlich über die gesamte Lebensspanne hinweg statt. Menschen entwickeln sich und finden in der sozialen Interaktion mit anderen zu sich selbst, mit allen Vor- und Nachteilen, die dieser Modus mit sich bringt.

Verschiedenste psychische Erkrankungen können Einfluss auf die Fähigkeit haben, mit anderen Menschen in Kontakt treten zu können. Umgekehrt können auch Schwierigkeiten im zwischenmenschlichen Kontakt das Auftreten von psychischen Erkrankungen begünstigen. Schwierigkeiten in sozialen Beziehungen können z. B. dadurch entstehen, wenn Personen Probleme haben, die Gestik und Mimik anderer Menschen zu verstehen, sodass es häufig zu Missverständnissen kommt. Andere Personen wiederum reagieren sehr stark auf solche nonverbalen Signale und empfinden diese als so unangenehm, dass sie in Aufregung geraten und/oder sich zurückziehen. Für manche Personen stellt „Smalltalk" ein besonderes Problem dar und wieder andere meinen zu bemerken, dass sie keinen Einfluss auf andere Personen haben und dass deshalb soziale Interaktionen unbefriedigend verlaufen.

AB 2

AB 2: KOMSSI-Fragebogen

Bitte füllen Sie den Fragebogen aus. Beantworten Sie dabei alle Fragen, auch wenn Sie sich nicht sicher sind, welche Antwort perfekt auf Sie zutrifft.

Nr.	Frage	nie	selten	manchmal	meistens	immer
1	Ich merke, ob mein Gesprächspartner ein Gespräch fortführen möchte.	1	2	3	4	5
2	Ich kann für andere da sein.	1	2	3	4	5
3	Ich kann einordnen, wie viel Kontakt mein Gegenüber zu mir haben will.	1	2	3	4	5
4	Eine Verabredung zu vereinbaren, ist leicht für mich.	1	2	3	4	5
5	Ich habe Ideen, wie ich mit anderen in Kontakt bleibe.	1	2	3	4	5
6	Ich kann meine eigenen Wünsche und Bedürfnisse in einer Partnerschaft äußern.	1	2	3	4	5
7	Meinem Gegenüber zu sagen, dass ich lieber allein wäre, fällt mir schwer.	1	2	3	4	5
8	Ich kann Gespräche beenden.	1	2	3	4	5
9	Ich nehme wahr, wenn jemand sich in meiner Gesellschaft nicht wohlfühlt.	1	2	3	4	5
10	Ich weiß oft nicht, wie nah ich an andere Menschen herantreten soll.	1	2	3	4	5
11	Ich kann Gespräche gut weiterführen.	1	2	3	4	5
12	Ich kann Konflikte lösen.	1	2	3	4	5
13	Es fällt mir leicht, Blickkontakt mit anderen Menschen aufzunehmen.	1	2	3	4	5
14	Ich kann eigene Gefühle in Konflikten spüren.	1	2	3	4	5
15	Es fällt mir leicht, mitzuteilen, wie es mir geht.	1	2	3	4	5
16	Smalltalk zu führen fällt mir leicht.	1	2	3	4	5
17	Wenn ich jemanden anziehend finde, kann ich mit ihm/ihr flirten.	1	2	3	4	5
18	Ich merke an der Körpersprache, wann jemand bereit ist, in Kontakt zu treten.	1	2	3	4	5
19	Ich kann wahrnehmen, wenn ich mich von jemandem zurückziehen möchte.	1	2	3	4	5
20	Ich kann einschätzen, welche Konsequenzen es haben könnte, wenn ich auf meinen Bedürfnissen beharre.	1	2	3	4	5

AB 2

21	Ich merke, wann mir Kontakt mit anderen zu viel wird.	1	2	3	4	5
22	Es fällt mir leicht, Anknüpfungspunkte oder Gemeinsamkeiten im Gespräch mit jemandem zu finden.	1	2	3	4	5
23	Je nach Beziehung merke ich einen Unterschied, wie viel Kontakt mir zu der Person recht ist.	1	2	3	4	5
24	Ich merke, wenn ich gerne Kontakt mit Menschen hätte.	1	2	3	4	5
25	Es fällt mir schwer, jemanden abzuweisen.	1	2	3	4	5
26	Ich merke, wenn jemand ein Gespräch mit mir beginnen möchte.	1	2	3	4	5
27	Ich kann meine eigenen Bedürfnisse in engen Beziehungen (Freundschaften, Partnerschaften) wahrnehmen.	1	2	3	4	5
28	Ich merke, wenn jemand keine Lust mehr hat, sich zu unterhalten.	1	2	3	4	5
29	Ich weiß, wie ich jemanden ansprechen kann.	1	2	3	4	5
30	Ich kann über Sexualität und Intimität mit meinem Partner/meiner Partnerin sprechen.	1	2	3	4	5
31	Ich merke, wie es meinem Gegenüber geht.	1	2	3	4	5
32	Ein eigenes Anliegen zu formulieren fällt mir leicht.	1	2	3	4	5
33	Ich kann meine eigenen Bedürfnisse nach Sexualität und Intimität spüren.	1	2	3	4	5
34	Ich nehme wahr, was mein Partner/meine Partnerin sich wünscht.	1	2	3	4	5
35	Ich kann ein Gespräch über verschiedene Bedürfnisse oder Wünsche führen.	1	2	3	4	5
36	Ich registriere, wenn jemand mit mir flirtet/mich attraktiv findet.	1	2	3	4	5
37	Ich kann einschätzen, wie wichtig es ist, mein Anliegen jetzt zu klären.	1	2	3	4	5
38	Meinen Wunsch nach Ruhe durchzusetzen fällt mir schwer.	1	2	3	4	5
39	Ich kann unangenehme Gefühle aushalten, wenn ich für mich einstehe.	1	2	3	4	5
40	Wenn ich andere Leute sehe, kann ich einschätzen, wie es ihnen ungefähr geht.	1	2	3	4	5
41	Ich kann meine eigenen Bedürfnisse gut wahrnehmen, wenn ich mit anderen zusammen bin.	1	2	3	4	5
42	Einer fremden Person zu sagen, dass ich mich nicht unterhalten möchte, fällt mir schwer.	1	2	3	4	5

AB 2a

Auswertung KOMSSI-Fragebogen

Übertragen Sie die Werte für die jeweiligen Fragen in das Kästchen und rechnen Sie am Ende die Summe der Werte aus. Diese können Sie dann auf den Auswertungskompass übertragen, um Ihr individuelles Profil zu erhalten.

Interaktion mit Fremden führen	
13	
29	
32	
Summe (3–15)	
Kontakte knüpfen	
16	
11	
5	
Summe (3–15)	
Freundschaften führen	
4	
15	
2	
Summe (3–15)	
Partnerschaften führen	
17	
6	
30	
Summe (3–15)	

Zeichen für Interaktion wahrnehmen	
18	
40	
37	
Summe (3–15)	
Interesse an Interaktion wahrnehmen	
26	
22	
1	
Summe (3–15)	
Bedürfnisse und Emotionen wahrnehmen	
24	
41	
31	
Summe (3–15)	
Bedürfnisse in Partnerschaften	
36	
34	
33	
Summe (3–15)	

AB 2a

Distanz zu Fremden wahren	
10 (umgekehrt: 1=5, 2=4, 3=3, 4=2, 5=1)	
8	
42 (umgekehrt: 1=5, 2=4, 3=3, 4=2, 5=1)	
Summe (3–15)	
Abgrenzung	
7 (umgekehrt: 1=5, 2=4, 3=3, 4=2, 5=1)	
38 (umgekehrt: 1=5, 2=4, 3=3, 4=2, 5=1)	
25 (umgekehrt: 1=5, 2=4, 3=3, 4=2, 5=1)	
Summe (3–15)	
Konflikte	
35	
12	
39	
Summe (3–15)	

Nähe-Distanz-Wahrnehmung	
9	
21	
28	
Summe (3–15)	
Abgrenzungsimpulse wahrnehmen	
19	
23	
3	
Summe (3–15)	
Aversive Emotionen wahrnehmen	
27	
20	
14	
Summe (3–15)	

AB 2b

AB 2b: Auswertung Interaktionskompass – Anfang und Ende

Übertragen Sie die Werte von der Auswertungstabelle auf die zugehörigen Linien des Interaktionskompasses. So ergibt sich ein Profil, welches Stärken und Schwächen abbildet. Heben Sie das Blatt auf, und machen Sie es am Ende nochmal, um Veränderungen zu sehen.

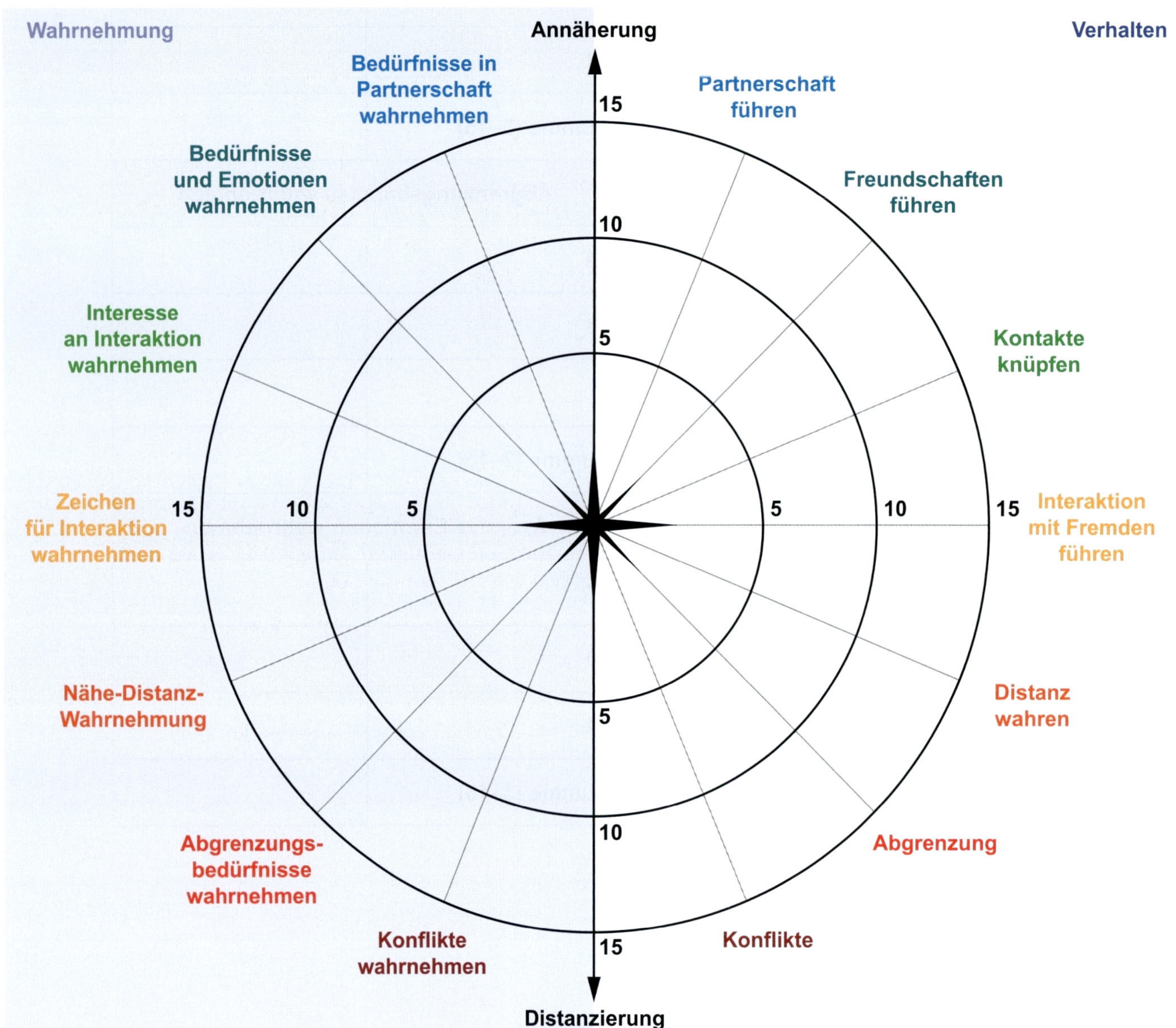

[L231]

AB 3: Fallbeispiel Johannes

Johannes erlebte im Alter von 5 Jahren, dass seine Mutter die Familie verließ. Er verstand es damals nicht und fragte sich insgeheim, ob er zu anstrengend gewesen und die Mama deswegen gegangen sei. Er hörte nie wieder etwas von ihr. Fortan lebte er mit seinem 6 Jahre älteren Bruder und dem Vater allein.

Das Bedürfnis nach sicherer Bindung wurde bei Johannes früh frustriert. Der Vater hatte zwar versucht, die fehlende Mutter zu ersetzen, musste jedoch die ganze Familie versorgen und arbeitete häufig sehr lange. Johannes war deshalb viel mit seinem älteren Bruder allein zu Hause. Es gab Zeiten, da vermisste er die Mutter ganz schmerzlich und fühlte sich sehr einsam. Bei Johannes entwickelte sich deshalb unter anderem das Schema *Verlassenheit.* Folgender Glaubenssatz bildete sich heraus: „Man kann sich auf andere nicht verlassen. Früher oder später steht man sowieso alleine da."

Jetzt ist Johannes 25 Jahre, und zum ersten Mal richtig verliebt und in einer festen Beziehung mit Anna. Er fühlt sich wohl mit Anna und die beiden überlegen zusammenzuziehen. Heute Abend sind sie verabredet zum Kochen und wollen sich Inserate für Wohnungen im Internet anschauen. Johannes ist gerade dabei, Zutaten für das Rezept zu recherchieren, da ruft Anna ihn an und sagt den Termin ab: „Es tut mir leid, ich kann nicht kommen. Ich habe Kopfweh und ich möchte heute Abend lieber früh ins Bett gehen." Johannes bemerkt plötzlich, wie ein starkes Gefühl von Einsamkeit und ein innerer Schmerz aufkommen. Sein Magen zieht sich zusammen und er kann kaum sprechen. Er fühlt sich kurzzeitig wie gelähmt (Schemaaktivierung, Modus des verletzlichen Kindes).

Um mit den ausgelösten Gefühlen umzugehen, hat Johannes verschiedene Möglichkeiten:

1. Er schreit Anna am Telefon an: „Bin ich dir so wenig wichtig? Dann können wir es ja auch gleich sein lassen mit dem Zusammenziehen!" (Überkompensation/Angreifer)
2. Er legt wortlos auf und geht in die Küche. Er öffnet sich eine Flasche Wein und trinkt diese, während er den Abend vor dem Fernseher verbringt. (Vermeidung/Flucht)
3. Er sagt zu Anna: „Klar, kein Problem Schatz, ich kann den Abend auch allein verbringen." (Erdulden/Unterwerfen)

Helfen die Strategien Johannes, mit dem Gefühl der Einsamkeit umzugehen?

AB 4

AB 4: Analyse zur Situationsbewältigung

Auslöser

Glaubenssatz

Schemaaktivierung

Bewältigungsversuch		
Überkompensierend	Vermeidend	Erduldend

Konsequenzen		
Überkompensierend	**Vermeidend**	**Erduldend**
Kurzfristig:	Kurzfristig:	Kurzfristig:
Langfristig:	Langfristig:	Langfristig:

AB 5: Was ist Schematherapie?

Die Schematherapie ist ein neuerer integrativer Behandlungsansatz nach Jeffrey Young (2006, 2008) und vereint Erkenntnisse und Techniken aus ganz unterschiedlichen therapeutischen Richtungen. Die aktuelle Problematik wird ebenso berücksichtigt wie ihre Ursachen aus der Kindheit. Zentrales Merkmal und Leitfaden in der Therapie ist die Orientierung an Bedürfnissen und Gefühlen. Patientinnen bzw. Patienten und Therapeutinnen bzw. Therapeuten begegnen sich auf Augenhöhe und versuchen gemeinsam, Gefühle besser zu verstehen sowie über die Veränderung von Handlungsmustern eigenen Bedürfnissen mehr Raum zu geben.

Was sind Schemata?

Schemata sind individuelle Kombinationen aus Gefühlen, Gedanken, Erinnerungen, Wahrnehmungen, Körperempfindungen und Verhaltensweisen. Sie sind im Gehirn in Form von sogenannten neuronalen Netzwerken gespeichert. Besonders leicht werden Schemata im frühen Kindesalter als Folge langanhaltender, starker emotionaler Erregung gebildet, weil die Nerven noch entsprechend formbar sind. In bestimmten Situationen werden Gruppen von Nervenzellen so stark aktiviert, dass sie sich stärker miteinander verbinden und eine feste neuronale Gruppe bilden.

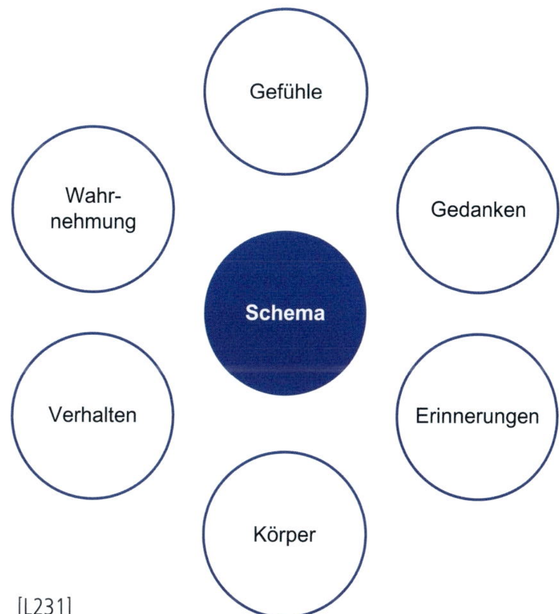

[L231]

Schemata entstehen in der frühen Kindheit, wenn wiederholt wichtige Grundbedürfnisse des Kindes frustriert, also nicht erfüllt wurden. Young unterscheidet die folgenden emotionalen Grundbedürfnisse:

- sichere Bindung
- Autonomie
- Selbstkontrolle
- Freiheit im Ausdruck von Bedürfnissen und Emotionen
- Spontaneität und Spiel

So kann beispielsweise jemand ein Schema „Emotionale Vernachlässigung“ entwickeln, wenn die Eltern sich wiederholt nicht ausreichend feinfühlig um die emotionalen Bedürfnisse des Kindes gekümmert haben (z.B. wenn das Kind keinen Trost bekommen hat).

Im Erwachsenenalter werden Schemata vor allem bei stressigen und emotional fordernden Ereignissen aktiviert. Erwachsene reagieren dann häufig mit den gleichen eingeschränkten Möglichkeiten, die sie als Kind erlernt haben (dysfunktionale Schemata).

AB 5

Das Modus-Modell

Wird ein Schema in einer Situation aktiviert, so geht dies in der Regel mit unangenehmen Gefühlen und Gedanken einher. Sind diese sehr stark, wirken Wahrnehmung und Verhalten häufig kindlich, sog. *Kindmodi* sind aktiviert. Hier wird unterschieden:

	Verletzlicher Kindmodus	Wütender Kindmodus	Glücklicher Kindmodus
Gefühle	Traurigkeit, Scham, Angst, Einsamkeit	Wut, Ärger, Trotz, Hass	Zufriedenheit, Unbeschwertheit, Sicherheit, Neugierde
Auslöser, z.B. bei ...	Zurückweisung, Verlassenwerden, Bedrohung, Missbrauch, Überforderung	Kritik, Zurückweisung, Ausgeschlossenwerden, Belächeltwerden	Annahme, Zugehörigkeit, Geliebtwerden

Hinzukommen die sog. *dysfunktionalen Elternmodi*, welche als innere Stimmen verstanden werden können, die überhöhte Selbstansprüche stellen oder abwerten und in der Kindheit entstanden sind. Unterschieden wird:

	Fordernder Elternmodus	Strafender Elternmodus
Beschreibung	Überzogene Leistungs- oder Beziehungsansprüche an die eigene Person	Abwertung der eigenen Person
Gefühle	Überforderung, Versagensgefühle, Schuld	Ablehnung, Selbsthass

Im Laufe ihres Lebens entwickelt eine Person Verhaltensmuster, um schwierige Situationen und emotionalen Belastungen zu bewältigen. Hier werden drei *Bewältigungsmodi* unterschieden:

	Überkompensation	Vermeidung	Unterwerfung
Beschreibung	„fight" – entgegengesetztes Verhalten, um Schwäche zu kompensieren	„fight" – Gefühle und Probleme werden vermieden	„surrender" – Unangenehmes wird erduldet
Typisches Verhalten	Kontrolle, Überheblichkeit, Aggressivität	Situationen meiden, Dämpfen durch z.B. Alkohol, Ablenken mit z.B. Computerspielen	Nicht „nein" sagen können, sich abhängig machen von anderen

Diese Bewältigungsstrategien können wechseln, typischerweise greifen jedoch Personen auf bewährte Strategien zurück.

Modi sind vorübergehende Erlebniszustände, die durch Schemata ausgelöst werden. Sie beinhalten alle Gedanken, Gefühle, Körperempfindungen und Handlungsimpulse, die in dieser Situation aktiviert sind. Menschen, die dysfunktionale Schemata erlernt haben, reagieren stärker, als man es in gewissen Situationen erwarten würde. Das Erleben der Person wird folglich weniger von einem externen Reiz, sondern vielmehr von einem inneren aktivierten Schemata gesteuert. Durch eine genaue Analyse der Modi können die verborgenen Schemata aufgedeckt werden.

Der Modus des *gesunden Erwachsenen* kann flexibel auf Anforderungen reagieren (in einer Situation kämpfen, in einer anderen Situation sich unterordnen oder auch zurückhaltend sein). Er ist in Kontakt mit seinen Gefühlen (Kindmodi) und kann dysfunktionale Innere-Eltern-Modi entmachten.

AB 6: Situationskarten für die Paarübung „ohne Worte“

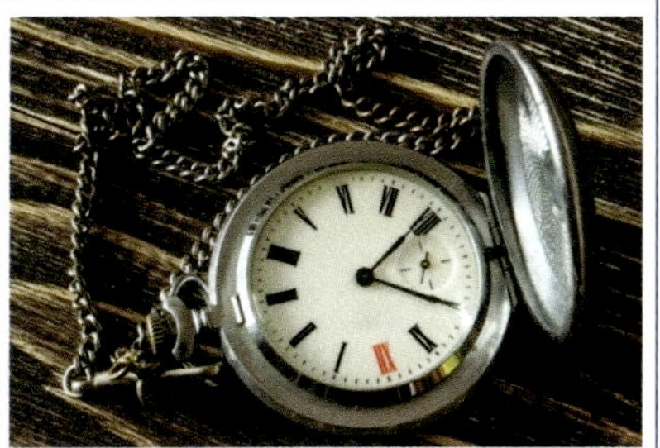 [J787-123] Anna und Miriam sind verabredet. Miriam kommt 20 Minuten zu spät. Als sie auf Anna trifft, reagiert diese wie immer und begrüßt Miriam freundlich.	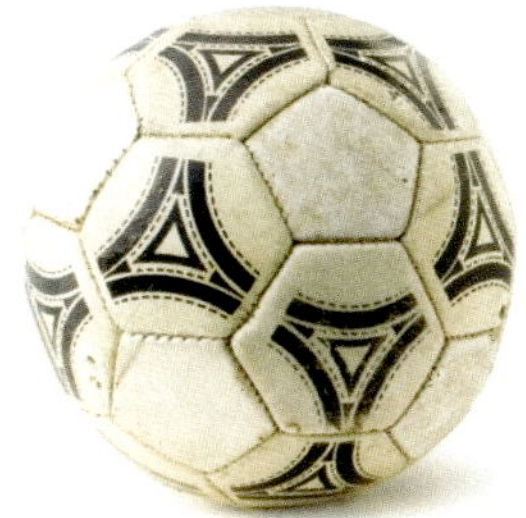 [J787] Claas und Ole spielen zusammen in einer Mannschaft Fußball. Heute ist Trainingstag und Ole foult seinen Kameraden. Claas fällt zu Boden und windet sich vor Schmerzen. Er wird richtig wütend und schreit Ole an: „Was bist du nur für ein absoluter Vollidiot! Du solltest aus dem Verein fliegen!“	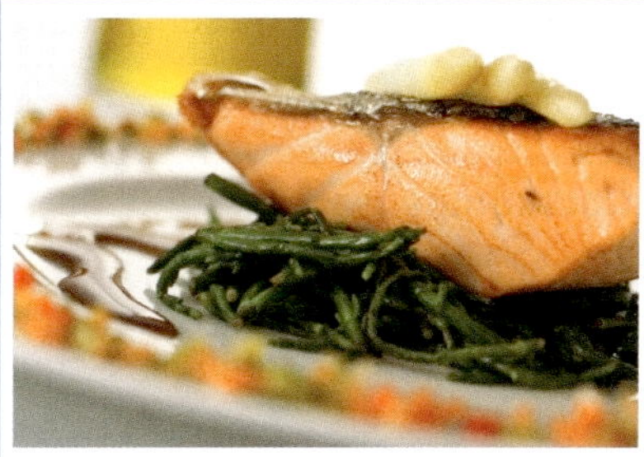 [J787] Ben hat sich für das gemeinsame Abendessen mit Lisa ein neues Rezept ausgesucht und feinen Wein gekauft. Lisa kommt verspätet von der Arbeit nach Hause und erzählt, ohne Ben und den gedeckten Tisch wahrzunehmen, von ihrem Arbeitstag. Dann sieht sie, dass es Fisch gibt, woraufhin sie wütend ruft: „Warum kannst du dir nicht merken, dass ich Fisch nicht ausstehen kann!“ Ben entschuldigt sich und schiebt eine Fertigpizza in den Ofen.
Vermeidung	**Überkompensation**	**Erduldung**
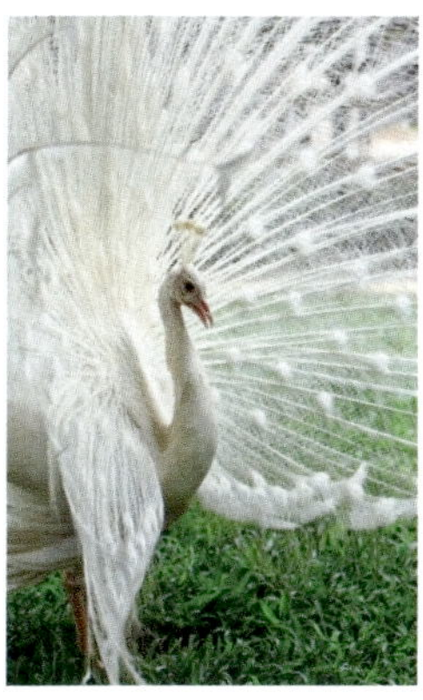 [J787] Jutta hat gerade eine Abfuhr von einem Typen bekommen. Eigentlich ist sie mit Franziska im Café verabredet. Franziska nippt bereits an ihrer Teetasse, als Jutta auffällig gekleidet das Café betritt, zum Tisch stolziert und über ihr neues Kleid prahlt, das ihr neuer Flirt so toll an ihr finde.	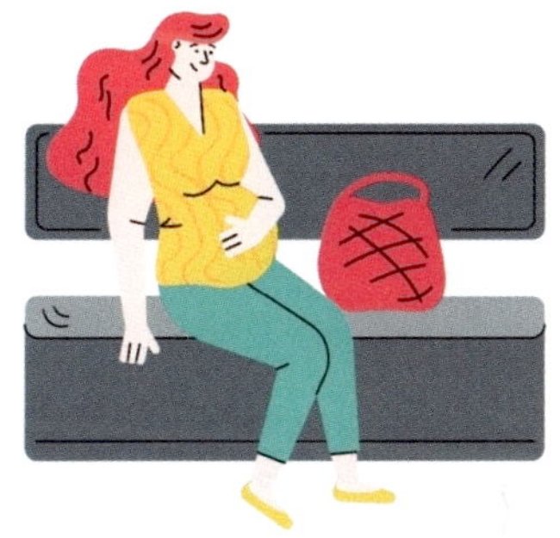 [J787] Jana ist schwanger und fährt mit dem Bus zur Arbeit. Heute Morgen war ihr noch übel und schwindelig. Eine ältere Frau, die körperlich fit zu sein scheint, raunzt sie an, sie solle gefälligst ihr den Sitzplatz frei machen. Jana steht schnell auf, entschuldigt sich für ihre Unaufmerksamkeit und bleibt im Gang stehen.	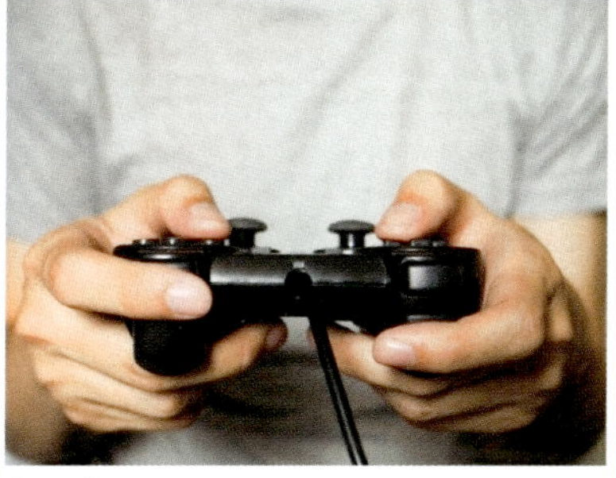 [J787] Heute ist Max’ Geburtstag und er ist wie jeden Mittwoch mit Joachim verabredet. Joachim ist ein herzlicher, aber vergesslicher Mensch. Sie verbringen den Abend, ohne dass der Geburtstag zur Sprache kommt. Als Max zu Hause ist, macht er schnell den Computer an und zockt, bis ihm die Augen zufallen.
Überkompensation	**Erduldung**	**Vermeidung**

AB 7

AB 7: Eigene Bewältigungserfahrungen

Bitte tragen Sie auf diesem Arbeitsblatt für jede Bewältigungsstrategie konkrete Situationen ein.

	Situation
Überkompensation z.B. sich selbst aufwerten, auffallen, übertreiben, Impulsivität, andere (verbal) angreifen, anderen die Schuld an etwas zuweisen	
Vermeidung z.B. sich zurückziehen, Herausforderungen aus dem Weg gehen, Mittelpunkt meiden, sich ablenken	
Erduldung z.B. unterordnen, sich schlecht behandeln lassen, sich aufopfern, sich anpassen, es anderen recht machen	

AB 8: Moduskarten

Die online abrufbaren Moduskarten (⊞) können für die Eingangsrunde mit Modus-Check verwendet werden. Wir empfehlen, diese farbig auszudrucken und zu laminieren. Die Interpretation der Moduskarten ist frei den Patienten überlassen. Dennoch findet sich eine beispielhafte Zuordnung zu den Modi in der folgenden Tabelle.

	Modus	**Abbildung** [J787-124]
Kindmodi	glücklich	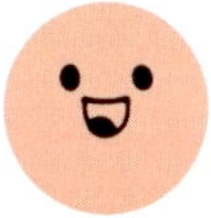
	verletzt/traurig/ängstlich	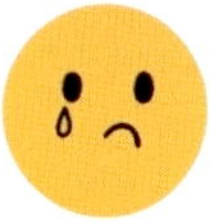 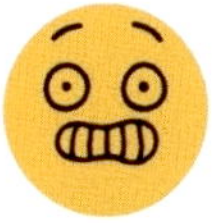
	ärgerlich/wütend	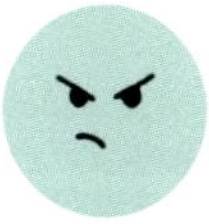
Dysfunktionale Elternmodi	Bestrafer/Kritiker	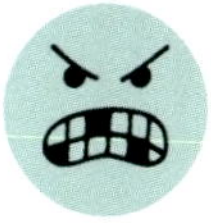
	Antreiber/Forderer	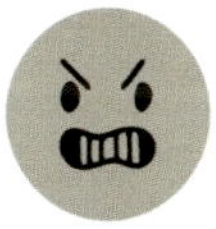
Bewältigungsmodi	Unterordnung	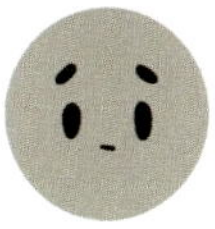
	Vermeidung	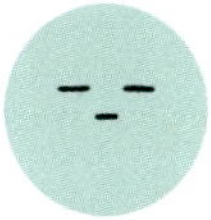
	Angriff/Überkompensation	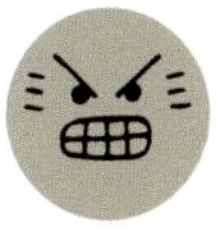 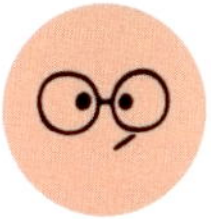
Gesunder Erwachsener		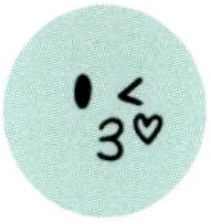

AB 9

AB 9: Der Interaktionskompass

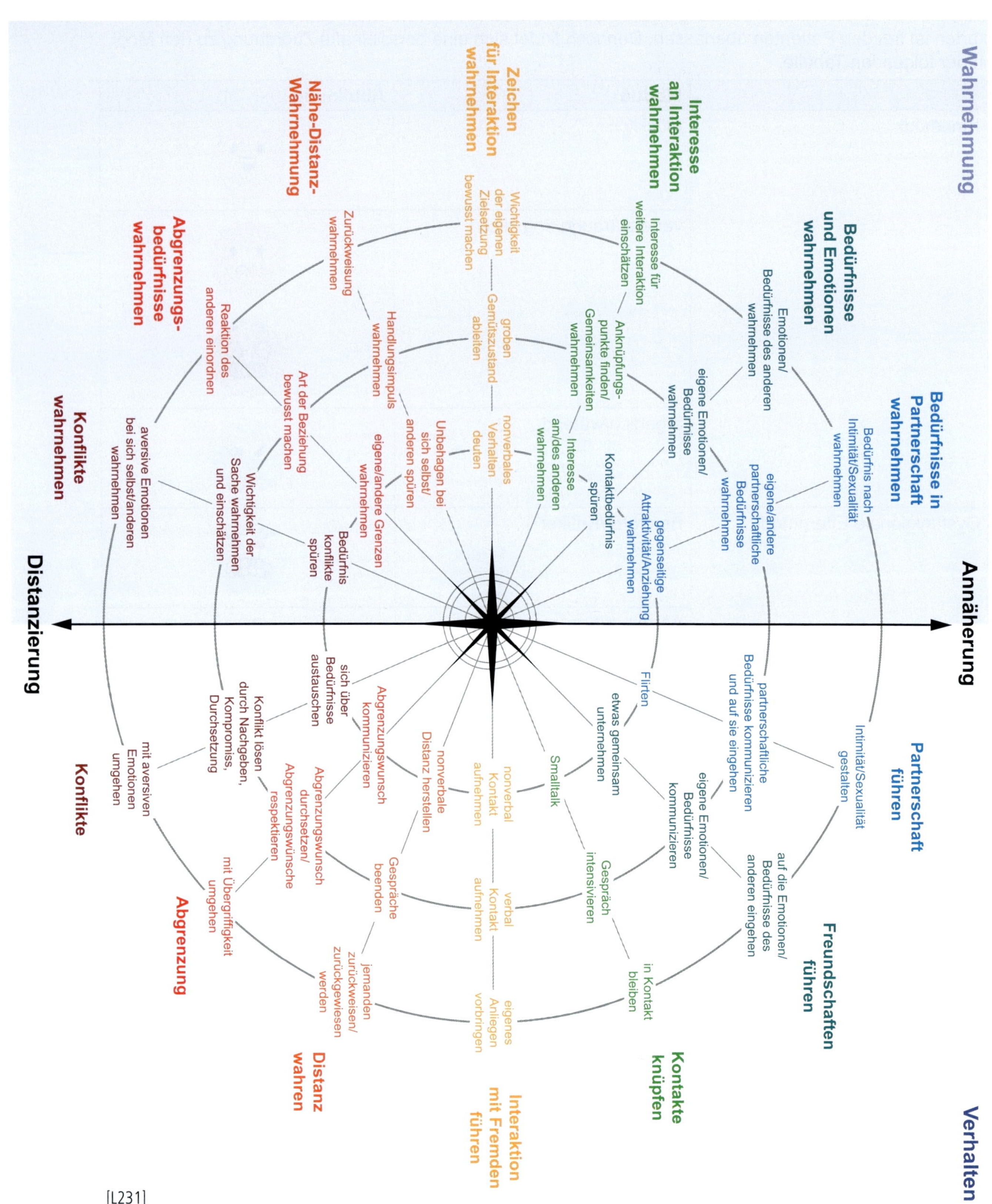

[L231]

AB 10: Fokusbereiche

Legen Sie drei Bereiche im Interaktionskompass fest, auf welche Sie im Rahmen des KOMSSI-Trainings einen Schwerpunkt legen wollen:

1. Bereich	
2. Bereich	
3. Bereich	

Bitte kreuzen Sie die relevanten Kontexte an, in denen Sie diese Fähigkeiten üben wollen:

Arbeit	Freizeit	Familie	Sonstiges:
Partnerschaft	Freundschaft	Alltägliche Interaktionen, z.B. Einkaufen	Sonstiges:

AB 11

AB 11: Nonverbale Signale

Nonverbale Komponenten	Beschreibung (Beispiele)
Blickkontakt/ Blickrichtung	Direkt Unstet/abschweifend Vorbeischauend Starrend Vermeidend
Körperhaltung	Aufrecht Gebeugt Angespannt Gelöst
Gesichtsausdruck – Mimik	Freundlich Ängstlich Traurig Wütend Überrascht Angeekelt
Gestik	Unterstreichende Gesten Symbolhafte Gesten Unruhig/fahrig Ruhig
Verbale Komponenten	
Lautstärke	Laut Leise Angemessen
Sprechgeschwindigkeit	Schnell Langsam
Betonung	Monoton Moduliert
Tonfall	Freundlich Feindselig Traurig Wütend Ängstlich Überrascht
Aussprache	Klar Deutlich Verwaschen Lispelnd
Sprechpausen	Lang Kurz Wenige Viele
Tonlage	Hoch Tief

AB 12: Feedbackregeln bei Rollenspielen

Das Feedback sollte die folgenden Punkte beachten:

- Konkretes Verhalten benennen
- Einbezug der nonverbalen Kommunikation
- Angemessen
- Brauchbar
- Erbeten
- Klar und genau formuliert
- Ich-Botschaften (Mir hat gefallen, dass …; Ich hätte mich wohler in der Situation gefühlt, wenn …)
- Zusammenfassend den überwiegend vorherrschenden Bewältigungsstil in der Situation benennen (Überkompensation, Vermeidung, Erdulden)

Die Reihenfolge des Feedbacks innerhalb der Gruppe:

Generell gilt: erst positives Feedback, danach Verbesserungsvorschläge (wenn gewünscht von den Rollenspielparteien!)

1. Person selbst, z.B. Was habe ich gut gemacht? Was hat sich gut angefühlt? Was habe ich beim anderen wahrgenommen? Was würde ich beim nächsten Mal anders machen wollen?
2. Gruppe
3. Gruppenleitung

AB 13

AB 13: Rollenspielkarten

2 Im Bus	4 Am Telefon	6 Nachbarschaftstreffen	8 Bücherkauf
Sie fahren mit dem Bus. Neben Ihnen sitzt eine weitere Person, welche mit Kopfhörern Musik hört. Sie müssen an der nächsten Haltestelle aussteigen. Machen Sie sich nonverbal bemerkbar und bitten Sie die Person freundlich, Sie rauszulassen.	Rufen Sie bei Frau Müller an, die Sie um einen Rückruf gebeten hat. Die Person am Telefon ist offensichtlich nicht Frau Müller. Erkundigen Sie sich nach dem Namen der am Telefon befindlichen Person und fragen Sie, ob Sie Frau Müller sprechen können. Entschuldigen Sie sich, falls Sie falsch verbunden sind.	Sie sind auf dem Weg zur Arbeit und treffen Ihren Nachbarn. Seien Sie freundlich und grüßen Sie kurz. Sagen Sie, dass Sie leider nicht viel Zeit zum Sprechen haben, da Sie es eilig haben. Beenden Sie das Gespräch schnellstmöglich.	Sie gehen in einen Buchladen und erkundigen sich nach einem bestimmten Buch. Fragen Sie, ob das Buch vorrätig ist. Wenn nicht, bedanken Sie sich für die Auskunft und kaufen Sie das Buch in einem anderen Laden.
1 Im Bürgeramt	**3 Zahnarztpraxis**	**5 Auf dem Markt**	**7 Im Café**
Sie sind im Bürgeramt und müssen einen Antrag in Raum 354 abgeben. Am Ende des Flurs entdecken Sie eine weitere Person. Machen Sie auf sich aufmerksam und fragen Sie dann die Person nach dem Raum.	Sie sind bei Ihrem Zahnarzt und bitten um einen Termin für nächste Woche Freitag um 14 Uhr. Geben Sie kurz den Grund für Ihren Terminwunsch an (Zahnschmerzen).	Sie sind auf dem Wochenmarkt und wollen 1 kg Äpfel kaufen. Lassen Sie sich eine Sorte empfehlen und fragen Sie nach dem Preis. Wählen Sie eine andere, günstigere Sorte und kaufen Sie diese.	Sie sitzen im Café. Machen Sie die Kellnerin auf sich aufmerksam. Bestellen Sie einen schwarzen Kaffee und ein Stück Apfelkuchen. Erkundigen Sie sich, ob der Apfelkuchen Milch enthält. Wenn nein, dann bestellen Sie ein Stück davon.

AB 14: Nummernkarten

2 Im Bus	4 Am Telefon	6 Nachbarschaftstreffen	8 Bücherkauf
Sie fahren mit dem Bus und hören Musik über Kopfhörer. Neben Ihnen sitzt eine weitere Person, die an der nächsten Haltestelle aussteigen möchte. Reagieren Sie zunächst nicht auf den ersten Kontaktversuch. Stehen Sie beim zweiten Versuch auf und lassen Sie die Person aussteigen.	Ihr Telefon klingelt. Melden Sie sich mit Namen. Eine Ihnen unbekannte Person fragt nach Frau Müller. Sagen Sie, dass unter dieser Nummer keine Frau Müller erreichbar ist.	Sie treffen Ihren Nachbarn im Treppenhaus. Fangen Sie ein Gespräch über das Wetter am kommenden Wochenende und Ihre Pläne für ein Grillfest an.	Sie arbeiten im Buchladen. Geben Sie die Auskunft, dass das aktuelle Buch nicht verfügbar ist. Fragen Sie, ob Sie es für die Kundin bestellen sollen.
1 Im Bürgeramt	**3 Zahnarztpraxis**	**5 Auf dem Markt**	**7 Im Café**
Sie arbeiten im Bürgeramt. Eine Person, die Sie am Ende des Flurs sehen, fragt Sie nach einem bestimmten Raum. Wenden Sie sich der Person nach der Kontaktaufnahme zu und geben Sie ihr die Auskunft.	Sie arbeiten am Empfang in einer Zahnarztpraxis. Eine Person bittet um einen Termin nächste Woche Freitag um 14 Uhr. Sie haben nur noch einen Termin um 15 Uhr, bieten Sie diesen an. Fragen Sie, falls notwendig, nach dem Grund für den Terminwunsch.	Sie arbeiten auf dem Wochenmarkt. Eine Person will Äpfel kaufen. Empfehlen Sie auf Nachfrage zwei Sorten. Akzeptieren Sie freundlich die Wahl der Person und verkaufen Sie die gewünschte Sorte.	Sie arbeiten in einem Café. Nehmen Sie die Bestellung auf und geben Sie die Auskunft, dass der Apfelkuchen keine Milch enthält.

AB 15

AB 15: Bedürfnisse führen zu zielgerichtetem Handeln

Um adäquat und zielgerichtet zu handeln, müssen wir unsere Bedürfnisse kennen. Die Bedürfnisse äußern sich als Körperreaktion, Gefühl, Gedanken und eine bestimmte Wahrnehmung.

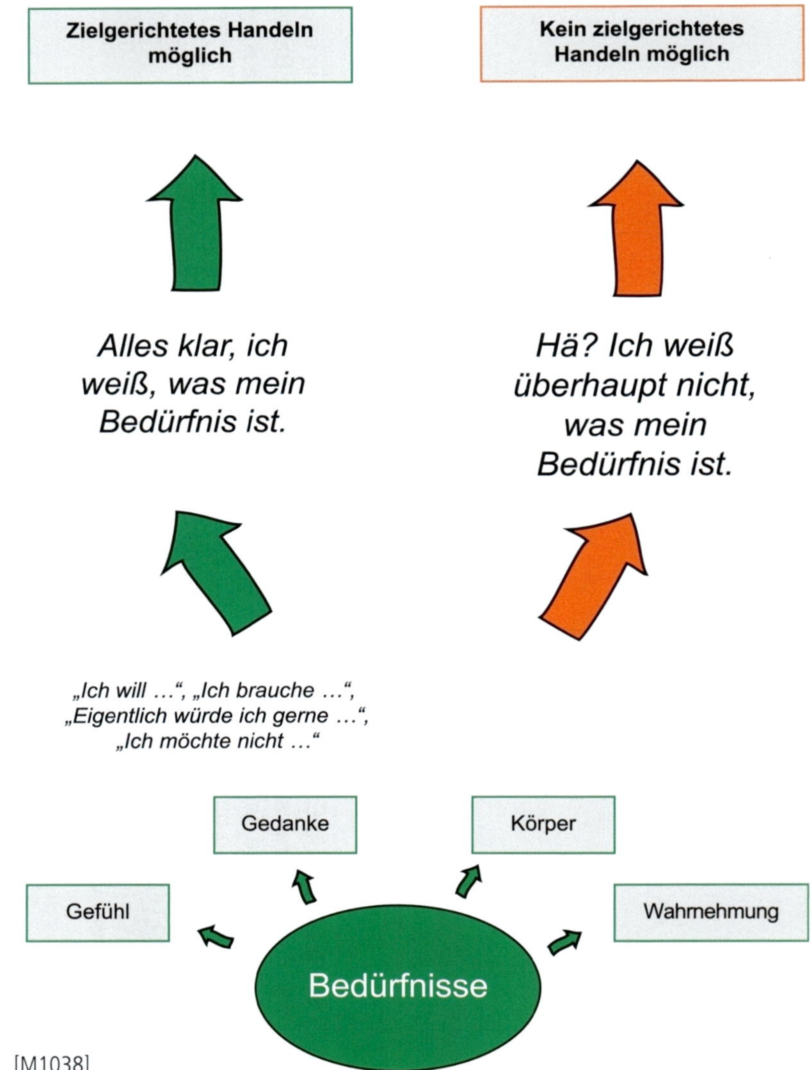

[M1038]

AB 16: Eigene soziale Bedürfnisse herausfinden

Vielen Menschen kann es schwerfallen, sich eigener Bedürfnisse bewusst zu werden und genau zu wissen, was sie in Situationen brauchen oder gerne hätten. Um zielgerichtet zu handeln ist es wichtig, die eigenen Bedürfnisse zu kennen. Diese können von Situation zu Situation variieren. Es kann helfen, über die Gefühle und Gedanken die eigenen Bedürfnisse zu identifizieren. Das folgende Beispiel verdeutlicht dies. Im ersten Fall ist das Gefühl Unruhe und Unzufriedenheit, es zeigt an, dass sich etwas verändern soll. Im zweiten Fall ist das Gefühl Zufriedenheit und zeigt an, dass es in Ordnung ist, wie es ist. Gefühle sind Warnsignale und Hinweisgeber für unsere Bedürfnisse.

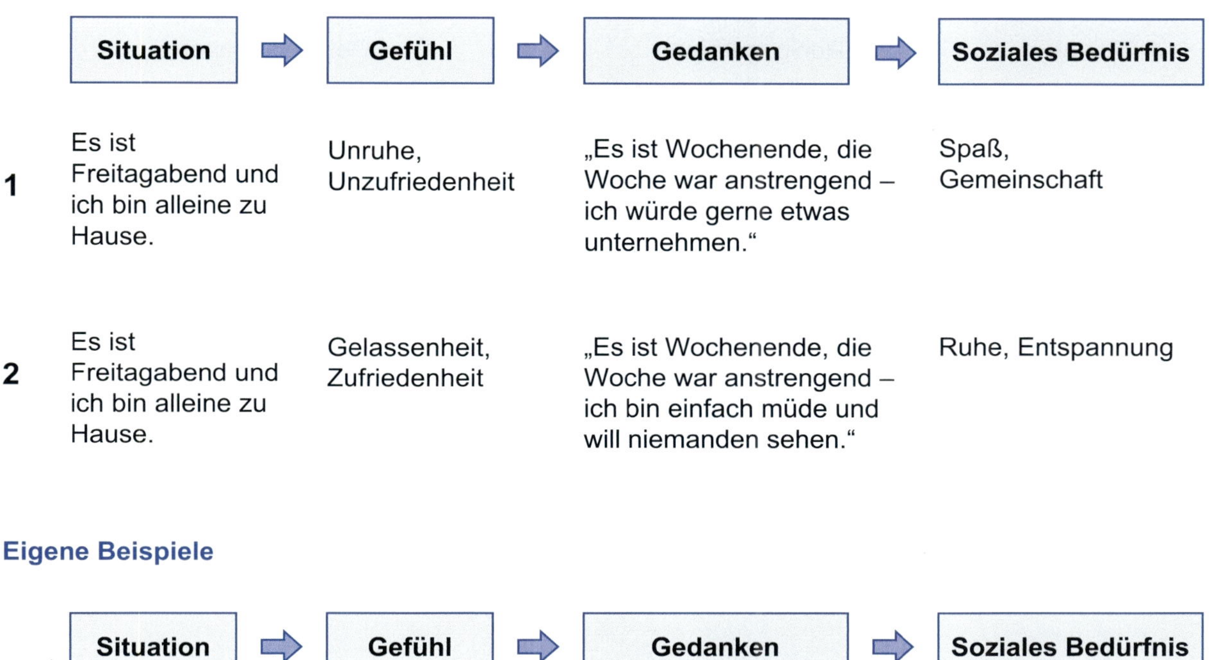

	Situation	Gefühl	Gedanken	Soziales Bedürfnis
1	Es ist Freitagabend und ich bin alleine zu Hause.	Unruhe, Unzufriedenheit	„Es ist Wochenende, die Woche war anstrengend – ich würde gerne etwas unternehmen."	Spaß, Gemeinschaft
2	Es ist Freitagabend und ich bin alleine zu Hause.	Gelassenheit, Zufriedenheit	„Es ist Wochenende, die Woche war anstrengend – ich bin einfach müde und will niemanden sehen."	Ruhe, Entspannung

Eigene Beispiele

	Situation	Gefühl	Gedanken	Soziales Bedürfnis
1				
2				
3				

AB 17

AB 17: Soziale Bedürfnisse

Welche sozialen Bedürfnisse gibt es?	Wie fühlen diese Bedürfnisse sich an?	
	Befriedigt	Frustriert
Gemeinschaft	Zugehörig, angenommen, zufrieden	Einsam, hilflos
Alleine sein	Ruhig, gelassen	Gestresst, gereizt
Emotionale Unterstützung	Angenommen, dankbar	Gereizt, alleingelassen, ängstlich
Verständnis	Angenommen, froh, erleichtert	Traurig, enttäuscht
Körperkontakt	Wohlig, froh, zufrieden	Einsam, traurig
Intimität	Ausgeglichen, wertvoll	Frustriert, eklig, abstoßend
Austausch	Inspiriert, neugierig	Traurig, einsam
Unterhaltung	Freudig, albern, bespaßt	Traurig, einsam
Gemeinschaftliche Aktivität	Spaß, freudig, aktiviert	Traurig, einsam
...		
...		

AB 18: Wie knüpfe ich Kontakte

Warum ist das wichtig?		Häufige Schwierigkeiten
• Smalltalk strukturiert eine Interaktion und macht sie vorhersehbarer • Eignet sich für die Kontaktaufnahme mit wenig bekannten Personen → schafft Vertrauen, angenehme Atmosphäre • Eignet sich als Einstieg in ein Gespräch	Smalltalk	• Probleme beim Finden eines geeigneten Themas • Ansprechen von Tabu-Themen, die eine negative Reaktion beim Gegenüber auslösen • Unerwartete Reaktionen des Gegenübers (z.B. einsilbige Antworten)
• Kennenlernfragen helfen dabei, mehr über die andere Person zu erfahren • Zeigen dem Gegenüber, dass ich Interesse an ihm/ihr habe • Hilft dabei, erste Gemeinsamkeiten zu erkennen • Vertieft die Beziehung und schafft Nähe	Gespräch intensivieren: Kennenlernfragen	• Probleme beim Finden von geeigneten Fragen • Zu viele Fragen nacheinander oder zu offensive Fragen, Gegenüber fühlt sich bedrängt oder verhört • Unerwartete Reaktionen des Gegenübers (langer Monolog ohne Gegenfrage, einsilbige Antworten)
• Selbstoffenbarung hilft anderen dabei, mehr über mich zu erfahren • Schafft Vertrauen und Sympathie • Erhöht die Motivation beim Gegenüber, auch über sich zu erzählen • Vertieft die Beziehung und schafft Nähe	Gespräch intensivieren: Selbstoffenbarung	• Zu wenig von sich berichten (z.B. aus Unsicherheit) • Zu viel von sich berichten (z.B. aus mangelndem Bewusstsein)
• Gemeinsamkeiten bieten sich an als Gesprächsthema und für gemeinsame Unternehmungen • Schafft Sympathie • Vertieft den Kontakt durch wiederholte Treffen	Gemeinsamkeiten finden und diese nutzen (Unternehmungen vorschlagen)	• Probleme beim (spontanen) Erkennen von Gemeinsamkeiten • Probleme beim (spontanen) Signalisieren von Gemeinsamkeiten • Hemmung, weitere Unternehmungen bzw. Treffen vorzuschlagen (z.B. aus Unsicherheit)
• Kontakt halten zeigt dem Gegenüber, dass ich an einem langfristigen Kontakt interessiert bin • Kommuniziert Wertschätzung • Vertieft den Kontakt durch Kontinuität	Kontakt halten	• Zu wenig Initiative zeigen, d.h. sich nie oder selten melden • Zu viel Initiative zeigen, d.h. sich so oft melden, dass das Gegenüber sich bedrängt fühlt

AB 19

AB 19: Wie knüpfe ich Kontakte

Überlegen Sie, was Sie daran hindert, mit anderen in Kontakt zu treten. Gibt es Widerstände, die Ihnen bei einem oder mehreren Schritten der Kontaktaufnahme im Weg stehen? Was können Sie noch nicht so gut und möchten Sie gerne verbessern?

Automatische Widerstände, die ich erlebe		**Kompetenzen, die ich trainieren möchte**
Z.B. Ich finde, dass Smalltalk Zeitverschwendung ist.	Smalltalk	*Z.B. Spontane Gesprächsthemen einleiten*
Z.B. Ich sorge mich oft, dass meine Fragen zu aufdringlich sind.	Gespräch intensivieren: Kennenlernfragen	*Z.B. Mein Interesse an anderen adäquat kommunizieren*
Z.B. Ich habe Zweifel, ob sich jemand für meine Meinungen interessiert.	Gespräch intensivieren: Selbstoffenbarung	*Z.B. Auch über negative Gefühle reden können*
Z.B. Ich habe Angst, zurückgewiesen zu werden.	Gemeinsamkeiten finden und diese nutzen (Unternehmungen vorschlagen)	*Z.B. Selbstbewusster sein beim Vorschlagen von erneuten Treffen*
Z.B. Ich kann mich selbst nicht für weitere Treffen motivieren.	Kontakt halten	*Z.B. Gesprächsthemen für erneuten Kontakt finden*

AB 20: Gespräch intensivieren

Beispielsätze

Gespräch intensivieren: Selbstoffenbarung

Berichte aus dem eigenen Alltag

- Ich freue mich auch auf dieses Wochenende. Habe mir vorgenommen, ...
- Ich sehe meine Familie ja relativ oft; wir wohnen nicht weit voneinander.

Vorlieben und Hobbys

- Ich weiß nicht wie's dir geht, aber ich liebe ja zum Beispiel ...
- Ich habe gerade angefangen, mich mehr mit ... zu beschäftigen. Finde das spannend, weil ...
- Die meiste Zeit verbringe ich damit, ... Das ist für mich ein toller Ausgleich; ich brauche ...

Einstellungen, Gefühle und Gedanken

- Meiner Meinung nach wird ... viel zu wenig ernst genommen.
- Ich fühle mich unwohl dabei, wenn ...
- Manchmal denke ich darüber nach, dass ...

Ziele und Träume

- Irgendwann würde ich ja gerne mal ... Das ist bereits seit längerer Zeit ein Traum von mir.

Übergangsfragen (Ich → Du)

Berichte aus dem eigenen Alltag

- Hast du auch bereits Pläne fürs Wochenende?
- Wie ist das bei dir?

Vorlieben und Hobbys

- Sagt dir das etwas?
- Wie findest du das?
- Und was ist mit dir, was machst du denn gerne?

Einstellungen, Gefühle und Gedanken

- Wie siehst du das?
- Kennst du das auch?
- Ist dir das schon mal in den Sinn gekommen?

Ziele und Träume

- Klingt das verrückt oder kannst du das nachvollziehen?

Gespräch intensivieren: Kennenlernfragen

Berichte aus dem eigenen Alltag

- Bist du am Wochenende eher der aktive Typ?
- Hast du einen guten Draht zu deiner Familie?

Vorlieben und Hobbys

- Was machst du am liebsten, um abzuschalten?
- Du hast letztes Mal erwähnt, dass du gutes Essen liebst. Bist du denn ein guter Koch?

Einstellungen, Gefühle und Gedanken

- Wie geht es dir eigentlich mit ...; beschäftigt dich das sehr?
- Denkst du manchmal auch an ... Was ist deine Meinung dazu?

Ziele und Träume

- Gibt es irgendetwas, was du dir für die nächsten Jahre vorgenommen hast?

AB 20

AB 20: Gespräch intensivieren

Eigene Formulierungen

Gespräch intensivieren: Selbstoffenbarung	Übergangsfragen (Ich → Du)	Gespräch intensivieren: Kennenlernfragen

AB 21: Analyse der Beziehungsaspekte bei mir und meiner Partnerin oder meinem Partner

Überlegen Sie, welche Aspekte bei Ihnen in schwierigen Beziehungssituationen zutreffen, z.B. welche Bedürfnisse Sie haben, welche Beziehungserfahrungen Sie gemacht haben und wie das bei Ihrem Partner aussehen könnte. So können Sie Hinweise auf die Ursachen von Schwierigkeiten erhalten.

Bedürfnisse

Bedürfnisse

Erfahrungen Glaubenssätze

ICH ? DU

Glaubenssätze Erfahrungen

Erwartungen

Erwartungen

Bewältigungsmodus

Bewältigungsmodus

AB 22

AB 22: Umgang mit Einsamkeit

Übung 1

Machen Sie sich eine Liste mit Bezugspersonen. Menschen, mit denen Sie Kontakt aufnehmen können: Familienmitglieder (auch entfernte), Freunde, Bekannte, Kollegen, Nachbarn, professionelle Helfer. Sich zu vergegenwärtigen, wer in seinem sozialen Netz ist, kann das Gefühl von Einsamkeit bereits reduzieren.

Wer?	**Wie?**
.	
.	
.	
.	
.	
.	
.	
.	

Übung 2

Überlegen Sie sich zu jeder Person, wie und wie oft Sie mit ihr Kontakt halten können. Es kann auch eine Möglichkeit sein, Kontakte zu reaktivieren und andere zu intensivieren.

Übung 3

Suchen Sie nach Möglichkeiten, um mit anderen in Kontakt zu bleiben und probieren Sie verschiedene Dinge aus. Ergreifen Sie ruhig die Initiative, auch wenn Sie sonst ein eher zurückhaltender Mensch sind.

- ⇨ Telefonieren
- ⇨ Videotelefonie mit Einzelnen
- ⇨ Videotelefonie in der Gruppe
- ⇨ Verabreden Sie sich online zu sozialen Anlässen: Sport machen, gemeinsame Mahlzeiten, Kaffee- oder Tee trinken)
- ⇨ Mit Nachbarn sprechen
- ⇨ Nachbarn einladen
- ⇨ Einen Brief oder eine Postkarte schreiben
- ⇨ Sprachnachrichten aufnehmen und verschicken
- ⇨ Sich in Chats oder Foren austauschen

AB 23: Abgrenzungsimpulse bei sich wahrnehmen

Hier finden Sie einige Beispiele zu Emotionen, die auf eine Bedürfnisfrustration hinweisen, und wie sich diese körperlich auswirken können.

Emotion	Frustriertes Bedürfnis	Körperreaktion
Ärger	Gerechte Behandlung	Druck in Magengegend, Hitze („Wie Feuerball im Bauch")
Genervtheit	Ruhe	Innerliches Kribbeln im ganzen Körper
Traurigkeit	Zuwendung	Schwere auf den Armen und der Brust, Kloß im Hals, feuchte Augen
Enttäuschung	Verlässlichkeit	Feuchte Augen, Druck in Magengegend
Langeweile	Abwechslung und positive Erlebnisse	Unruhe im ganzen Körper
Angst	Sicherheit/körperliche Unversehrtheit	Ziehen in Magengegend, schnellerer Herzschlag, Zittern

Die Art, wie sich die Emotionen äußern, kann individuell ganz verschieden sein. Hier haben Sie noch Platz für ein paar eigene Beispiele.

Emotion	Frustriertes Bedürfnis	Körperreaktion

AB 24

AB 24: Emotionen und Körperreaktionen

Markieren Sie die Stellen, an denen Sie im Körper etwas bei der jeweiligen Emotion spüren, und schreiben Sie es dazu (z.B. Kribbeln im Bauch, Spannung in den Händen etc.).

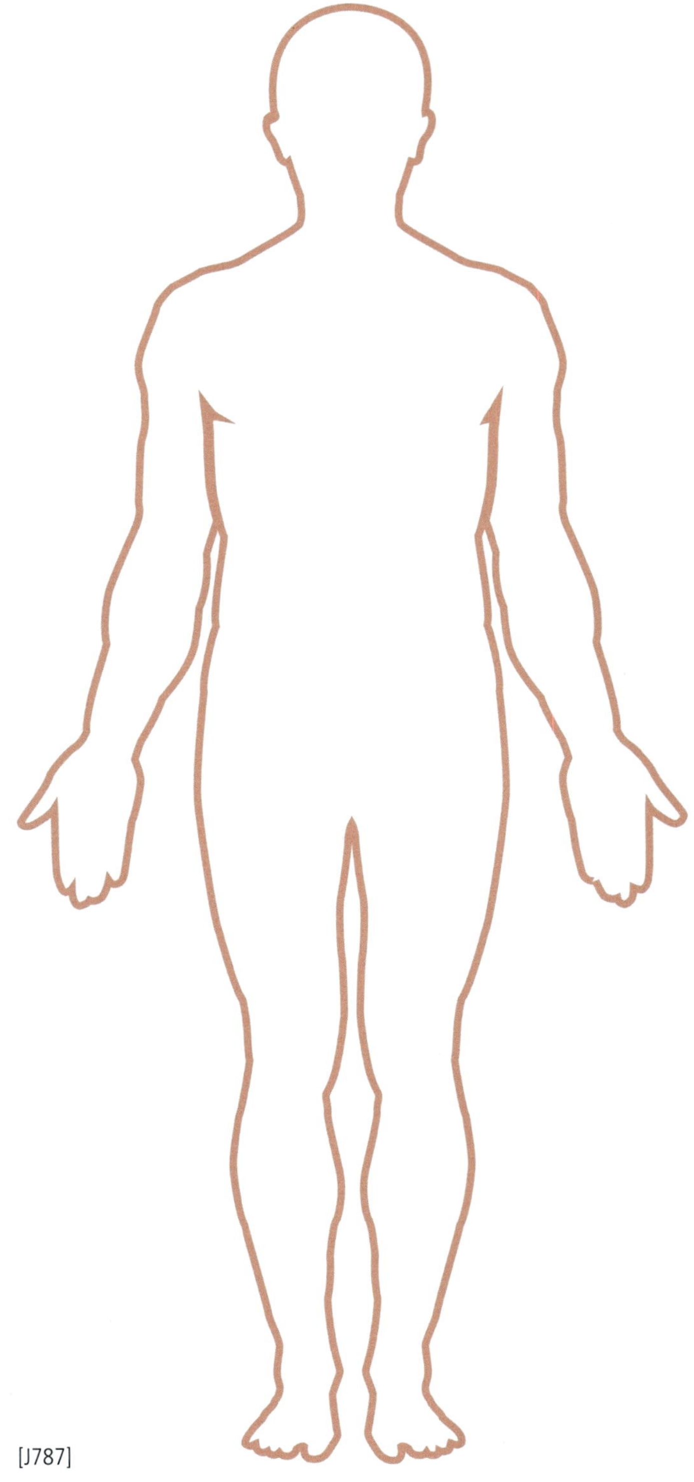

[J787]

AB 25: Sich die Art der Beziehung bewusst machen

Sie hatten einen anstrengenden Tag, wollen gerade einfach Ihre Ruhe haben und begegnen einer Person, die starken Gesprächsbedarf hat. Wie würden Sie sich in der jeweiligen Situation abgrenzen?

Situation 1: Sie stehen an einer Haltestelle und es spricht Sie ein Mitglied einer Sekte an, um für diese zu werben.

Situation 2: Sie stehen an einer Haltestelle und es spricht Sie eine ältere Person an und erzählt Ihnen von ihren körperlichen Beschwerden.

Situation 3: Eine Kollegin oder ein Kollege erzählt Ihnen von ihren/seinen Bestleistungen beim letzten Tanzturnier.

Situation 4: Eine vertraute Person spricht zum wiederholten Male über ihre Partnerschaftsprobleme.

AB 26: Wochenprotokoll zu Abgrenzungssituationen

Notieren Sie sich jeden Abend Situationen, in denen Sie sich gewünscht hätten, für Ihr Bedürfnis einzustehen, es aber entweder nicht oder in Ihrer Wahrnehmung zu aggressiv getan haben. Welche Kritikerstimmen waren hieran beteiligt? Wie hätten Sie sich eigentlich gerne verhalten?

Datum	Situation	Emotion	Frustriertes Bedürfnis	Verhalten	Satz des inneren Kritikers	Gewünschtes Verhalten
z.B.	Mein Chef hat mir eine Zusatzaufgabe gegeben, obwohl ich schon seit Wochen Überstunden mache.	Ärger, Angst	Ruhe und Freizeit	Ich sage zu meinem Chef: „Kein Problem, das mache ich doch gerne."	„Wenn du nicht so langsam arbeiten würdest, hättest du die anderen Aufgaben schon geschafft."	Sagen, dass ich die Aufgabe aktuell nicht übernehmen kann, weil noch andere Aufgaben anstehen.
				Ich schreie meinen Chef an und frage ihn, was eigentlich sein Problem ist.	„Andere Menschen meinen es nicht gut mit dir.", „Denen ist egal, wie du dich fühlst."	Mir bewusst machen, dass mein Chef evtl. gar nicht weiß, wie viel ich gerade zu tun habe, und ihm dies mitteilen.

Datum	Situation	Emotion	Frustriertes Bedürfnis	Verhalten	Satz des inneren Kritikers	Gewünschtes Verhalten

AB 27a

AB 27a: Modus-Modell ausgefüllt

Situation: Paul wird von seiner Chefin darauf hingewiesen, dass ihr ein Fehler bei den Berechnungen der letzten Jahresbilanz aufgefallen ist. Daraufhin schreit Paul seine Chefin an, dass sie selbst ja „keine Ahnung von nichts hat" und ihn besser mal seine Arbeit machen lassen soll.

Gesunder Erwachsener:

- „Fehler sind menschlich", „Nur weil deine Chefin dir einen Fehler rückmeldet, heißt das nicht, dass sie deine Arbeit nicht wertschätzt."
- Nimmt die Rückmeldung als Hinweis auf und schaut sich die Berechnung nochmal in Ruhe an

Kindmodus: (Gefühle)

Verletzt

Wütend

Bedürfnis:
Selbstwerterhalt/-erhöhung

Innerer Kritiker/Bestrafer:

(dysfunktionale Botschaften)

„Du bist nicht genug."

„Du bist ein Versager."

„Nur wenn du etwas leistest, bist du etwas wert."

Bewältigungsmodi:

Angriff

AB 27b: Modus-Modell zum Ausfüllen

Gesunder Erwachsener:

Kindmodus: (Gefühle)

Bedürfnis:

Innerer Kritiker/Bestrafer:

(dysfunktionale Botschaften)

Bewältigungsmodi:

AB 28

AB 28: Innere Kritikerstimmen durch hilfreiche Gedanken des gesunden Erwachsenen ersetzen

Beobachten Sie in der nächsten Woche, in welchen Abgrenzungs- oder Konfliktsituationen Sätze Ihres inneren Kritikers/Bestrafers auftreten. Notieren Sie diese und versuchen Sie einen alternativen Satz des gesunden Erwachsenen zu finden.

Innerer Kritiker/Bestrafer	Gesunder Erwachsener

AB 29: Hilfreiche Kommunikationsstrategien in Abgrenzungs- und Konfliktsituationen

1. **Ich-Botschaften:** Ein altbekanntes Prinzip, welches im Vergleich zu Du-Botschaften eine stark deeskalierende Wirkung hat.

   ☐ „Ich habe mich darüber geärgert." statt „Du warst fies zu mir."

2. **Konkret:** Sprechen Sie ganz konkret an, welches Verhalten Sie verletzt oder geärgert hat. Dies hilft, Missverständnissen vorzubeugen.

   ☐ „Es hat mich verletzt, dass du am Montag nicht gekommen bist, ohne abzusagen!" statt „Das am Montag war echt blöd von dir!"

3. **Keine Verallgemeinerungen:** Verallgemeinerungen wie „immer", „nie" oder „nur" sorgen beim Gegenüber oft für Widerstand (Reaktanz) und dass dieser eine Verteidigungshaltung einnimmt, wodurch eine konstruktive Kommunikation erschwert wird. Deshalb lieber die konkrete Situation im Hier und Jetzt ansprechen.

   ☐ „Es hat mich geärgert, dass du gestern die Wäsche nicht mehr aufgehängt hast!" statt „Nie hängst du die Wäsche auf!"

4. **Wunsch formulieren:** Oft gehen wir davon aus, dass unser Gegenüber genau weiß, welches Verhalten wir von ihm erwarten. So ist es aber oft nicht (und manchmal wissen wir es sogar selbst nicht). Hier lohnt es sich, konkret zu werden, wie sich die andere Person in Zukunft verhalten soll.

   ☐ „Ich würde mir wünschen, dass du mir beim nächsten Mal absagst." statt „Das sollte nicht nochmal vorkommen!"

5. **Ausreden lassen:** Klingt simpel, ist aber manchmal gar nicht so einfach. In jedem Fall sollte man darauf achten, auch dem anderen Gesprächsraum zu lassen, damit ein gegenseitiger Austausch möglich ist.

6. **Authentizität:** Sozial kompetent zu handeln heißt nicht, jegliche Emotion zurückhalten zu müssen. Oft ist nicht die Art der Emotion, sondern deren Intensität problematisch für einen konstruktiven Austausch. Verstecken Sie Ihren ärgerlichen Blick oder Ihre zittrige Stimme nicht vor Ihrem Gegenüber. Sollten diese so stark sein, dass eine Kommunikation ohne Anschreien nicht möglich ist, nehmen Sie sich eine Auszeit oder wenden Sie Skills an und gehen dann wieder in Kontakt, aber bleiben Sie echt, wann immer es geht.

AB 30

AB 30: Beispiele für Abgrenzungs- und Konfliktsituationen

Eine Person spricht Ihnen zu viel, Sie sind gestresst und wollen in dem Moment einfach Ihre Ruhe haben. Formulieren Sie für die folgenden Beispielsituationen Ihr Bedürfnis bzw. Ihren Abgrenzungswunsch unter Anwendung der Kommunikationsstrategien.

Einer Freundin oder einem Freund kommunizieren, dass ihr bzw. sein Kommentar verletzend war.

____

____

Bekannten, die zu Besuch kommen möchten, absagen, weil man am Wochenende Zeit für sich braucht.

____

____

Der Chefin oder dem Chef sagen, dass man das Zusatzprojekt aufgrund des aktuellen Arbeitspensums nicht schaffen kann.

____

____

Einer aufdringlichen Person in der U-Bahn sagen, dass man sich gerade nicht unterhalten möchte.

____

____

Einer Bekannten oder einem Bekannten, der beim Sprechen immer zu nah kommt, mitteilen, dass man mehr Abstand braucht.

____

____

Am Stand einer Wohltätigkeitsorganisation das Informationsangebot ablehnen.

____

____

Der Partnerin oder dem Partner die Enttäuschung darüber formulieren, dass sie bzw. er sich mehr Zeit für die Arbeit als für einen selbst nimmt.

____

____

Geschwistern sagen, dass man sauer ist, weil sie sich ständig Geld leihen und es nicht von sich aus zurückgeben.

____

____

AB 31: Hilfreiche Techniken bei der Konfliktlösung

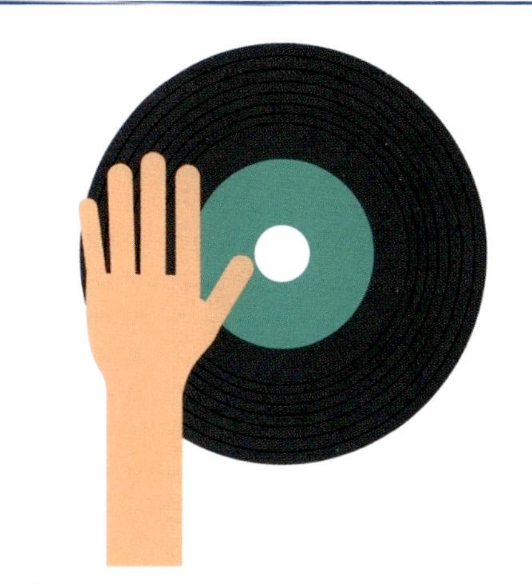

[J787]

„Gesprungene Schallplatte"

- Das eigene Anliegen immer wieder auf die gleiche Art und Weise wiederholen.
- Hilfreiche Technik, v.a. in Situationen, in denen es darum geht, ein formales Recht durchzusetzen und sich das Gegenüber nicht kooperativ zeigt.
- Beispielsituation: Eine andere Person sitzt auf dem eigenen reservierten Platz und will auch nach mehrfacher Aufforderung nicht aufstehen. Statt sich auf eine Diskussion einzulassen, wiederholen Sie immer wieder den Satz: „Das ist mein Platz und ich möchte, dass Sie aufstehen!"

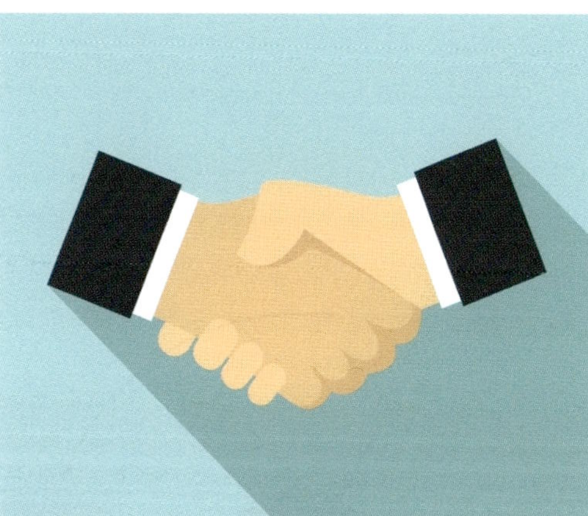

[J787-125]

Einen Kompromiss finedn

- Z.B. durch Heraus⊠nden, welches Bedürfnis hinter dem Anliegen des Gegenübers liegt, und Finden von Alternativen für dessen Erfüllung
- Beispielsituation: Diskussion über den nächsten Urlaub → Ihre Urlaubsbegleitung möchte lieber zum Campen, Sie bevorzugen einen Hotelurlaub. Auf Nachfrage, warum ihr der Camping-Urlaub so wichtig ist, antwortet sie, dass sie gerne viel in der Natur ist → Sie schlagen vor, den Urlaub im Hotel in einer ländlichen Region zu buchen und dafür jeden Vormittag eine gemeinsame Wanderung zu machen.

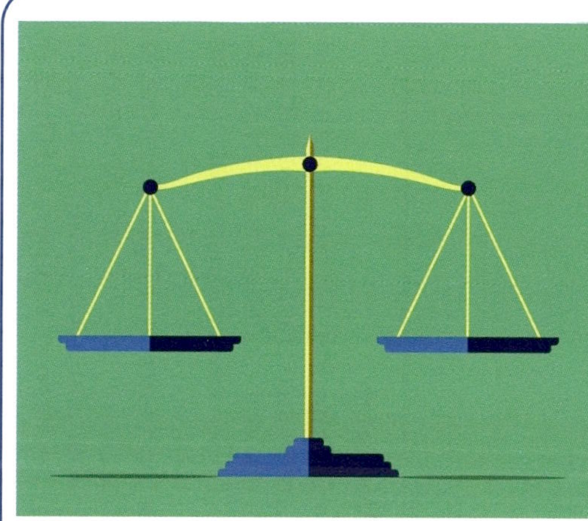

[J787-126]

Validieren

- Der anderen Person signalisieren, dass man ihre Perspektive nachvollziehen kann, auch wenn man ggf. nicht gleicher Meinung ist oder eine andere Sichtweise hat
- Beispielsituation: Eine Person aus Ihrem Team ist gestresst durch eine Deadline und stellt deshalb ständig Fragen, Sie selbst haben auch ein wichtiges Projekt zu beenden und brauchen ruhige Arbeitszeit für sich → „Ich kann verstehen, dass du wegen der Abgabe gestresst bist und viel Hilfe brauchst, gleichzeitig muss ich auch mein Projekt zu Ende bringen, und brauche deswegen gerade Zeit für mich."

AB 32

AB 32: Die verschiedenen Wege, Emotionen zu beeinflussen

Gedanken

- Sich die Sätze des **inneren Kritikers/Bestrafers** bewusst machen und hilfreiche alternative Sätze aus der Perspektive des **gesunden Erwachsenen** formulieren
- Umbewertung des **schlechten Gewissens** als „besten **Indikator für eine erfolgreiche Verhaltensänderung**"

Verhalten

- **Belohnung:** für neues Verhalten (z.B. wenn man sein Bedürfnis geäußert hat) → erhöht die Wahrscheinlichkeit, dass das neue Verhalten beim nächsten Mal wieder angewendet wird
- **Sich entschuldigen:** Auch ohne böse Absicht schießen wir in Konfliktsituationen manchmal über und haben berechtigte Schuldgefühle; um diese zu regulieren hilft es, über seinen Schatten zu springen und sich bei der anderen Person zu entschuldigen.

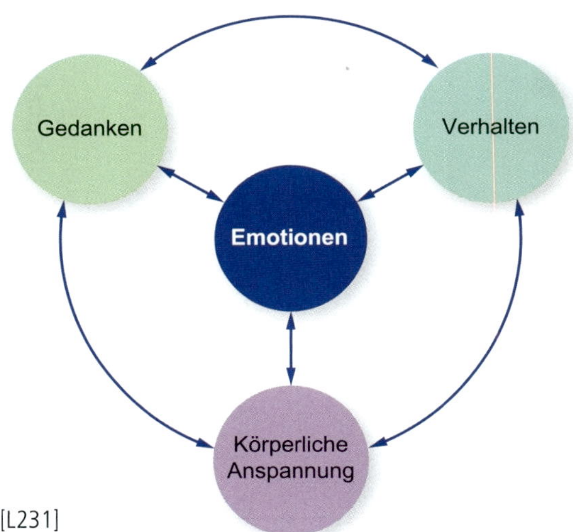

[L231]

Körperliche Entspannung/Anspannungsregulation

- **Atementspannung:** Tief einatmen, sodass sich die Bauchdecke hebt; ausatmen, sodass sich die Bauchdecke senkt und dabei zählen „Einatmen – Ausatmen – 1", „Einatmen – Ausatmen – 2", … „Einatmen – Ausatmen – 10" und dann wieder rückwärts bis 1
- **Stresstoleranzskills:** Die Anspannung über starke Sinnesreize regulieren (z.B. in Chilischote beißen, eiskalt Duschen), Bewegung (z.B. Joggen, Kniebeugen) oder gedankliche Beschäftigung (Denkaufgaben wie z.B. von 100 rückwärts 8 abziehen: 100–8 = 92–8 = 84–8 = 76 …)
- **Innere Achtsamkeit:** Gedanken, Gefühle und Körpersensationen so beschreiben, als wären sie ein Bild, welches man von außen betrachten kann, ohne eins mit diesem zu werden → z. B. „Ich fühle mich schuldig" statt „Ich bin schuldig", „Da ist der Gedanke, dass die Person mich nicht mehr mag" statt „Die Person mag mich nicht mehr"

AB 33: Partnerinterview Therapiebilanz

Stellen Sie Ihrem Gegenüber die folgenden Fragen und notieren Sie die Antworten auf diesem Zettel.

Welche *neuen Fertigkeiten* hast du durch die Therapie erlernt (bzgl. Wahrnehmung und Verhalten in sozialen Situationen)?

____

____

____

____

Hat sich durch die Therapie etwas an deinen *Gedanken* und *Gefühlen* in sozialen Situationen verändert? Wenn ja, was?

____

____

____

____

Wie möchtest du dich für das Erreichte *belohnen*?

____

____

____

____

Welche *Hindernisse* könnten dich in Zukunft davon abhalten das neu Erworbene anzuwenden bzw. dafür sorgen, dass du in alte Denk- und Verhaltensmuster kommst? Was kann dir dabei helfen, dennoch *dranzubleiben*?

____

____

____

____

AB 34

AB 34: Sozialer Stress

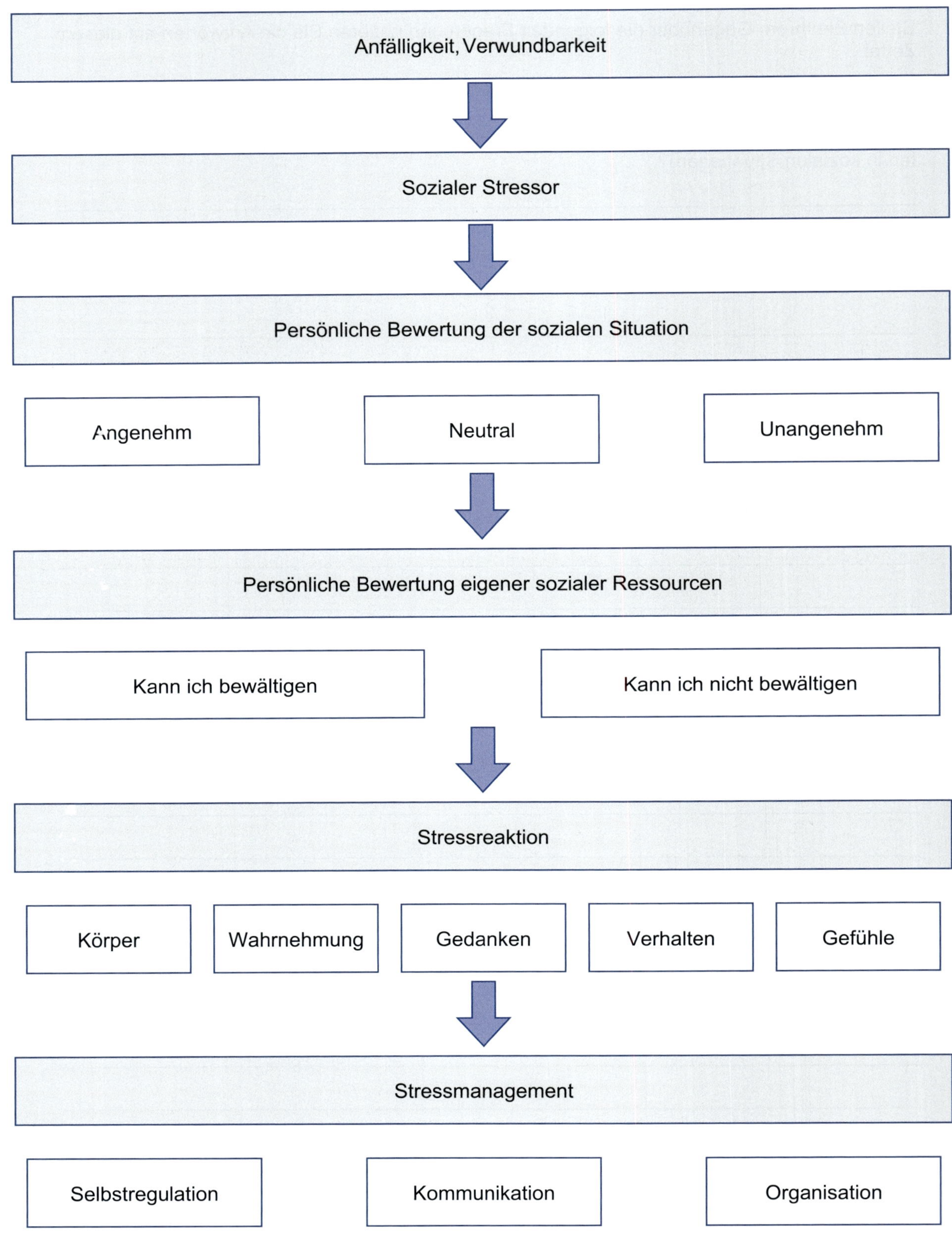

[M1038]

AB 34a: Sozialer Stress zum Ausfüllen

AB 34a

Anfälligkeit, Verwundbarkeit: Was hat mich an dem Tag anfällig für Stress gemacht?

↓

Sozialer Stressor: In welcher Situation habe ich Stress erlebt?

↓

Persönliche Bewertung der sozialen Situation: Wie habe ich die Situation interpretiert?

Angenehm	**Neutral**	**Unangenehm**

↓

Persönliche Bewertung eigener sozialer Ressourcen: Kann ich aktuell mit der Situation umgehen?

Kann ich bewältigen – Wie?	**Kann ich nicht bewältigen – Wieso nicht?**

↓

Stressreaktion: Woran habe ich gemerkt, dass ich gestresst war?

Körper: Was habe ich körperlich gespürt?	**Wahrnehmung: Worauf habe ich geachtet?**	**Verhalten: Was habe ich getan?**
•	•	•
•	•	•
•	•	•
•	•	•

Gedanken: Was habe ich mir gedacht?	**Gefühle: Wie habe ich mich gefühlt?**
•	•
•	•
•	•
•	•

[M1038]

AB 35

AB 35: Stressbewältigung in sozialen Situationen

Zur Bewältigung von Stress in sozialen Situationen können verschiedene Strategien angewendet werden: Strategien, die man selbst einsetzen kann; Dinge, die man dem Interaktionspartner kommunizieren kann, und Planungsdetails zur langfristigen Vermeidung von sozialem Stress.

Selbstregulation: Was kann ich selbst tun, um mich „runterzubringen"?

- ⇨ Achtsamkeit
- ⇨ Reize filtern
- ⇨ Mich aus Gesprächen rausziehen
- ⇨ Dafür eine Antwort parat legen
- ⇨ Mir einen ruhigen Rückzugsort suchen
- ⇨ Grundstress senken durch z.B. regelmäßige Entspannung
- ⇨ Meine Belastung im Blick haben
- ⇨ …
- ⇨
- ⇨
- ⇨
- ⇨
- ⇨
- ⇨

Kommunikation: Was kann ich anderen sagen, um mein Stresslevel zu reduzieren?

- ⇨ Offen sagen, dass Interaktion mit anderen oder vielen Menschen für mich anstrengend ist.
- ⇨ Ankündigen, dass es sein kann, dass man vielleicht abwesend wirkt und dies nicht böse gemeint ist.
- ⇨ Klar benennen, was in der Interaktion mit anderen als stressig erlebt wird: Lautstärke, viele Eindrücke, die Menge an Interaktion am Tag.
- ⇨ Vulnerabilitäten offenlegen: langer Tag, anstrengende Woche, bereits viel Interaktion gehabt.
- ⇨ Gespräche an ruhigen Orten führen.
- ⇨ …

Organisation: Wie plane ich soziale Interaktionen, damit sie mich weniger stressen?

- ⇨ Finden Sie heraus, wie viel Interaktion in der Woche oder im Monat gut tut, und versuchen Sie die Menge an Verabredungen einzuhalten. Grenzen Sie sich klar ab und sagen Sie Nein!
- ⇨ Achten Sie auf die Abwechslung von anstrengenden sozialen Aktivitäten und entspannenden Aktivitäten.
- ⇨ Holen Sie sich Unterstützung bei stressreichen Interaktionen über einen Freund.
- ⇨ Begrenzen Sie solche Treffen.
- ⇨ Versuchen Sie es auszuprobieren, aber geben Sie sich die Erlaubnis, früher zu gehen.
- ⇨ …

Hilfe zur Selbsthilfe

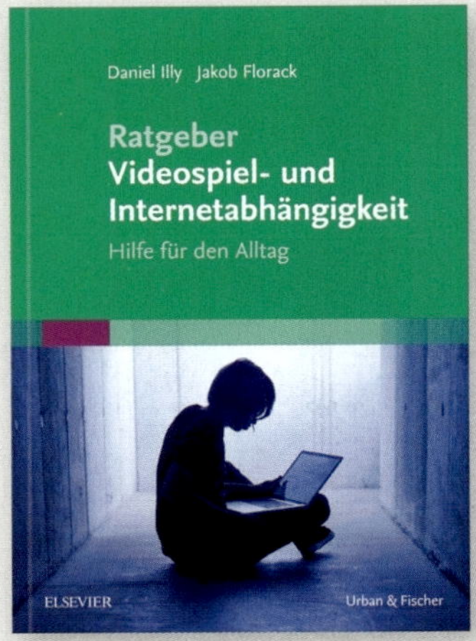

Daniel Illy
Ratgeber Videospiel- und Internetabhängigkeit
978-3-437-22991-6

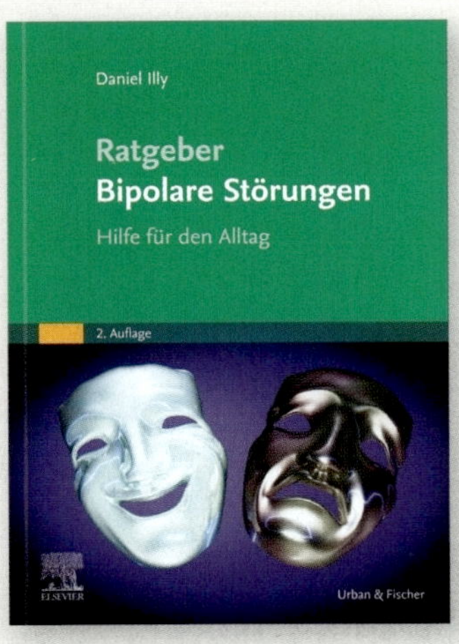

Daniel Illy
Ratgeber Bipolare Störungen
978-3-437-22982-4

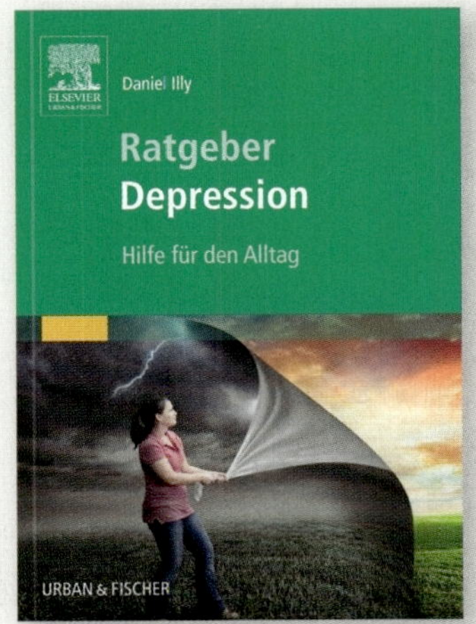

Daniel Illy
Ratgeber Depression
978-3-437-22951-0

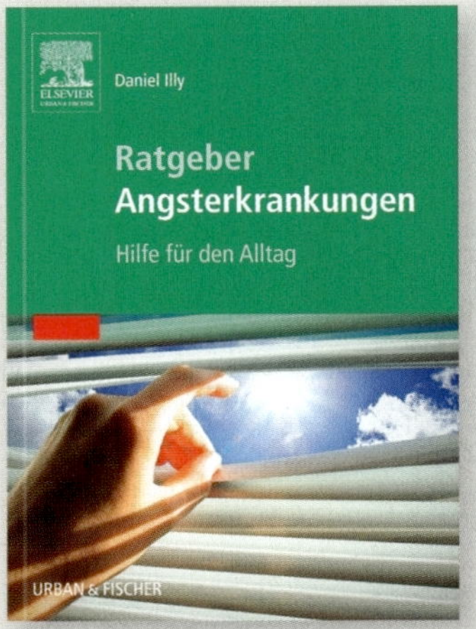

Daniel Illy
Ratgeber Angsterkrankungen
978-3-437-22961-9

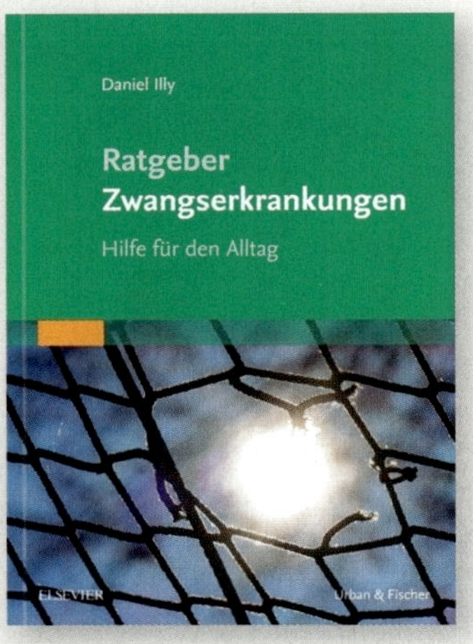

Daniel Illy
Ratgeber Zwangserkrankungen
978-3-437-22971-8

Melden Sie sich für unseren Newsletter an unter www.elsevier.de/newsletter

20220214b2 Irrtümer vorbehalten. Stand 02/2022

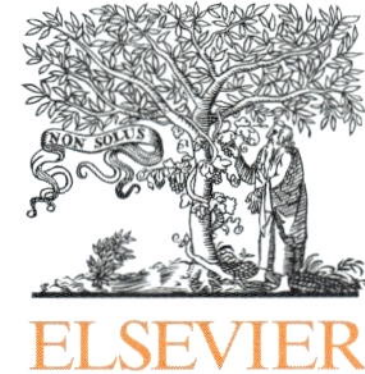

Diese und viele weitere Titel sowie die aktuellen Preise finden Sie in Ihrer Buchhandlung vor Ort und unter **shop.elsevier.de**